DK手绘图解典藏书系

人体大百科

The Body Atlas

英国DK公司 编著 米琳 译

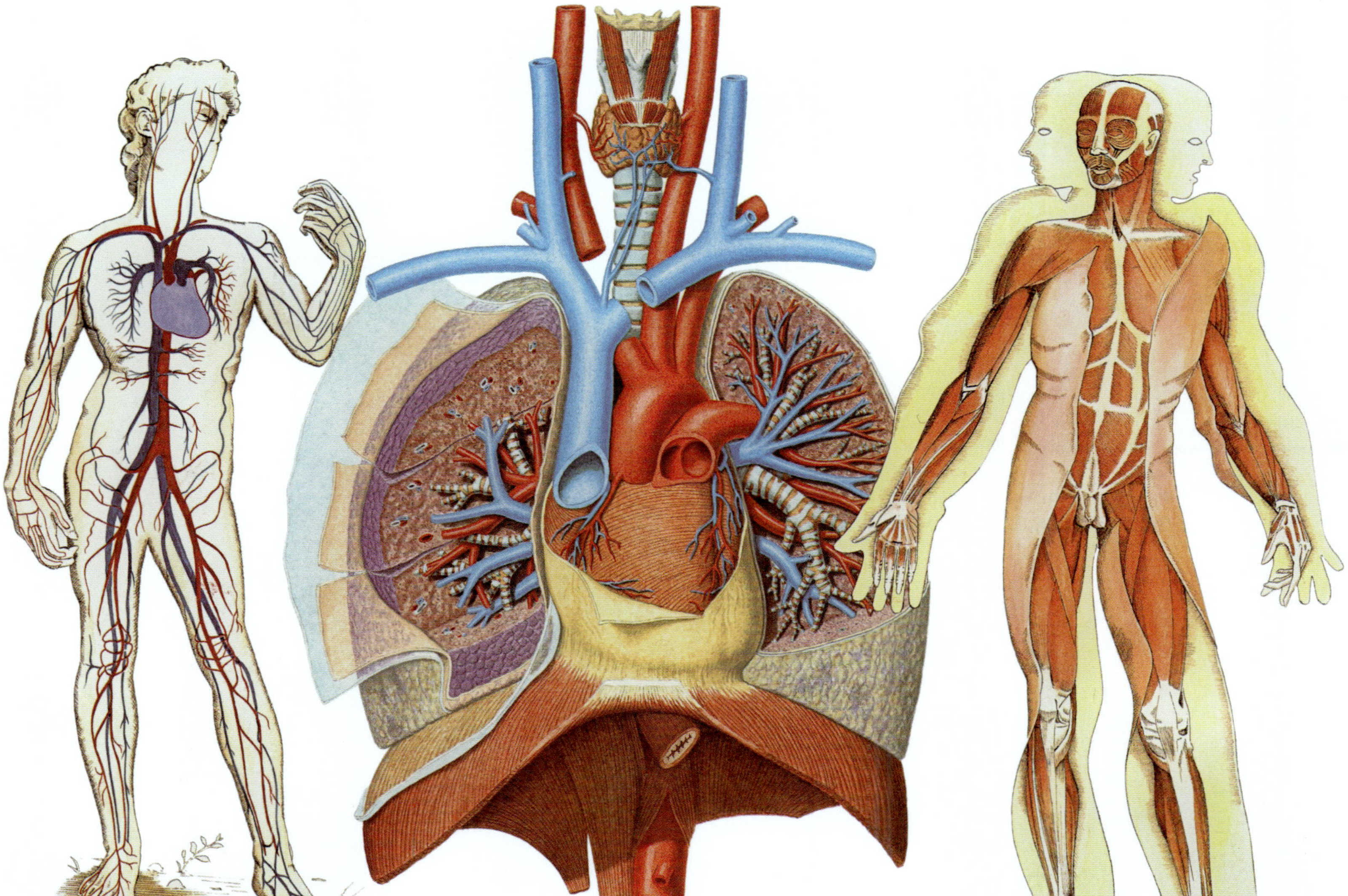

北京出版集团
北京出版社

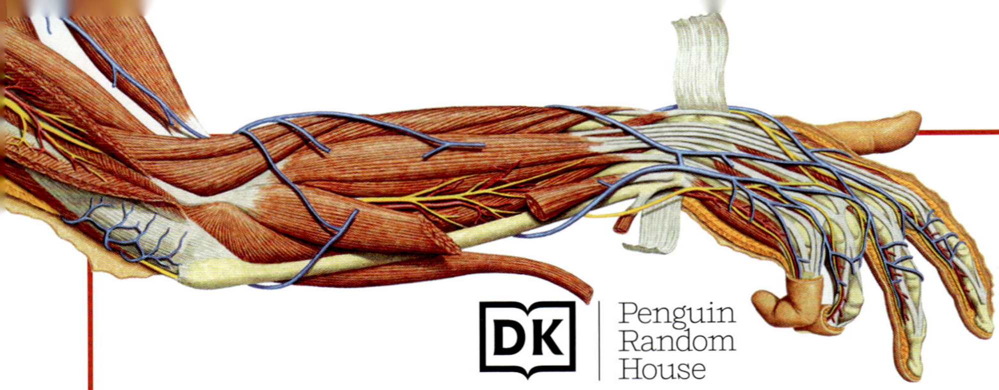

Original Title: The Body Atlas

图书在版编目（CIP）数据

人体大百科 / 英国DK公司编著 ; 米琳译. — 北京 : 北京出版社, 2022.10
（DK手绘图解典藏书系）
书名原文：The Body Atlas
ISBN 978-7-200-17128-0

Ⅰ. ①人… Ⅱ. ①英… ②米… Ⅲ. ①人体 — 儿童读物 Ⅳ. ①R32-49

中国版本图书馆CIP数据核字(2022)第057748号
版权合同登记号 图字：01-2019-7489号

DK手绘图解典藏书系
人体大百科
RENTI DA BAIKE
英国 DK 公司　编著
米琳　译
*
北　京　出　版　集　团
北　京　出　版　社　出版
（北京北三环中路 6 号）
邮政编码：100120
网址：www.bph.com.cn
北京出版集团总发行
新　华　书　店　经　销
鸿博昊天科技有限公司印刷
*
889毫米×1194毫米　8开本　8印张　109千字
2022年10月第1版　2022年10月第1次印刷
ISBN 978-7-200-17128-0

定价：98.00元
如有印装质量问题，由本社负责调换
质量监督电话：010-58572393
责任编辑电话：010-58572511

For the curious
www.dk.com

目　录

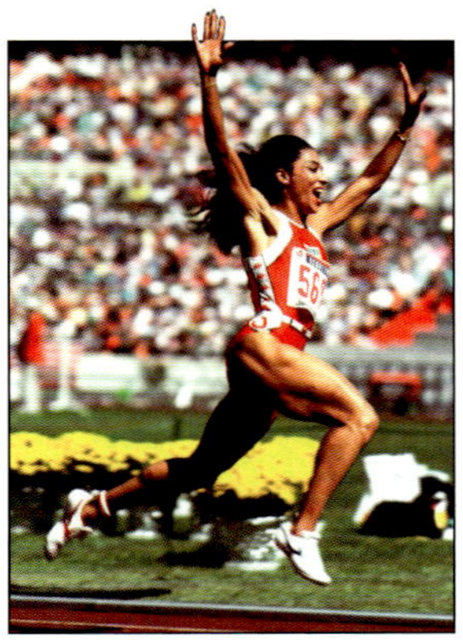

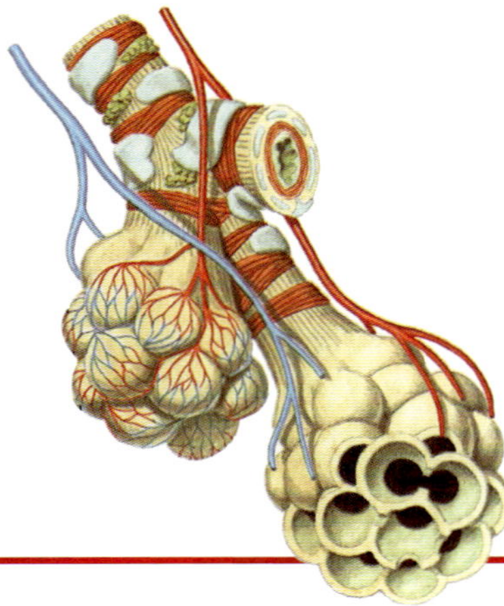

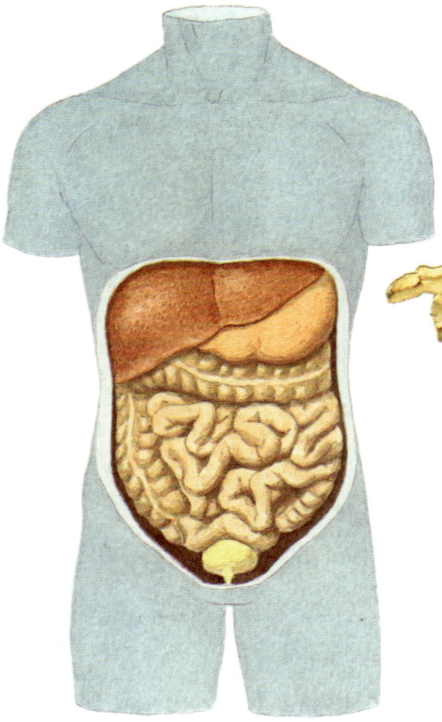

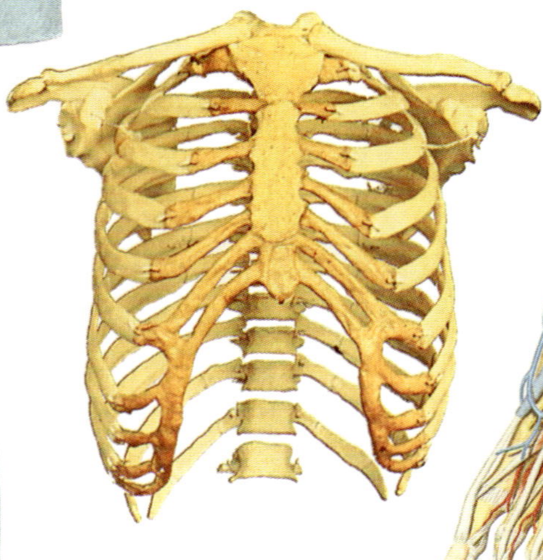

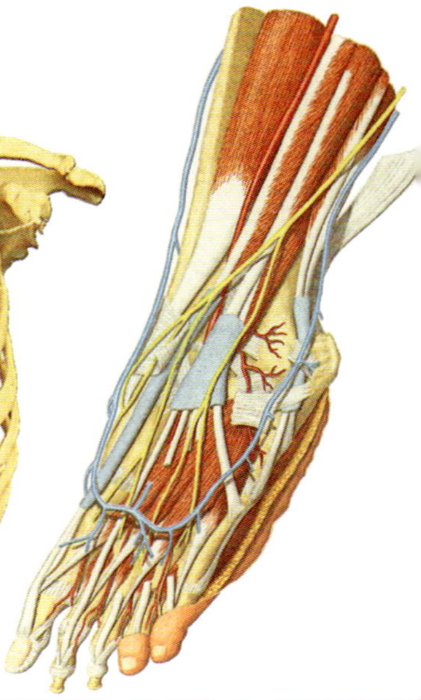

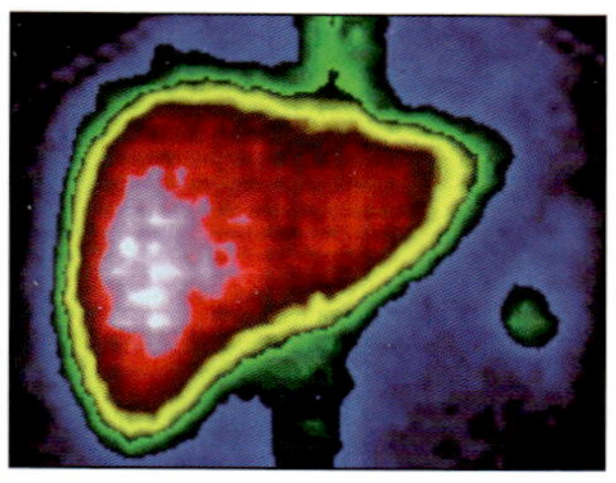
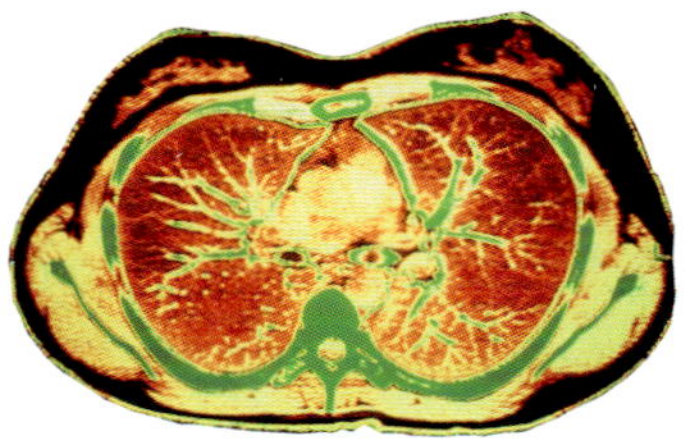
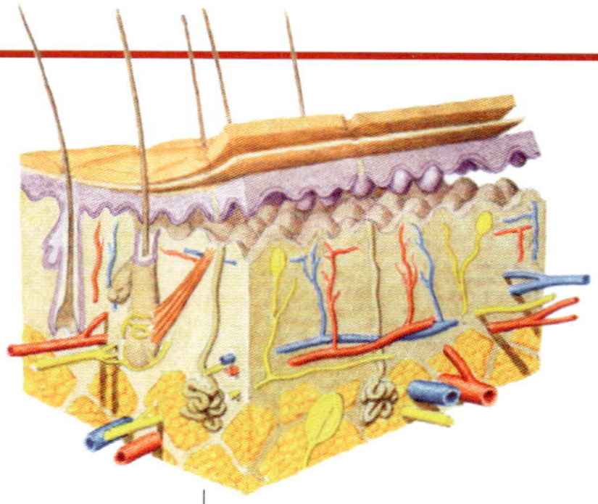
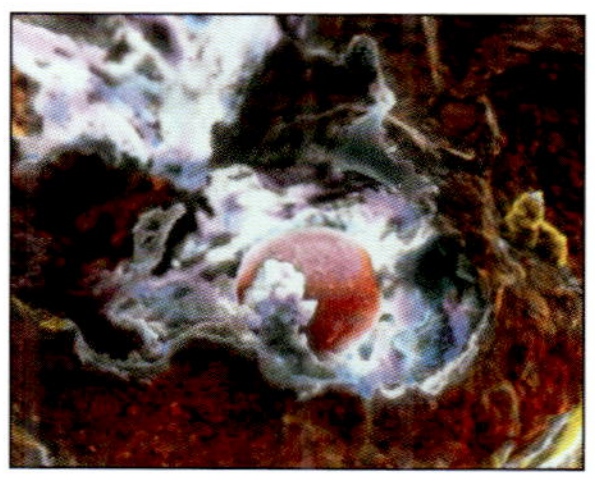
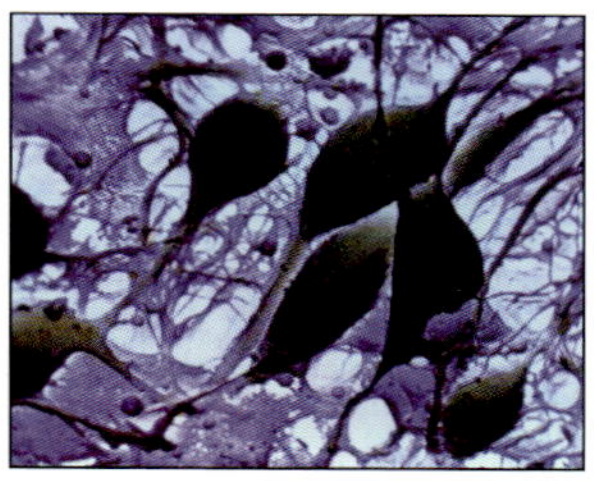

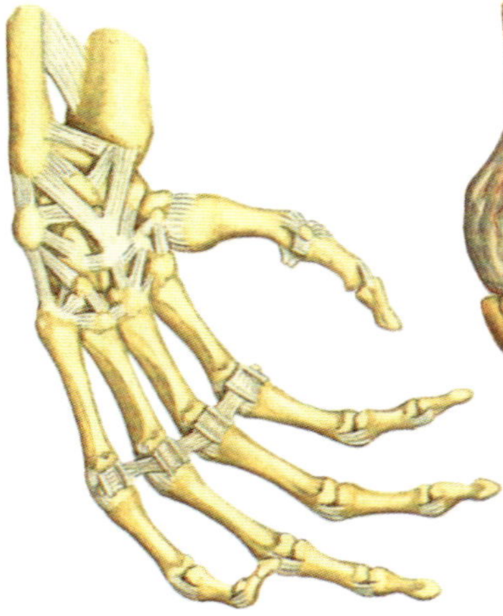
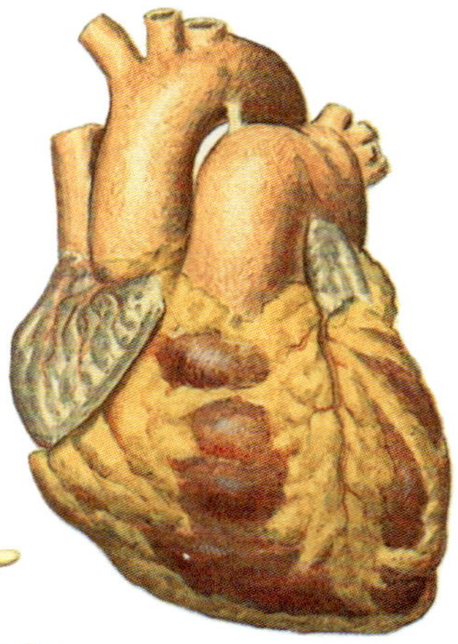
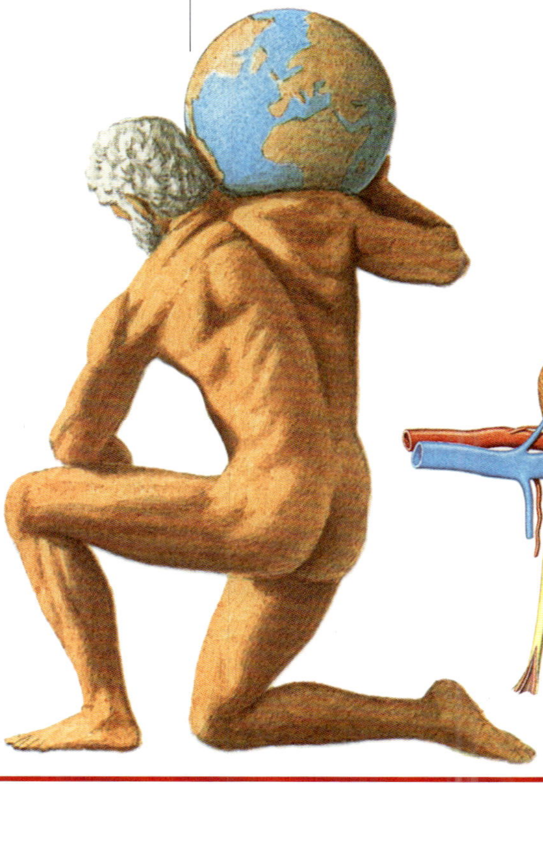
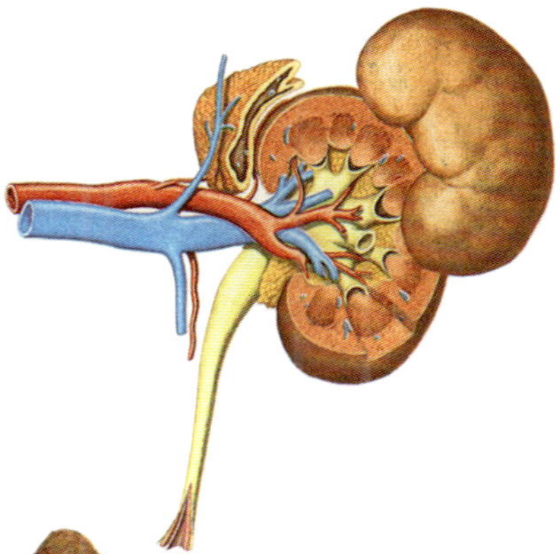
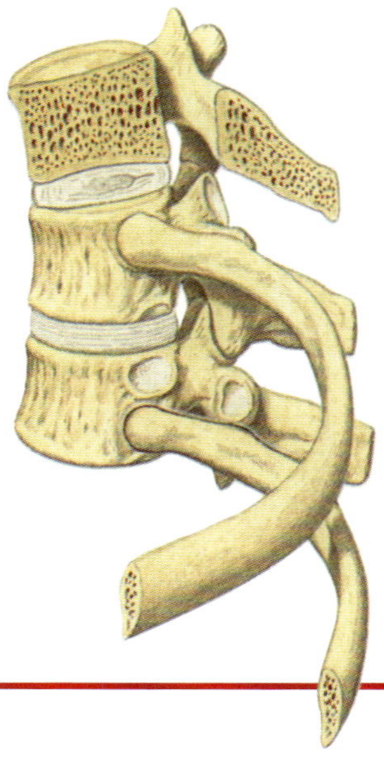

人体绘图

本书将要向你介绍身体内有趣的世界。借助大量精美而细致的人体绘图，本书将带你探索人体内所有的重要部位，介绍每一部位的内部结构和它的生理活动，从而使你能更精确地看清这些重要的结构，明白各个器官如何独立运作，以及它是怎样与周围组织合作的。

当然，你的身体不可能与本书画的人体图一模一样。对于一些不同的地方，例如男性与女性的差异，本书会用不同的图例表示；另外，在身高、体重、肤色、毛发、骨头的比例等方面，也因人而异，不可能是完全一样的。但正因为有这些不同，每个人才能在人类族群中显得独一无二。

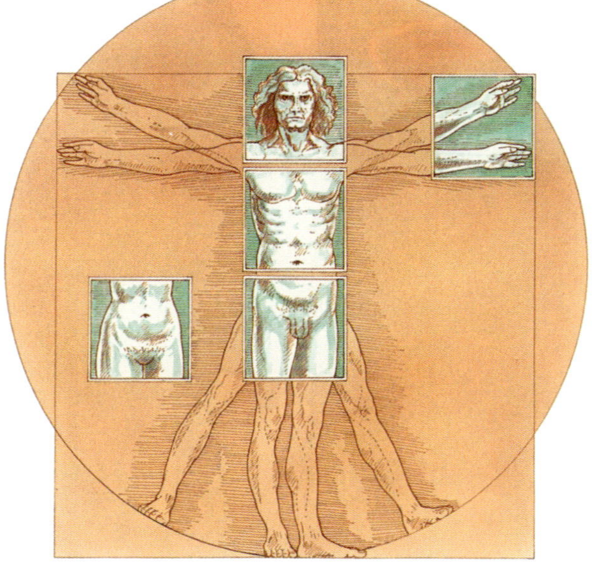

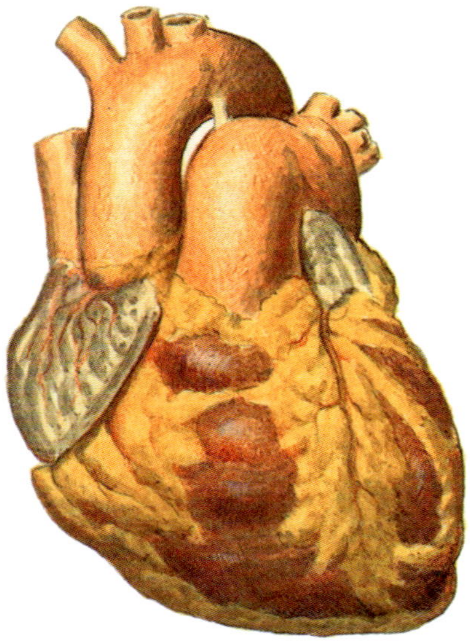

内部结构的外观

这本书将用最精细、最透彻的方式向你展示人体各个部位的模样。某些身体部位甚至是以逼真写实的形状和颜色来显示，例如左图展现了心脏的外观、外膜和环绕着它的主要血管。

阅读指南

这本书有若干篇章，分别介绍人体的各个主要部位，例如头和颈、上躯干或手臂和手等。如上图所示，每一章的标题前面都有一张正方形的小标示图，标示出这一篇章所谈论的是身体的哪个部位。你能借助这些标示图很快知道身体的某个部位到底在哪儿。

逐层显示

为了让你明白人体内的结构与它周围的组织如何配合运作，这本书会将人体的奥秘做一次最深刻的展示。身体覆盖着一层柔韧的皮肤，下面是脂肪和肌肉层。更进一步是骨骼，为支撑和运动提供了坚实的框架。身体的主要器官如脑、肺、心、肝、胃和肠，都位于身体的深处，受到骨骼和肌肉的保护。

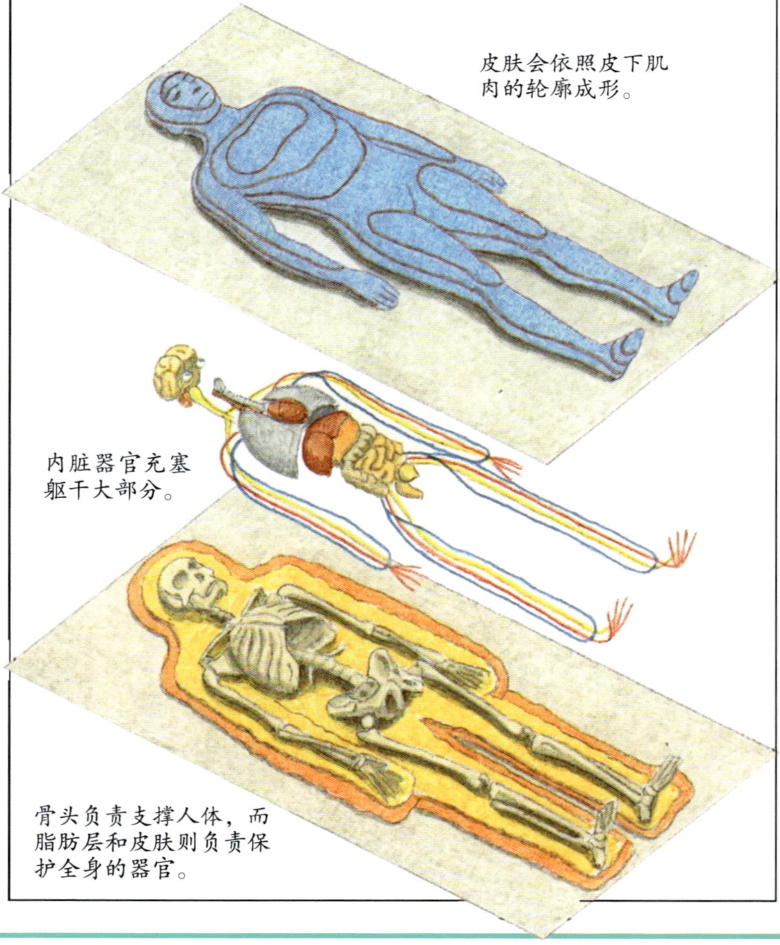

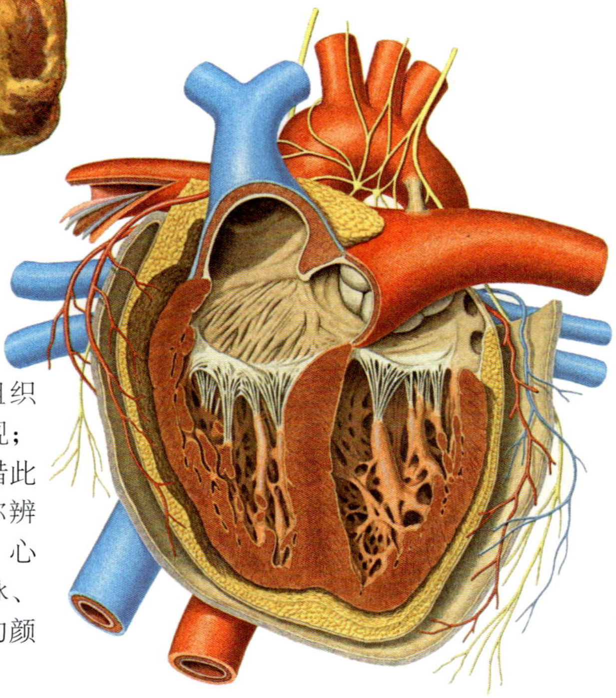

内部结构的内面观

这本书在介绍人体的组织时，会采用解剖的方式来呈现；有时还会切除外部的组织，借此显示出内部的结构，帮助你辨识。例如右图就显示了心腔、心内膜、心脏瓣膜和心肌。动脉、静脉和神经分别用3种不同的颜色来表示。

生命图像

这本书里的照片都是用现代影像技术获得，所以你能够详细地审视用肉眼看不到的身体结构。例如右边这张经过色彩增强的X光照片，显现了皮肤底下的器官和骨骼的复杂形态。下图则是一张用电子扫描显微镜拍的照片。即使是单细胞这样微小的结构，这种显微镜也能够把它清楚地展示出来。

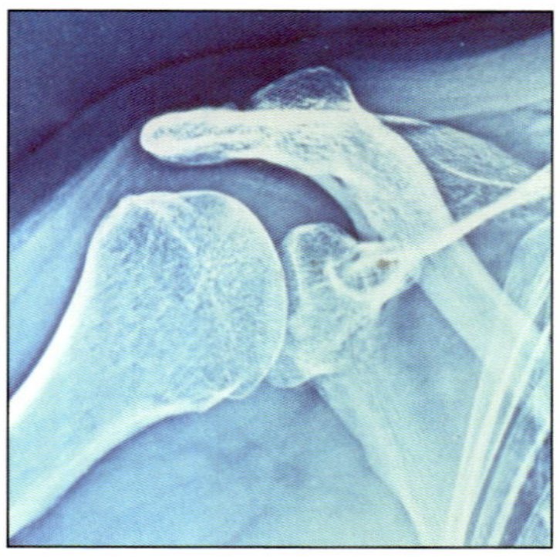

上图是一张肩关节处骨头的X光片。照片上显示出上臂骨的圆形顶端与肩胛骨的杯状窝槽互相扣合的情形。

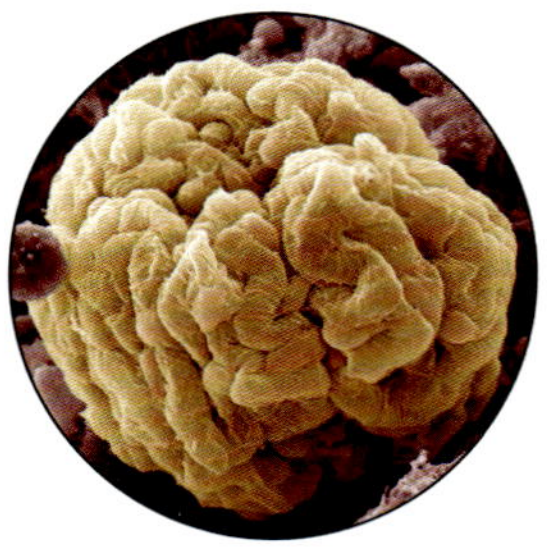

左图是一张肾小球的显微图片（用显微镜拍下的照片）。肾小球是一团毛细血管网，当血液流经时，可以进行血液过滤。

插图名称导读

本书里有许多人体各部位的插图。每一幅插图都画得栩栩如生，精确地把人体的五脏六腑、皮下景观展现出来，包括肌肉、骨头、神经、血管、肌腱和筋膜等。为了帮助读者认识这些器官和组织，我们把它们的名称依照所属的位置标示出来。它们的名称排列遵循如下原则（参考右图）：

- 水平方向的组织：名称由左到右排列，如尺神经。
- 具有斜度的组织：名称由高而低排列，如手背静脉。
- 垂直方向的组织：名称由上而下排列，如伸肌腱。

皮肤底下

这一幅迷人的插图，是本书许多经典插图中的一个例子。在这一幅插图中，你能看到皮下的肌肉、骨头、神经和血管。每一种组织都标上了准确的名称和说明。

这块肌肉有一段已被切除，因为这么做，我们才能看到显露出来的动脉和神经等

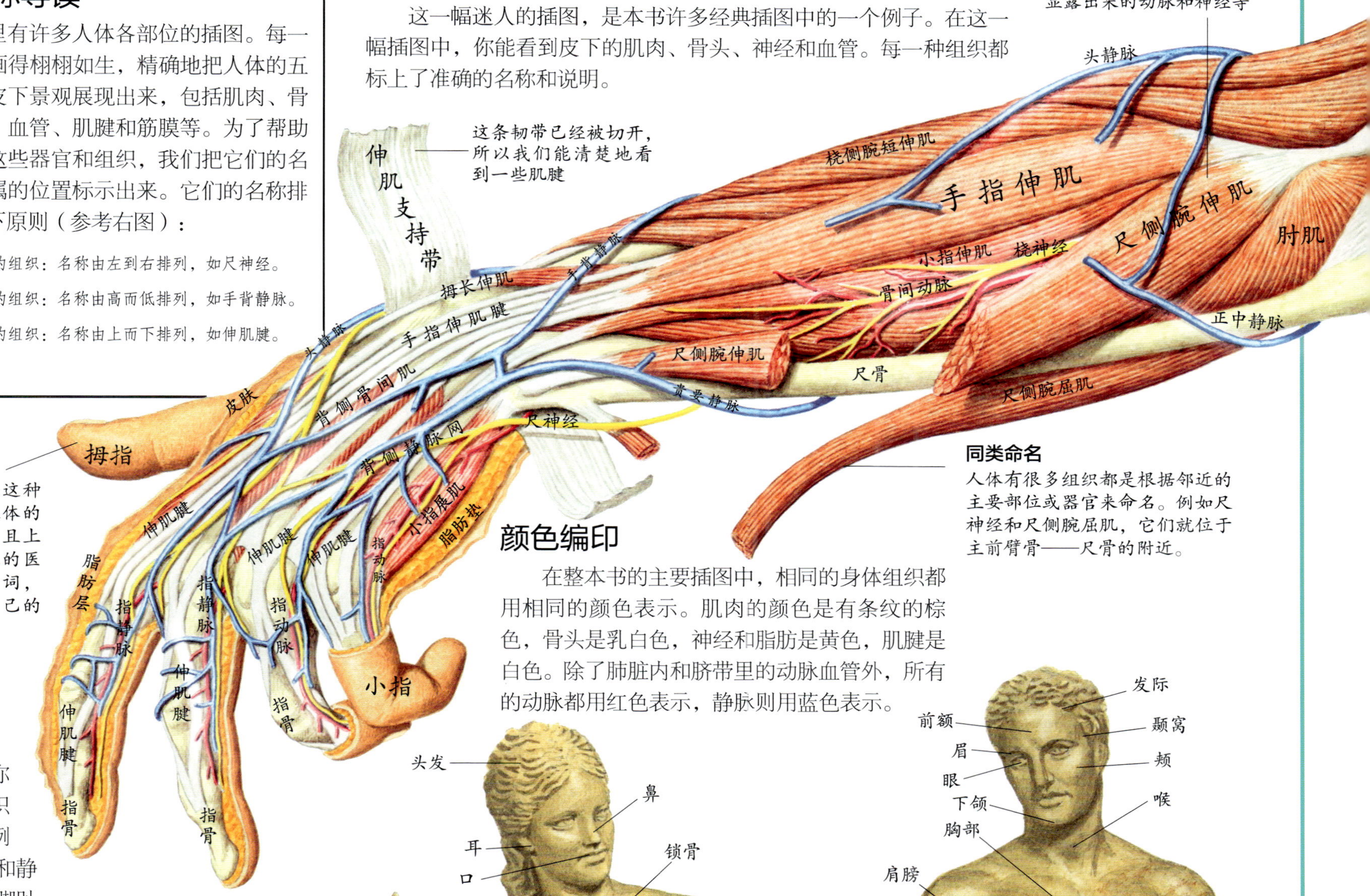

跷起拇指

这本书中有很多这种插图，画的是人体的某一些部位，而且上面标出各个部位的医学名词或普通名词，以便我们认识自己的身体构造。

同类命名

人体有很多组织都是根据邻近的主要部位或器官来命名。例如尺神经和尺侧腕屈肌，它们就位于主前臂骨——尺骨的附近。

颜色编印

在整本书的主要插图中，相同的身体组织都用相同的颜色表示。肌肉的颜色是有条纹的棕色，骨头是乳白色，神经和脂肪是黄色，肌腱是白色。除了肺脏内和脐带里的动脉血管外，所有的动脉都用红色表示，静脉则用蓝色表示。

联系

图标能帮你找出人体各组织之间的联系，例如指（趾）动脉和静脉是在为手指或脚趾提供血液。

人体标志

你可能已经知道肘部与膝盖的不同，但是你知道跟腱与胫部在哪里吗？人体外表有许多不同的部位、凸起、团块和凹陷等。这些图标有你可能认识的常用名称。

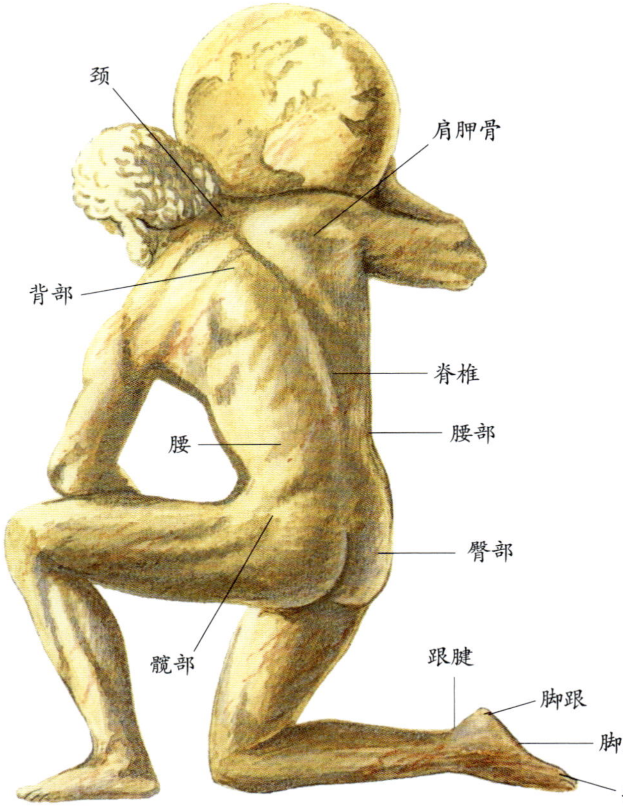

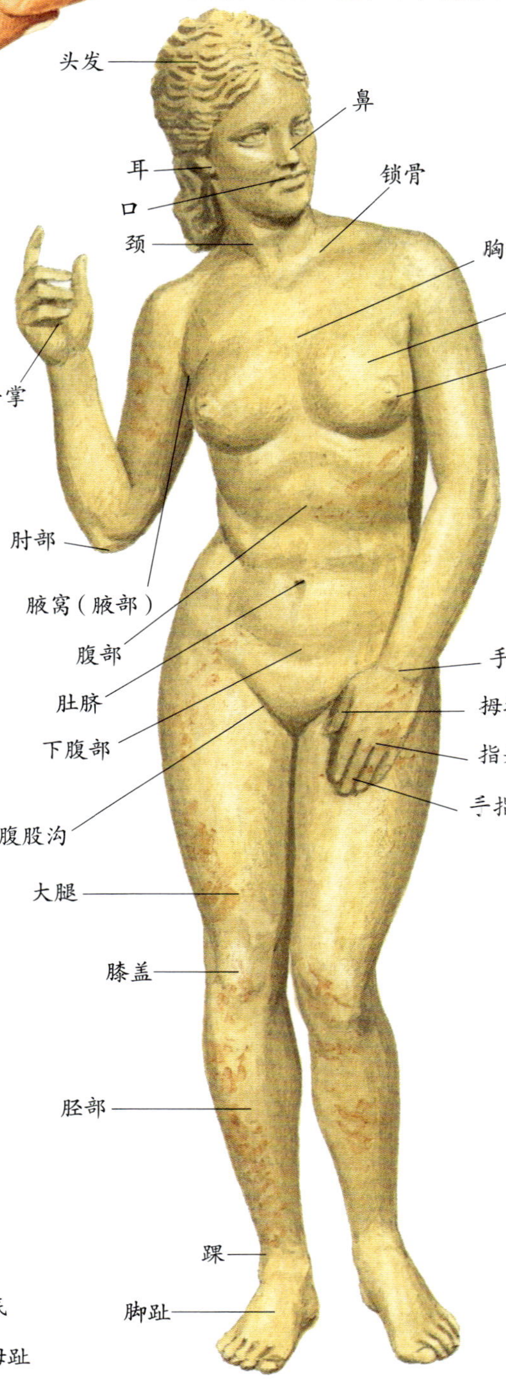

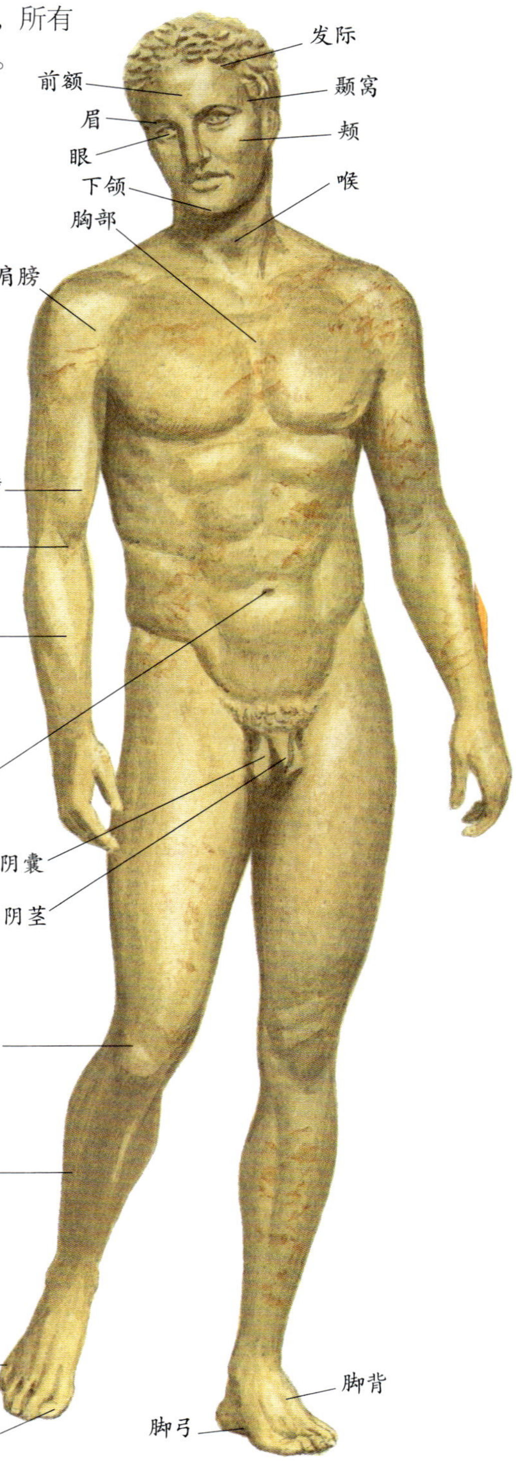

人体系统（一）

你的身体里有数十万亿个细胞，它们联结成各个组织。组织是许多形态和功能相同的细胞按照一定的方式结合而成的。一种或多种类型的组织又组合，构成了你身体的主要部分，我们称之为器官。一组不同的器官能互相合作，共同完成一种特别的工作，这样的一组器官叫作人体系统。例如当你在阅读本书时，你就在用眼睛浏览书上的图片和文字，然后向神经系统的中枢器官——脑，报告这些信息。在这同时，身体的其他系统也在执行维持你生命的任务。你的心脏和血管是循环系统的一部分，它把血液输送到全身；你的肺脏是呼吸系统的重要器官，它能使人体呼吸空气。

每个系统都有一个独特的功能，但是没有任何一个系统能够单独地运作。它们必须协同合作，你的身体才能顺畅、有效地发挥功用。

人体的主要系统

接下来的4页将介绍你身体中的主要系统。某些系统的组成部分都集中在一起，例如，消化系统的器官大部分聚集在你的腹部；而另一些系统的组成部分则分布在全身各处，例如循环系统中的血管。

细胞内部结构

细胞是组成你身体的微小结构群。你的体内大约有超过37万亿个细胞，它们构成你的骨头、神经、皮肤、血液和其他器官与身体组织。下图所显示的便是一个“典型”的细胞，它已被切开来展露它内部更微小的组成部分——细胞器。和下图形状相似的细胞只存在身体的某些特定部位，例如肝脏。在其余组织中，还有一些不同的细胞，如第7页右上角的脂肪细胞。

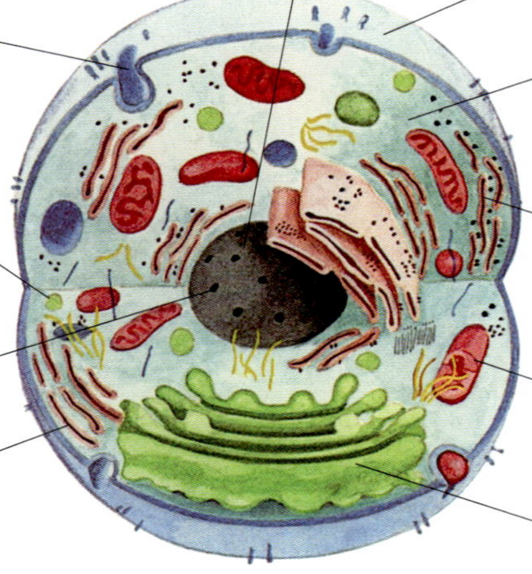

骨骼系统

从你的头顶到你的脚尖，对你体内较柔软的部分而言，骨头对它们具有极重要的支撑作用。成年人的骨骼是由大约206块独立的骨头组成，它们之间借助关节连接起来，为你提供了一副强壮而灵活的框架，肌肉能使它移动。有些骨头会把较柔软的器官包围保护起来，例如头骨保护着你的脑，肋骨则保护着你的心脏和肺脏。

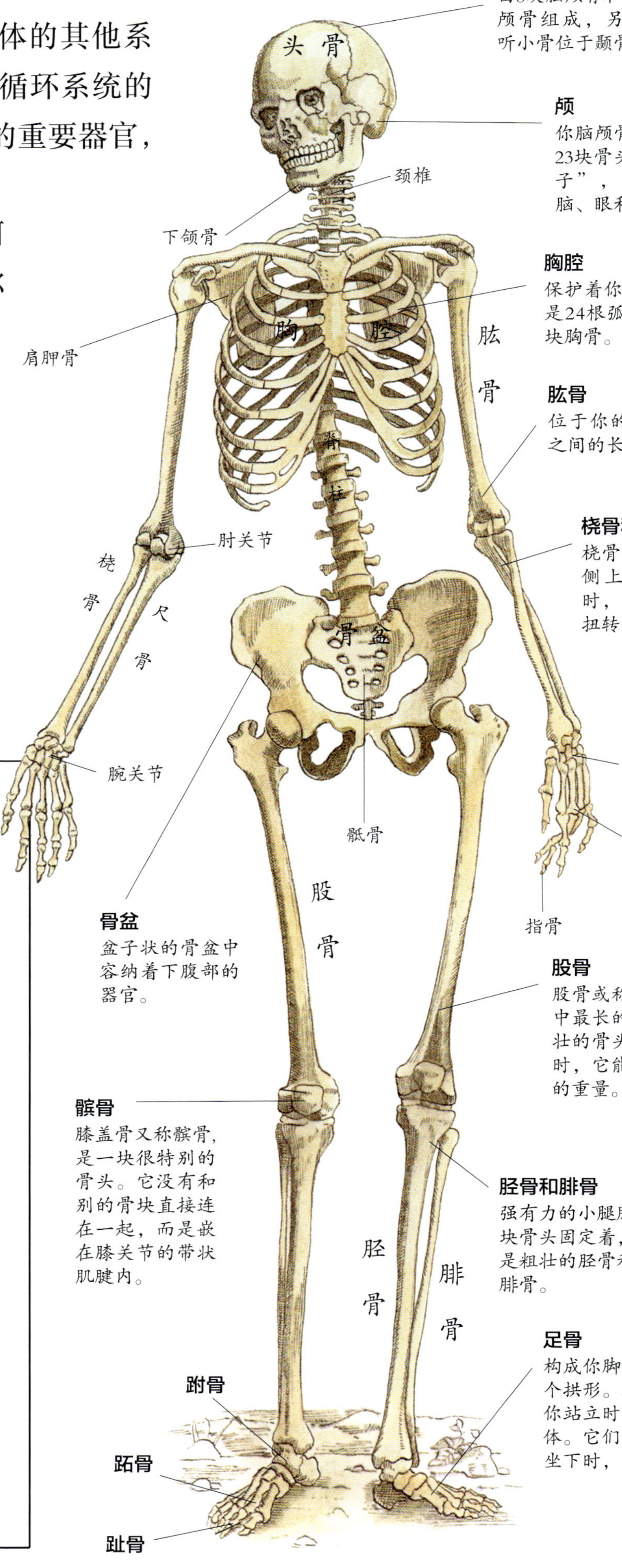

肌肉系统

你的身体内有600多块肌肉，它们提供给你牵引力，所以你能活动自如。大部分的肌肉通过叫作肌腱的强韧带状物附着在骨头或其他肌肉上。除此以外，许多人体器官有自己的肌肉，例如心脏、肠和膀胱等。骨头一般都有常用的通称，但是肌肉却不同，它们大部分只有学名。当你在念这些学名时，人体内最灵活的肌肉——舌肌，就派上用场了！

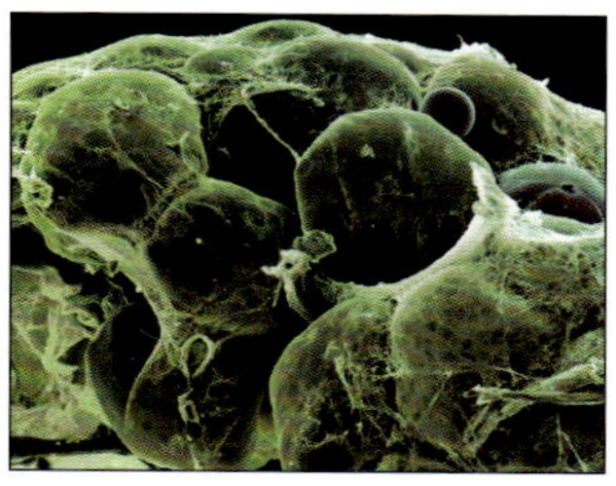

一个脂肪细胞含有许多脂滴，它能在你的身体缺乏食物补给时转化成身体的能量。

皮肤系统

这个系统的组成部分包括皮肤、毛发、指（趾）甲和其他覆盖在人体表面的组织。皮肤的表面包含已经死亡、变硬的细胞，就像铺在屋顶上的瓦片，当你移动身体、穿衣服和洗澡时，这些细胞就会被磨掉。然而，皮肤下的世界充满生命力，并且非常繁忙；它们每秒钟都能繁殖出新的细胞，代替那些被磨去的细胞。

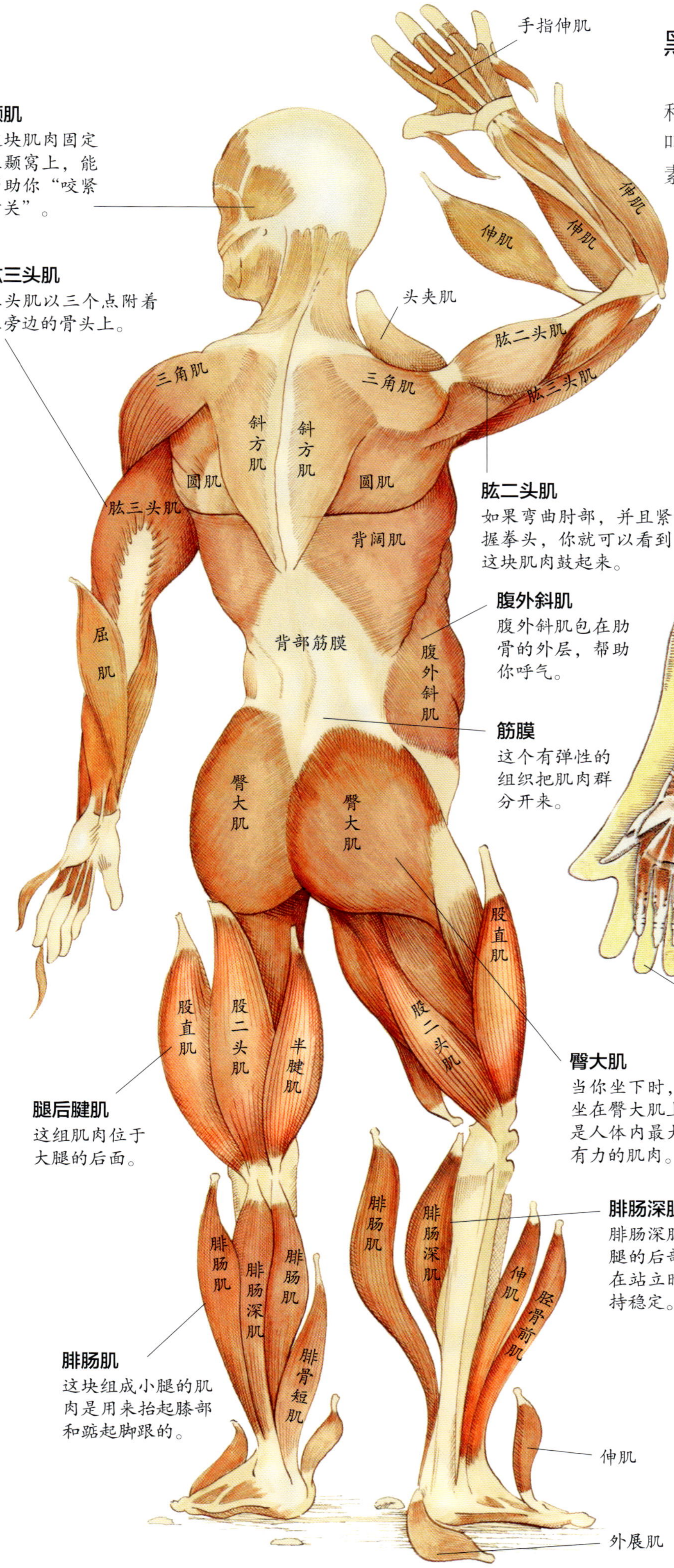

颞肌
这块肌肉固定在颞窝上，能帮助你“咬紧牙关”。

肱三头肌
三头肌以三个点附着在旁边的骨头上。

肱二头肌
如果弯曲肘部，并且紧握拳头，你就可以看到这块肌肉鼓起来。

腹外斜肌
腹外斜肌包在肋骨的外层，帮助你呼气。

筋膜
这个有弹性的组织把肌肉群分开来。

臀大肌
当你坐下时，你就坐在臀大肌上。它是人体内最大、最有力的肌肉。

腿后腱肌
这组肌肉位于大腿的后面。

腓肠深肌
腓肠深肌位于你小腿的后部，能使你在站立时让腿部保持稳定。

腓肠肌
这块组成小腿的肌肉是用来抬起膝部和踮起脚跟的。

黑色素细胞

你的皮肤、毛发和眼的颜色是由一种叫作黑色素细胞的色素细胞产生的。

脂肪层

在皮肤下面，有一层脂肪保护你的身体，使你的身体内部与外界隔离并且保持你的体温。

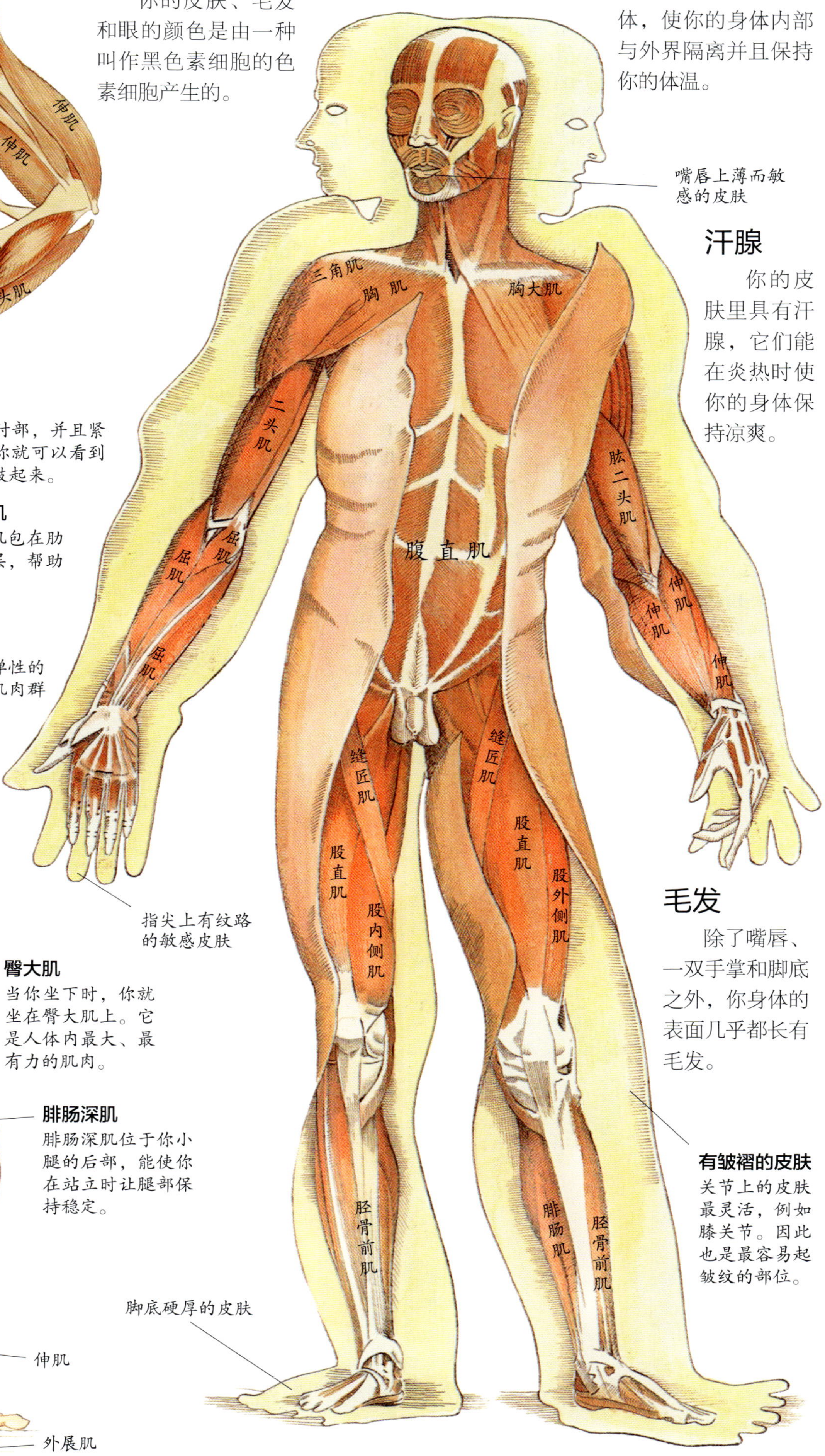

嘴唇上薄而敏感的皮肤

指尖上有纹路的敏感皮肤

脚底硬厚的皮肤

汗腺

你的皮肤里具有汗腺，它们能在炎热时使你的身体保持凉爽。

毛发

除了嘴唇、一双手掌和脚底之外，你身体的表面几乎都长有毛发。

有皱褶的皮肤
关节上的皮肤最灵活，例如膝关节。因此也是最容易起皱纹的部位。

人体系统（二）

你的身体要不断补充能量来获得力量。你的消化系统和呼吸系统把这些燃料和氧气输送到血液里，循环系统会在淋巴系统的“帮助”下，再把这些物质运到每个细胞里，而且经排泄系统把废物排到体外。神经系统和内分泌系统负责控制和协调所有的身体机能。

循环系统

满载氧气的新鲜血液从心脏里抽送出来，再经过一种叫作动脉的血管送到你身体的每一部分。这些动脉会再分支成微血管，血液就在这里释放出氧气和养分给周围的细胞，同时把要排泄的废物收集回来。另一种叫静脉的血管则负责收集使用过的血液，并且把它送回心脏。

神经和内分泌系统

神经系统通过它的总控制中心——脑，把你整个身体联系起来。感觉器官凭借感觉神经把信息传送到你的脑部，等脑决定了该如何反应之后，它就通过运动神经把这个决定传给你的肌肉。神经系统与内分泌系统紧密地互相配合。内分泌系统借助化学媒介——激素（也称作荷尔蒙），来控制生理活动以及人体的生长和发育。

神经信号

你的脑必须从你身体的主要感官来获知体外的信息，这些感官包括：眼、耳、鼻、舌、身、感觉系统。

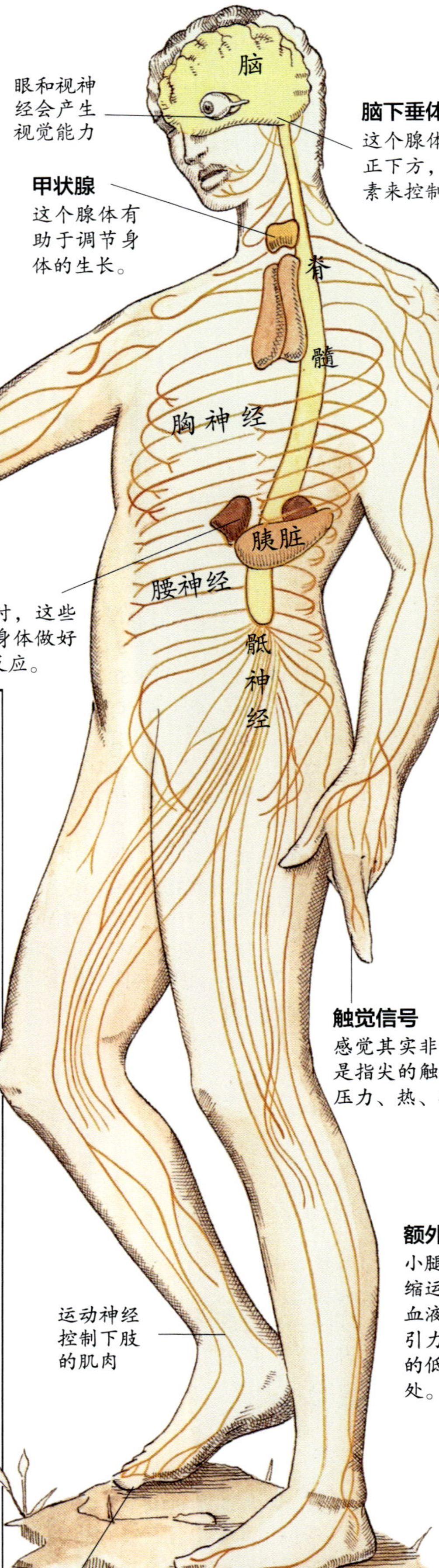

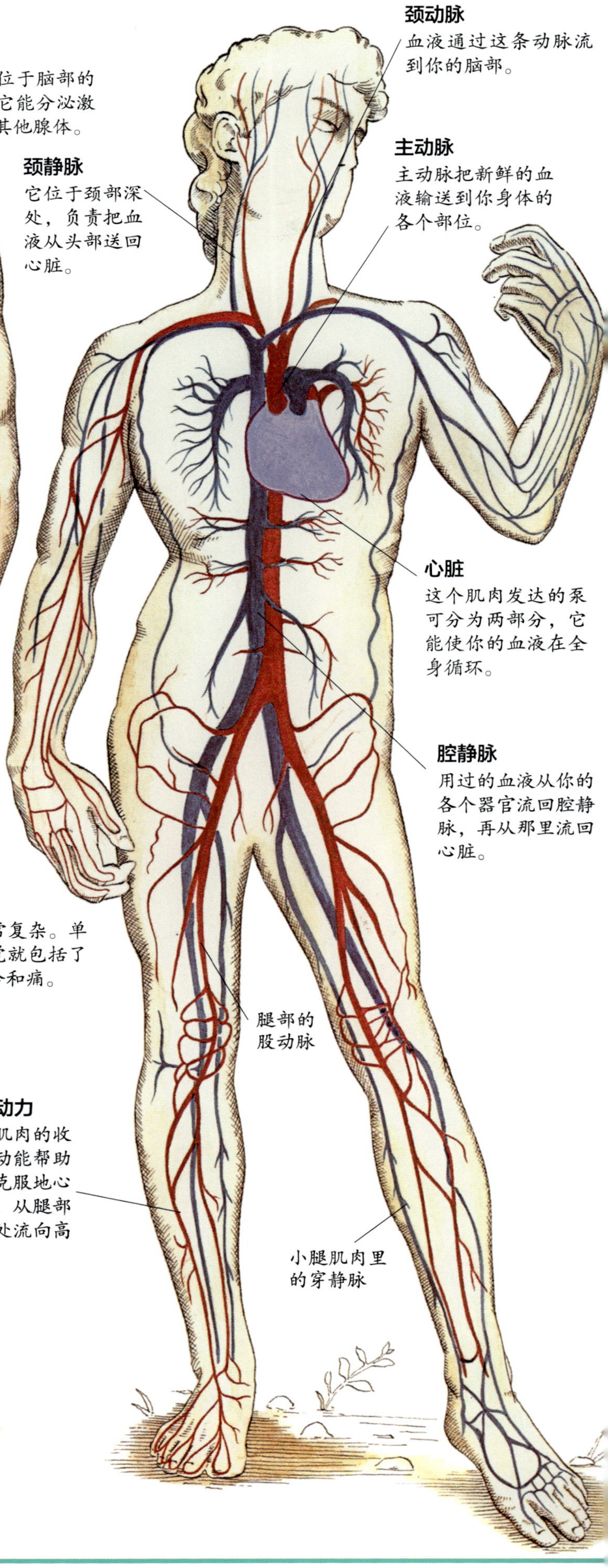

味觉

你的舌头是一块非常灵活的肌肉，它使你能品尝食物，并在你咀嚼时配合活动，吞咽时把食物推入咽喉；它是进食和言语的重要器官。它粗糙的表面上布满很多隆起的大小不一的细小颗粒，称作舌乳头。舌乳头又分为丝状乳头、菌状乳头、叶状乳头、轮廓乳头。轮廓乳头、菌状乳头、叶状乳头以及软腭、会厌等处的黏膜上皮中含有味蕾。味蕾能感觉出滋味，然后把信号送到脑部的味觉中枢。虽然你可能吃到许多不同的口味，但你的味蕾只能感觉出5种基本的味道：甜、咸、苦、酸和鲜味。

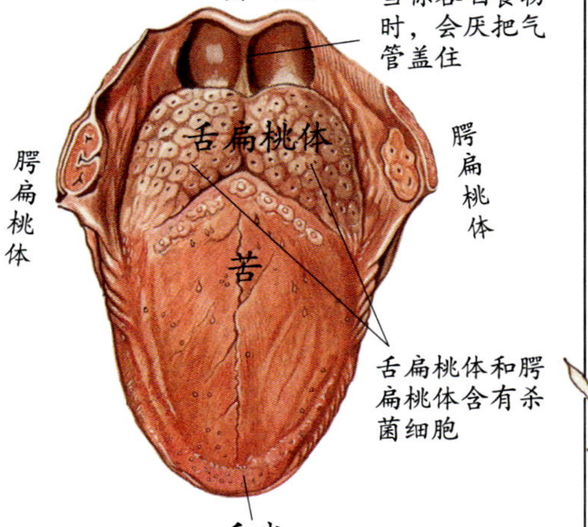

淋巴系统

这是你身体内的另一个循环系统。它的分支管道网内充满了淋巴液，这是一种稀薄的乳状液体。淋巴液会携带某些营养物质特别是脂肪到身体各处。它也会分送专门对抗细菌的白细胞。淋巴液是由一部分血液和一些渗透聚集在细胞间的体液所合成。淋巴系统把这些液体引导到布满你全身的管道里，最后又把它们送回你的血液中。

淋巴结

它们有时也被称为淋巴腺，淋巴结位于全身的某些特定区域，淋巴液在回到血液之前，会在淋巴结中被清理和过滤。

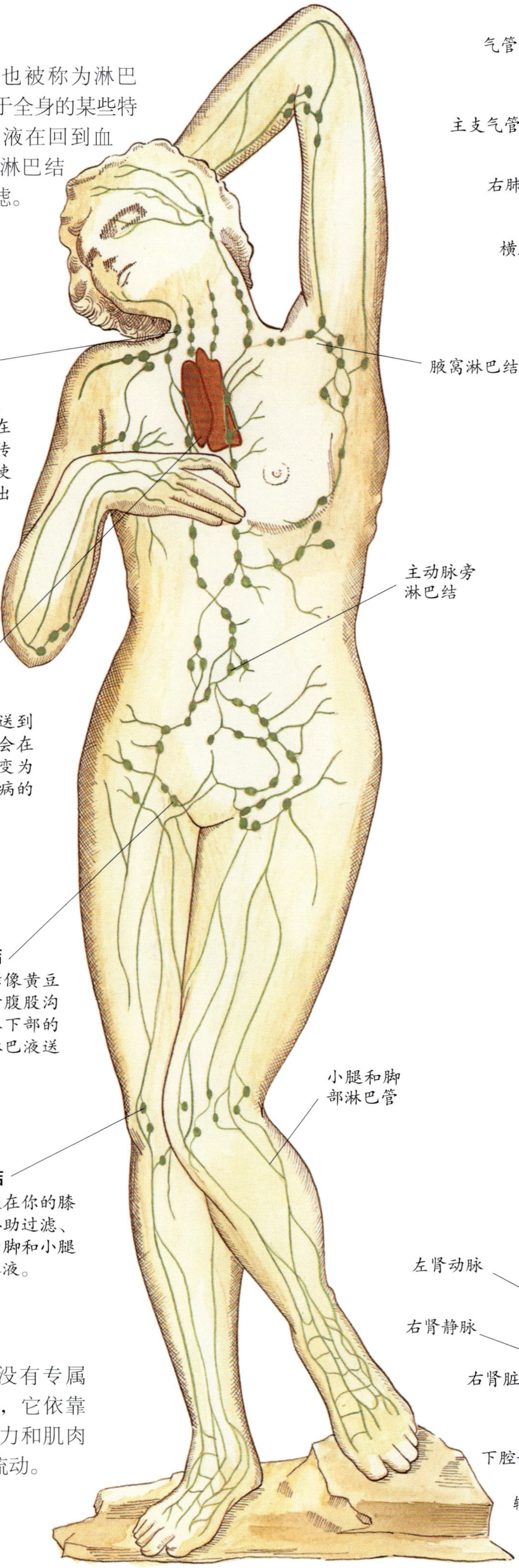

颈淋巴结

当你喉咙生病时，白细胞就会聚集在这些淋巴结里和传染病搏斗。这会使你的喉咙和颈部出现肿痛。

胸腺

淋巴液把白细胞送到这个器官，它们会在这里繁殖，并转变为某种能消灭传染病的特殊细胞。

腹股沟深淋巴结

腹股沟深淋巴结像黄豆一样大小，位于腹股沟的深处，你身体下部的淋巴网络会把淋巴液送到这里来。

腘窝淋巴结

这些小结聚在你的膝盖后面，协助过滤、收集在你的脚和小腿里的多余体液。

随波逐流

淋巴系统没有专属于它自己的泵，它依靠血液系统的压力和肌肉的收缩效果而流动。

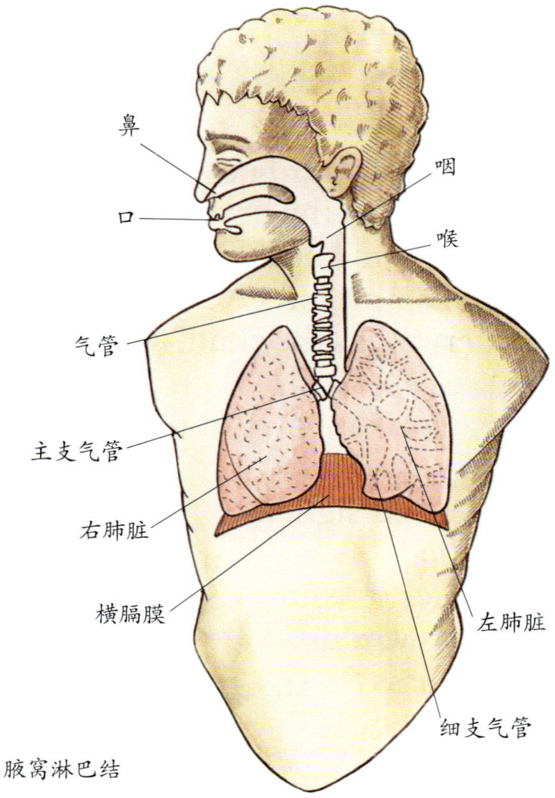

呼吸系统

这个系统的主要任务是把空气中的氧气吸入你的身体，并通过血液吸收。当你吸气时，新鲜空气被吸进气管，然后进入两肺。肺脏薄薄的内衬和广大的表面积，能使流过肺部的血液吸收到最大量的氧气。与此同时，血液中废弃的二氧化碳则通过血液释放到肺脏中的气体里。当你呼气时，这些废气就被排出去。

消化系统

你吃的食物里所含的营养成分能维持你生命所需的能量，并且能促进生长与修复身体组织的结构物质。消化系统就是专门吸收和处理各种食物的系统，不论是较软的蔬菜、坚硬的果仁，还是坚韧的肉类。你的牙齿会先咬断并嚼碎这些食物，接着你的胃会研磨、搅拌它们，并且以具有强烈消化作用的化学物质来分解它们，你的小肠再进一步消化这些食物，并吸收那些已溶解的养分。大肠则处理那些应排出的废物。

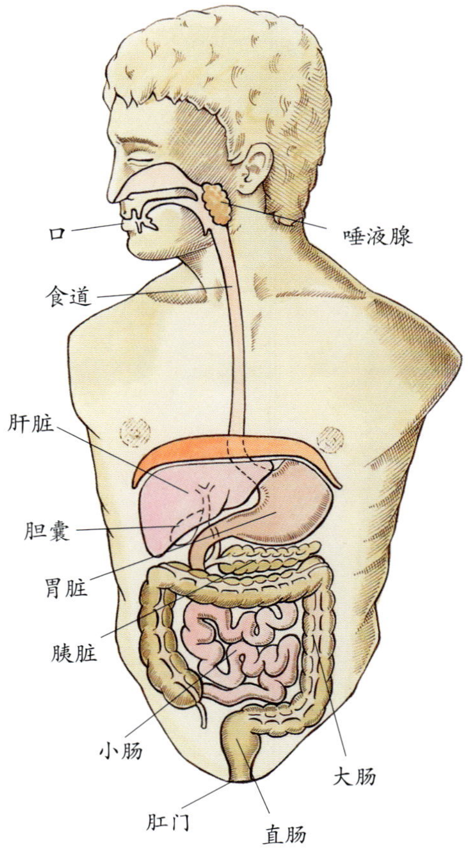

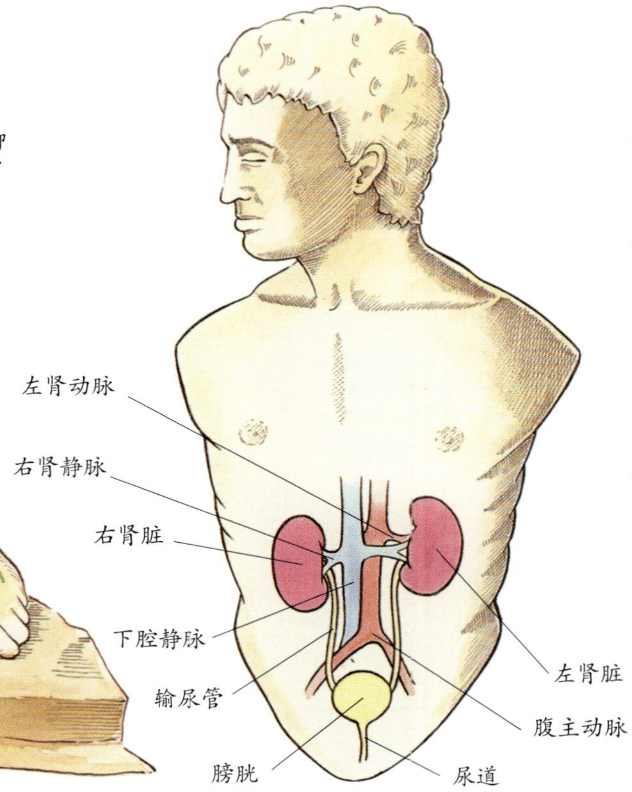

泌尿系统

消化系统会排泄食物残渣，泌尿系统会排泄血液中的废物。两个肾脏会从你的血液中把一些无用的化学物质和多余的水分过滤出来，这就产生了一种叫作尿的液体。尿液通过两条称作输尿管的管道，流到一个叫作膀胱的储存袋里。当你收缩膀胱的肌肉时，尿液就会从尿道里被排出来。

头和颈

头位于你身体的最顶端，颈在头的下方，能使头保持平衡。你有许多能让别人辨认的身体特征都在头部，例如你的笑容、眼，还有头发等。在头皮下的是头骨。头骨是一个坚硬的骨质结构，里面装着身体的神经中枢——脑。脑是一团皱褶的细胞群，它让你能说话、思考和学习。你的嗅觉、听觉、味觉和视觉也都在这个部位上。

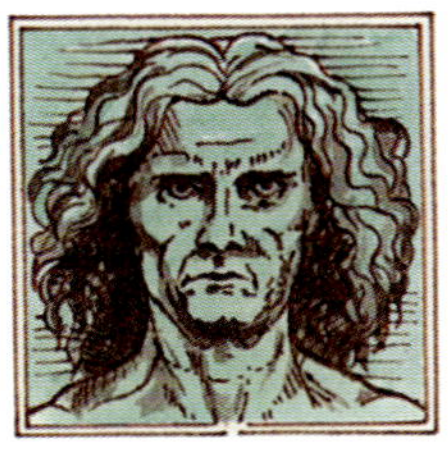

右图是一幅头部和颈部的内部结构图。头的前部集中了大约 30 块肌肉，它们是控制眼、颜面表情和嘴巴运动的组织。头部主体的下面有肌肉能帮助你的脖子弯曲和旋转，而且还有主要血管连接头部和心脏。

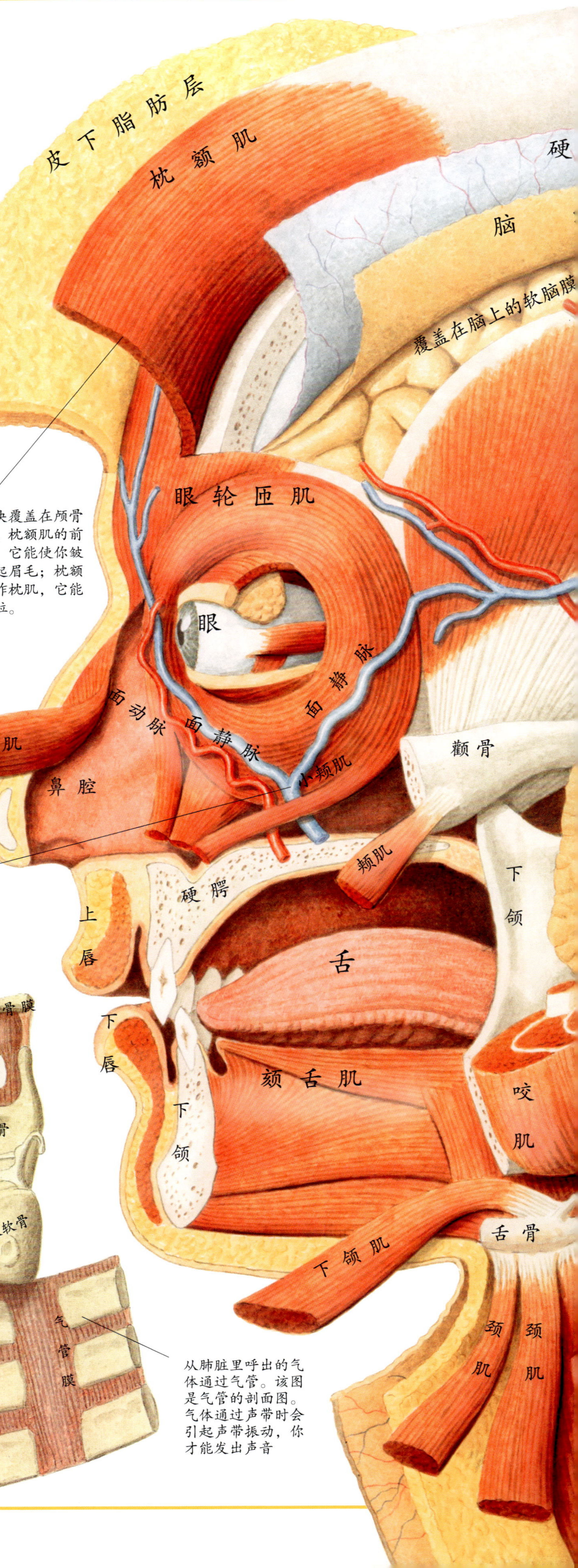

枕额肌
枕额肌是一块覆盖在颅骨上面的肌肉。枕额肌的前部叫作额肌，它能使你皱起前额和扬起眉毛；枕额肌的后部叫作枕肌，它能把头皮向后拉。

面静脉
面静脉从鼻两侧往下分布，再经过眼的下方，把你上面部的血液往下送。如果这条静脉受到猛烈攻击而受损，血液就会从中流出，而造成眼的四周瘀黑。

攻击颈部

颈总动脉把血液运送到头部的脑部，颈内静脉负责把其中大部分的血液送回心脏，而颈外静脉则负责送走脸部肌肉和皮肤里的血液。在人类和其他某些动物的身上，这些血管的位置非常接近颈部的表皮，因此它们很容易受到伤害。当野生动物要捕捉猎物时，通常会攻击猎物的喉咙，撕开猎物的颈静脉或颈动脉，这样就切断了供给脑部的血流。由于失血量过多，猎物很快就会死亡。

鼻肌

你的鼻肌可分为两部分。当你张开鼻孔时，你使用的是鼻翼部分的肌肉，它会向两侧运动。当你皱起鼻时，你就动用了鼻横肌，它会做斜向运动。

声带

你喉咙里的声带是用来发出声音的。声带位于由软骨和肌肉组织所组成的喉头内（右图）。如果你用手压住喉咙的前部，你就可以感觉到喉头的位置。声带是一条条坚韧有弹性的组织，上面还覆盖着一层柔软的粘膜。喉头里的肌肉会带动声带，当轻缓地拉动声带时，就会发出低音调；当把声带拉紧时，就会发出高音调。下面的图片显示的是医生通过一种称为喉镜的仪器，在喉咙里看到的声带。

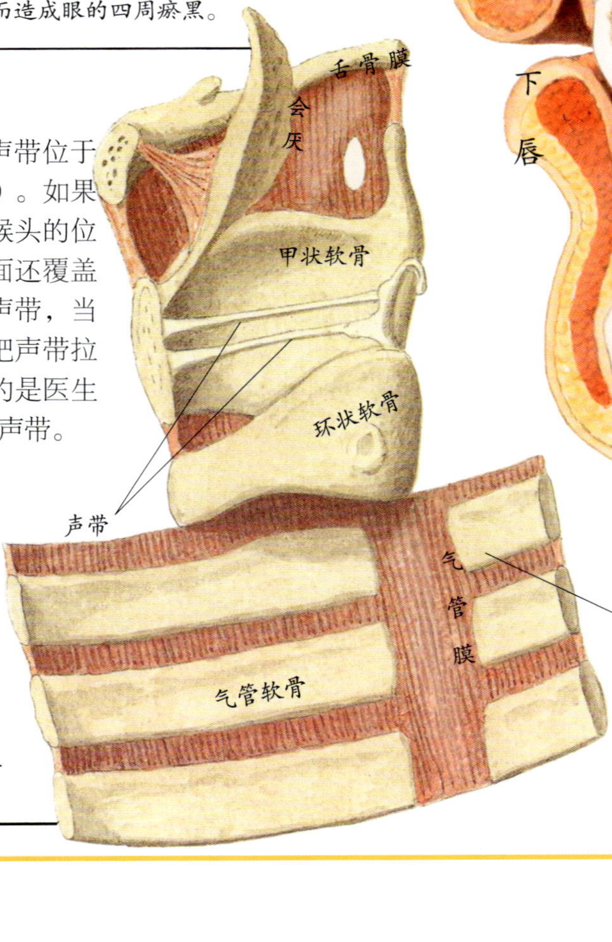

从肺脏里呼出的气体通过气管。该图是气管的剖面图。气体通过声带时会引起声带振动，你才能发出声音

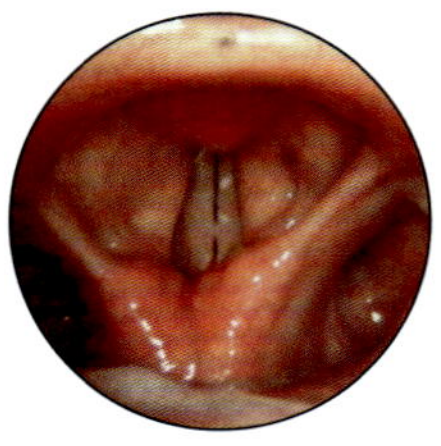

说话时声带被拉紧

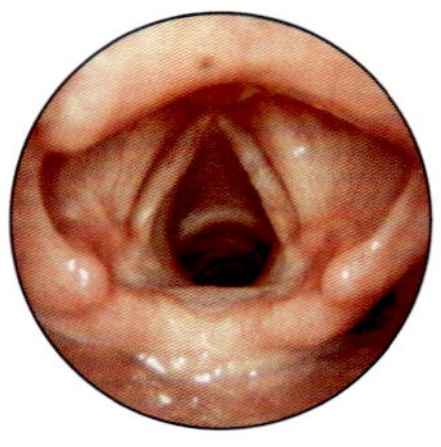

呼吸时声带放松而且分开

缓震液体

脑部由三层脑脊膜包围和保护着。在软脑膜和脑蛛网膜之间，有一层薄薄的脑脊液。这种水状的液体会绕着脑部循环，帮助减缓冲击和震荡，并且防止脑部碰撞到骨质的头骨上。

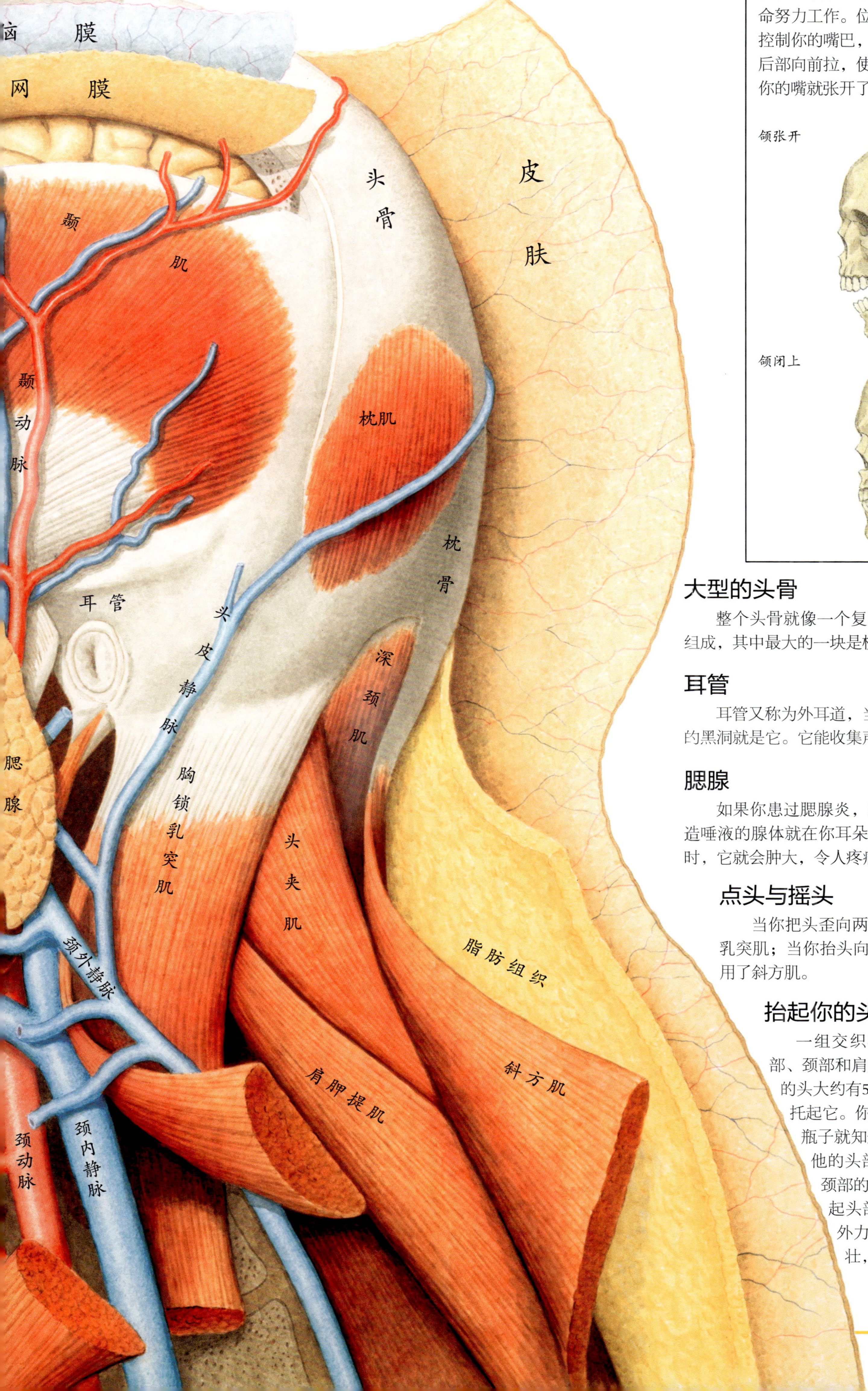

张开或闭上

如果你没有下颌，那就很麻烦了。无论你在说话或在咀嚼时，都有3组成对的肌肉在拼命努力工作。位于颌下的咬肌和上方的颞肌能控制你的嘴巴，使它合上。翼外肌把你下颌的后部向前拉，使你下颌的前部向下倾斜，因此你的嘴就张开了。

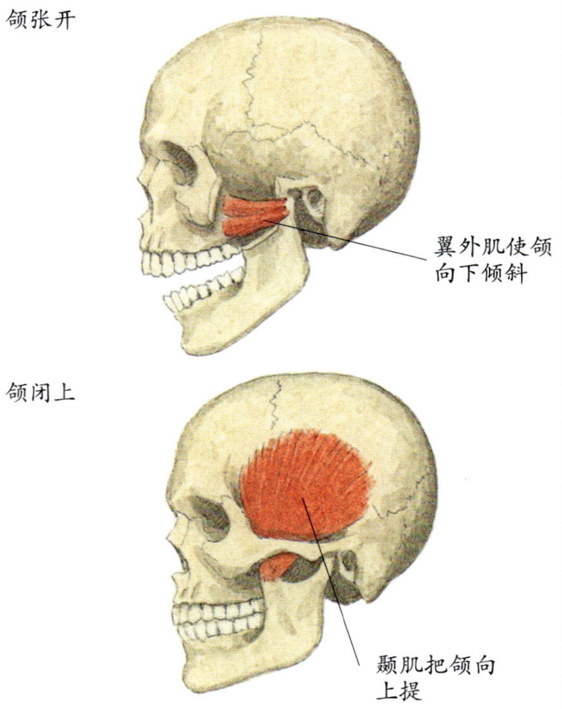

大型的头骨

整个头骨就像一个复杂的拼图。头骨是由23块骨头所组成，其中最大的一块是枕骨，它位于后头骨的下部。

耳管

耳管又称为外耳道，当你朝别人的耳朵里看时，所看到的黑洞就是它。它能收集声音，并且把声音汇集到耳鼓。

腮腺

如果你患过腮腺炎，就会知道腮腺在哪里。这个能制造唾液的腺体就在你耳朵的前方。当你感染了腮腺炎病毒时，它就会肿大，令人疼痛难忍。

点头与摇头

当你把头歪向两侧时，就使用了位于颈部的胸锁乳突肌；当你抬头向上看或耸起你的肩膀时，你就使用了斜方肌。

抬起你的头

一组交织在一起的复杂肌肉支撑你的头部、颈部和肩膀，并使它们能活动或转动。你的头大约有5千克重，要用很大的力量才能够托起它。你不妨用手托起同样重量的袋子或瓶子就知道了。新生婴儿由于身体弱小，他的头部就相对更大且更重。由于婴儿颈部的肌肉尚未发育良好，还不能支撑起头部。因此，婴儿的头部经常需要外力支持，直到他颈部的肌肉比较强壮，足以支撑起头部的重量为止。

头皮和头骨

你的脸能让别人辨识和了解你的情绪，它能告诉别人你有什么样的感受，你正处于什么样的状态，但是你也同时依靠这个部位的特殊器官——眼、耳、口、鼻——来认识世界。在你的面部底下，有一个由肌肉、血管、神经和感觉器官组成的网络，它把坚硬的头骨整个包围了起来。

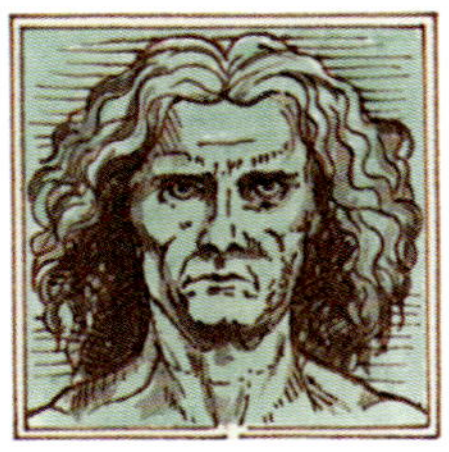

头骨的主体是由23块分离的骨头组成。在孩童时代，这些骨头就紧密地连接，形成了弯弯曲曲的骨线，称为骨缝。其中的8块骨头组成了一个叫作脑颅的保护腔，它包围着脑部。其余的15块骨头构成了你的脸型框架，其中包括眼窝内侧壁上纤细的泪骨，以及下颌中强壮的下颌骨。你体内最小的骨头藏在你的头骨内，那就是位于两耳深处的6块听小骨，它们能让你听到声音。

头皮是一块结构特殊的皮肤，它覆盖了你头顶的大部分、头部两侧和头后部。头皮上大约有10万个小毛囊，头发就是从毛囊里长出来的。

面静脉

静脉网系统能把血液从头皮顶中央分送到面部的静脉。覆盖在你头部和面部的皮肤布满许多血管，因此头部受伤往往会流很多的血。

薄薄的皮肤

你身体各处皮肤的厚薄是不同的，最薄的是覆盖在你眼睑上的皮肤。

头骨

这幅侧视图显示了组合成头骨的各块骨头，这些骨头就像拼图一样，能整齐地拼合起来。头骨将主要的感觉器官和脑部安置在内，并且保护起来。颞骨容纳了细致脆弱的内耳部分。鼻的两侧各有6块骨头，它们构成了一个称作眼窝的深窝。嗅觉器官是你用来分辨气味的部位，它们位于两块小鼻骨后面的鼻腔里。

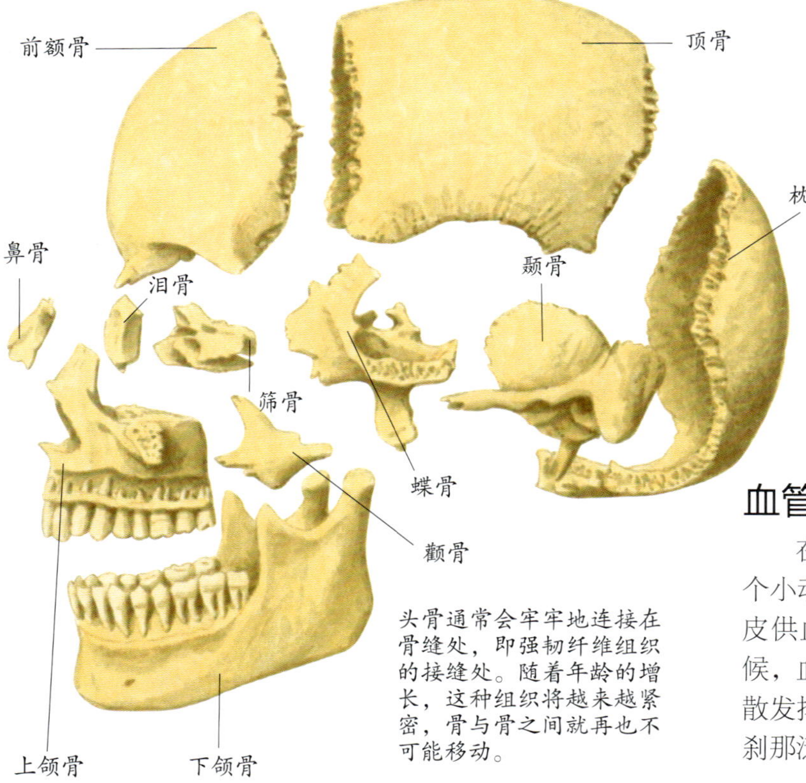

头骨通常会牢牢地连接在骨缝处，即强韧纤维组织的接缝处。随着年龄的增长，这种组织将越来越紧密，骨与骨之间就再也不可能移动。

血管

在头部的皮肤和皮下肌肉之间夹着一个小动脉网，这个网负责给你的面部和头皮供血。当你觉得很热或不好意思的时候，血液就会迅速充满这些动脉，帮助你散发掉多余的体热，这时你的脸就会在一刹那泛红，这种反应就叫作面红耳赤。

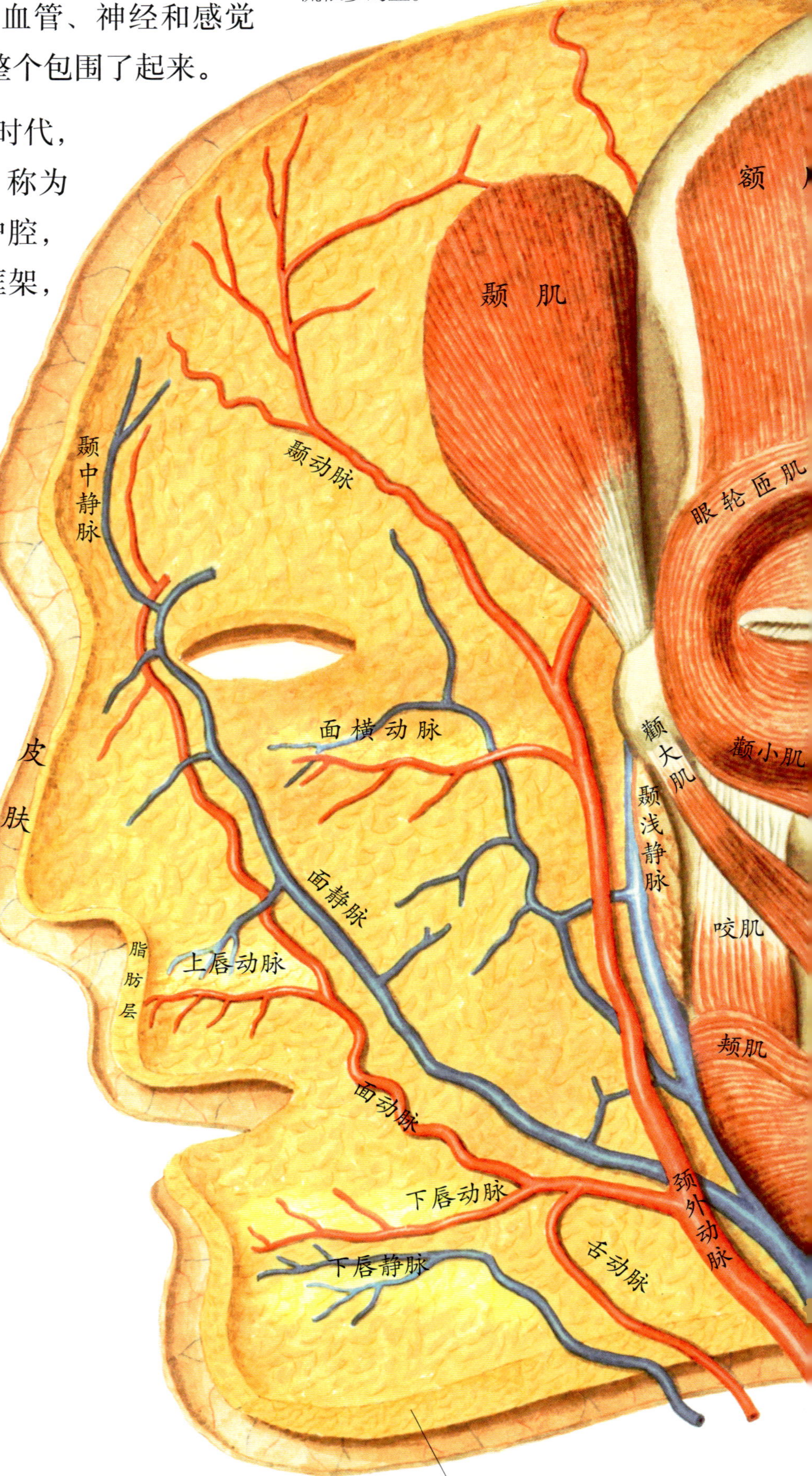

皮肤底下

在你面部和身体其他部分的皮肤底下有一层脂肪。它能减慢身体热量的散失，因此即使天气寒冷也不会直接影响你的体温。

头里的孔

许多头骨上都有一些小洞，叫作孔。来自面部肌肉和感觉器官的神经穿过这些孔，进入颅内。位于眼正上方的叫眶上孔，是神经延伸到前额皮肤的通道。

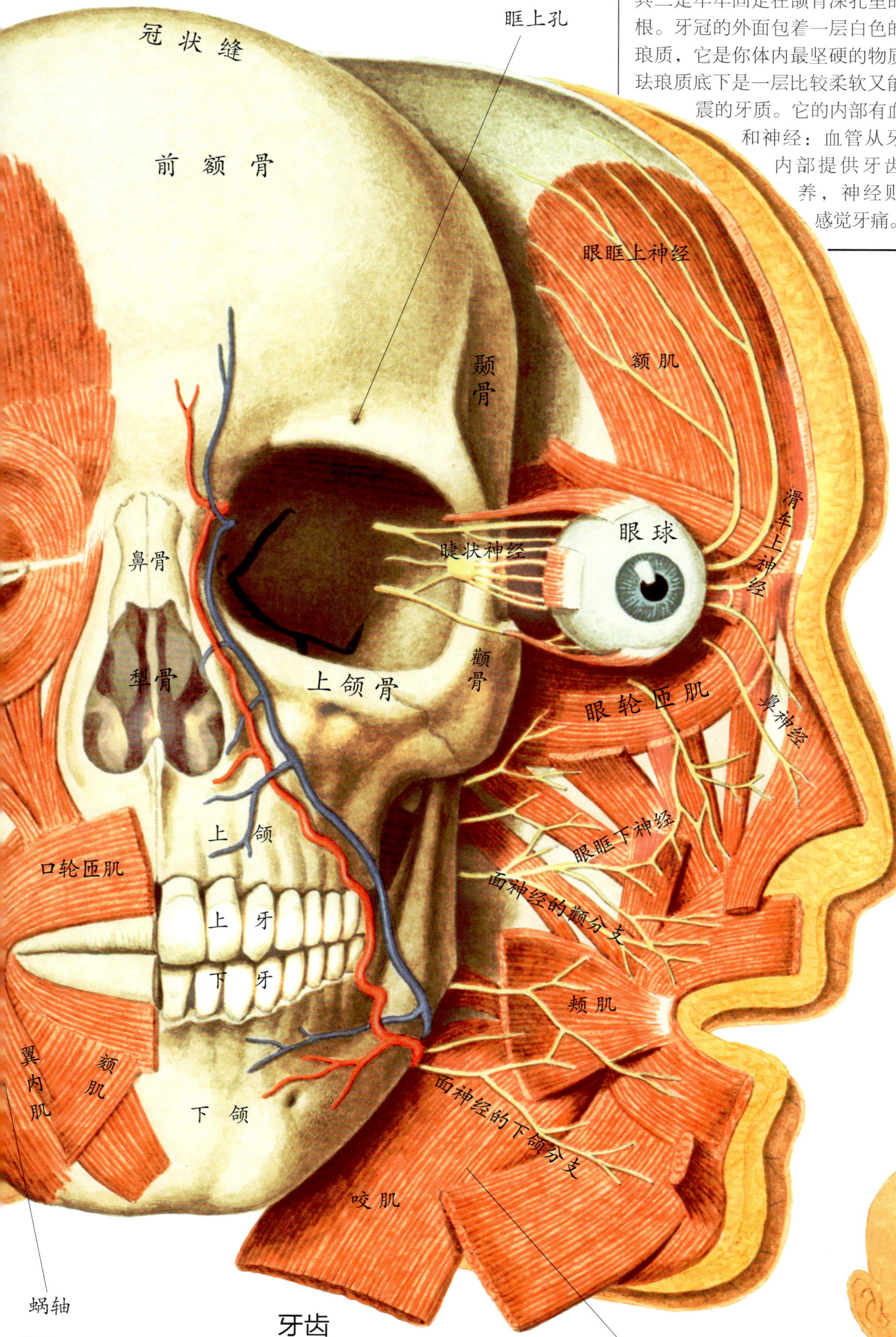

牙的内部结构

每一颗牙齿都由两部分组成，其一是你能看见的部分——牙冠，其二是牢牢固定在颌骨深孔里的牙根。牙冠的外面包着一层白色的珐琅质，它是你体内最坚硬的物质。珐琅质底下是一层比较柔软又能减震的牙质。它的内部有血管和神经：血管从牙的内部提供牙齿营养，神经则能感觉牙痛。

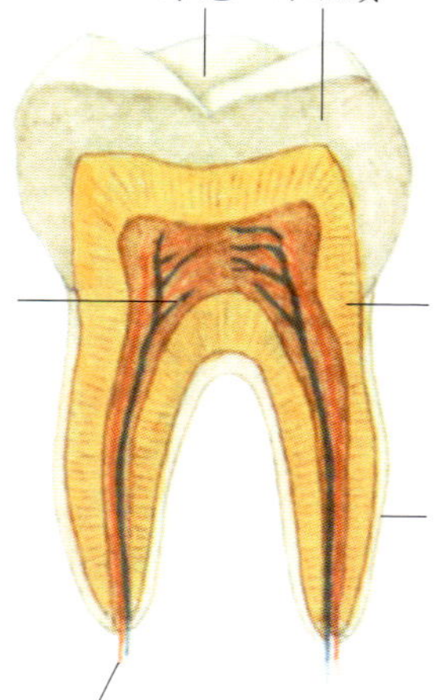

敏感的皮肤

你面部和头皮上的皮肤分布着大量的神经。人的面部非常敏感，即使一只小蚊子在你的面颊上爬你都可以感觉到。然而，有许多你认为“碰触”的感觉其实并没有真正发生，例如感觉风刮在脸上。当风吹动你脸上的毛发时，包围在每根毛发基部的微小敏感神经会觉察出这种移动，并且向脑发出信号，于是产生了碰触的感觉。

丰富的表情

人类的面部大约有30块肌肉负责做出面部表情，因此你可以浅浅地微笑，也可以深皱着眉头。面神经的分支控制着这些肌肉的运动。即使在你面无表情时，这些肌肉也处于工作状态，以便使你保持固定的表情。

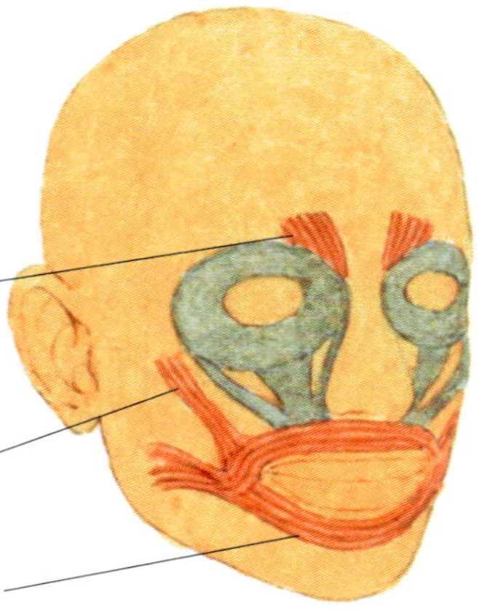

微笑

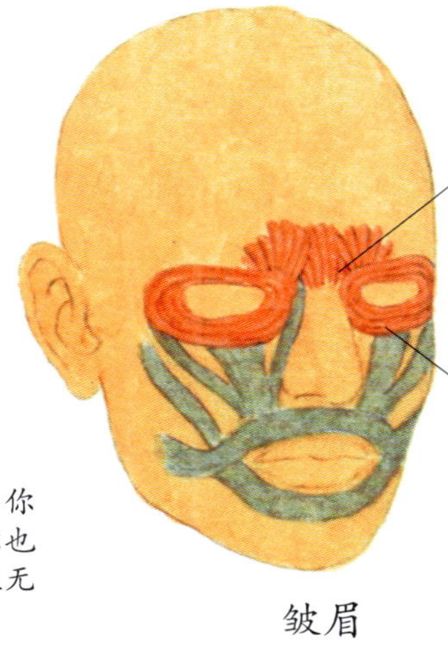

皱眉

嘴角

有6块肌肉聚合在嘴角处。它们的末端与强壮的纤维交织，全部固定在一个叫作蜗轴的肌肉接合点上。

牙齿

在你一生当中，你一共会有两副牙齿。大约到了6岁，你会有一副20颗的乳牙。这些牙齿大约在10年内会全部脱落，然后换上另一副完整的牙齿，这副牙齿共有32颗，叫作恒齿。

口部肌肉

当你启动双唇说话或咀嚼时，你就使用了咬肌和颊肌，同时你也在使用另一条非常柔韧灵活且无人不晓的肌肉——舌肌。

脑

脑是你体内的神经中枢。它控制着大部分身体的活动，并且能收集和储存信息，所以你能思考和学习。

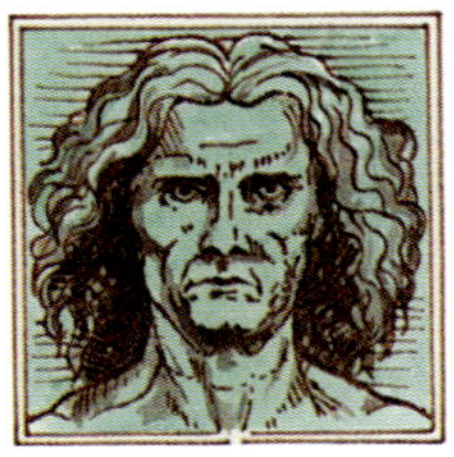

你的脑大约有1.3千克，大约是两个葡萄柚的重量。它很像果冻。它的表面有许多皱褶，比一个大核桃的皱褶还要多。脑藏在头骨上部的脑颅骨内，它在那里受到安全的保护，避免了敲击和震荡带来的冲击。它还受到3层脑膜进一步的保护。它们夹在脑外表面和头骨内表面之间，就像一块3层的三明治。

大脑占去脑部的十分之九。你大部分的思想、感觉和情绪都是由这团皱皱的神经细胞群产生。大脑被分成两个半圆形，我们称为大脑半球。这两个半球借助一座由神经纤维组成的“桥”连接起来，这座桥称为胼胝体。脑部的其余十分之一位于大脑下方，其中包括小脑、脑桥和脑干；它们一起汇合成脊髓的顶部。

脑叶

每个大脑半球都被若干道脑沟分成5个主要区域。它们分别是岛叶、额叶、顶叶（头顶）、颞叶（侧面）和枕叶（后面）。虽然有些功能要靠几个脑叶一起执行，每个脑叶却各有各的功能。

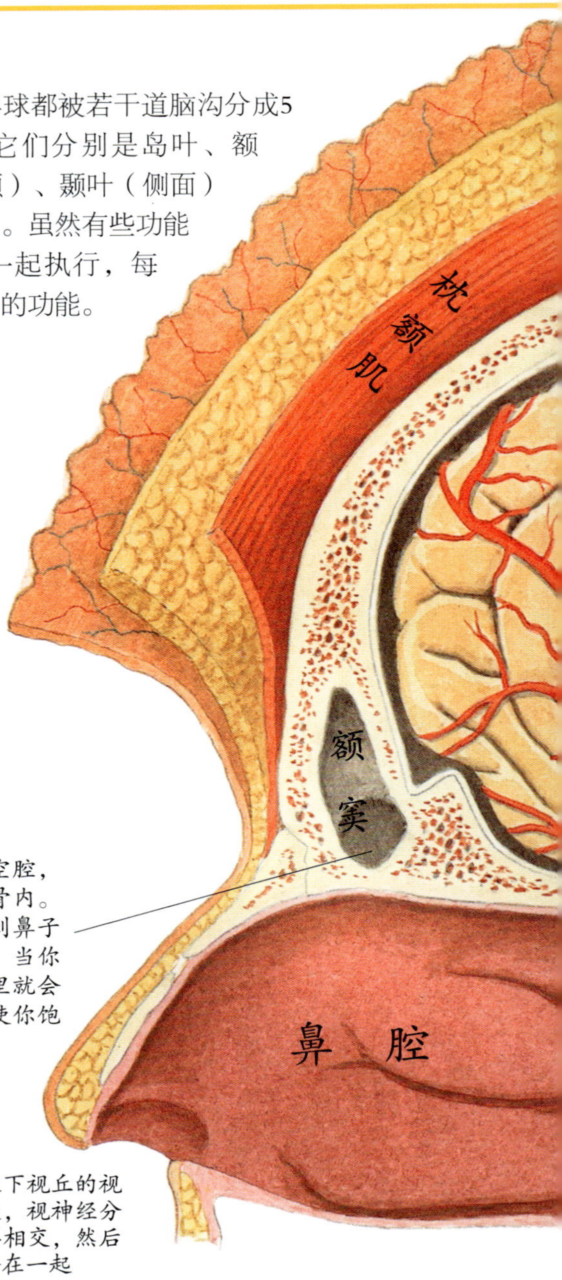

额窦

窦是一些充气的空腔，位置在厚实的头骨内。它们有开口可通到鼻子里的主要通气道。当你感冒时，这些窦里就会充满黏液，并且使你饱受鼻塞之苦。

神经中枢

脑借助延伸到脊髓的神经来发送和接收信息。除此之外，还有12对与脑部直接相连的神经，它们向外分支到头部和颈部。这些成对的神经叫作脑神经。其中第一对脑神经即嗅神经，专门负责嗅觉；第二对脑神经即视神经，从眼部延伸出来，专门负责视觉；第五对脑神经即三叉神经，有分支延伸到面部、头皮、鼻、嘴和牙齿。

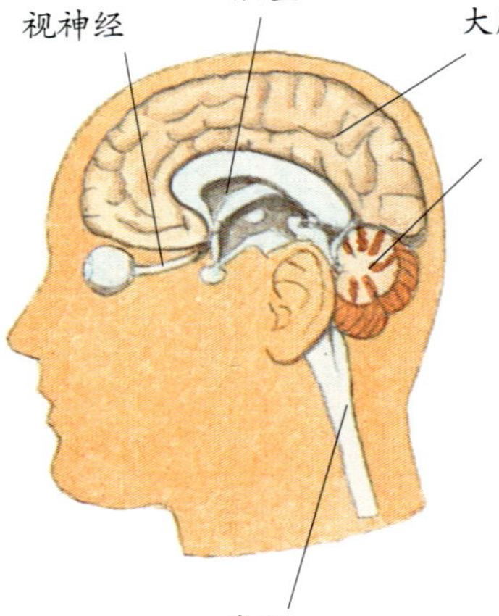

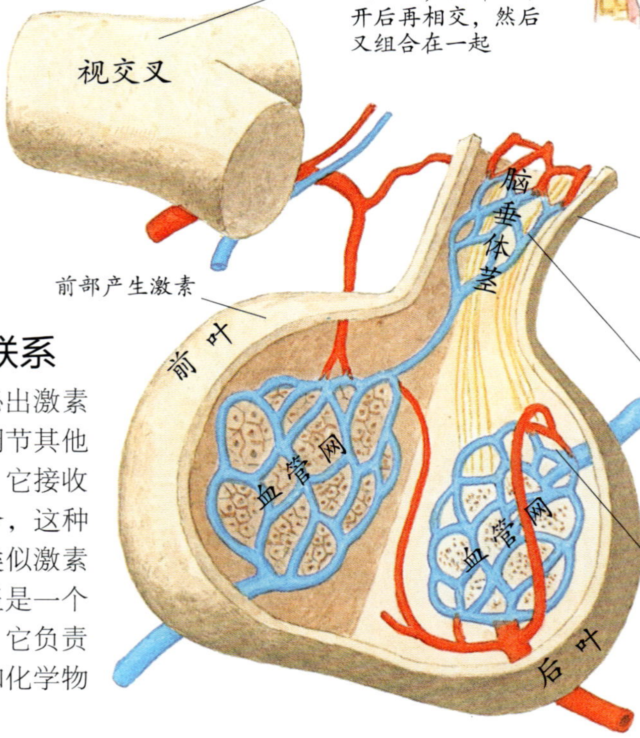

神经与激素的联系

脑垂体能够分泌出激素来控制生长，并且调节其他腺体和器官的活动。它接收从下视丘发出的指令，这种指令的形式是一种类似激素的化学物质。下视丘是一个糖块大小的神经网，它负责监控体内各种激素和化学物质的分泌程度。

灰质

当你在想事情时，你用的就是大脑半球的外层部分，即大脑皮质。大脑皮质还会分析身体感官送来的信号。皮质是一层厚0.3厘米的灰质层，它是由神经细胞体与和它彼此交织的较短突起共同组成。在灰质的下面是白质。白质大部分是由长纤维束组成，这种长纤维束能把脑的各个部分互相连接起来。

脑横切面的电子扫描图

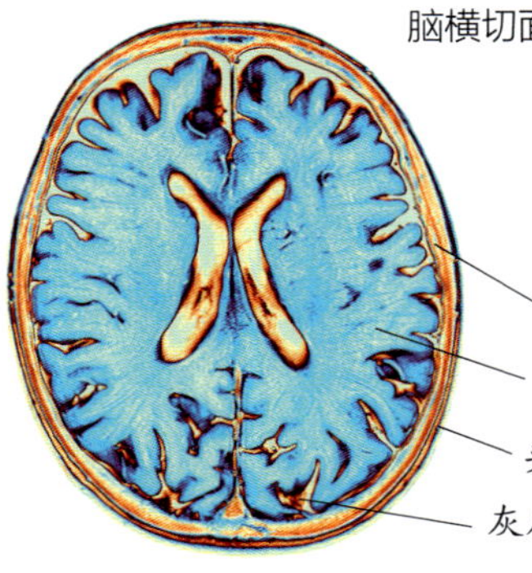

脑部地图

从外表来看，两个大脑半球几乎相同。但实际上，脑部分成若干不同的区域或中枢，每个区域都有特定的工作：感觉中枢从你的感觉器官接收神经信号；运动中枢把神经信号送到你身体各部位的肌肉。人体主要的运动中枢又分布不同的部位，分别控制你的舌、唇、面部、手指和身体其他部位。

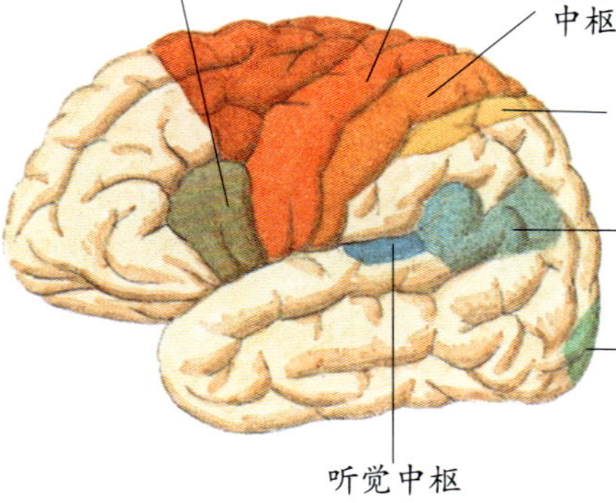

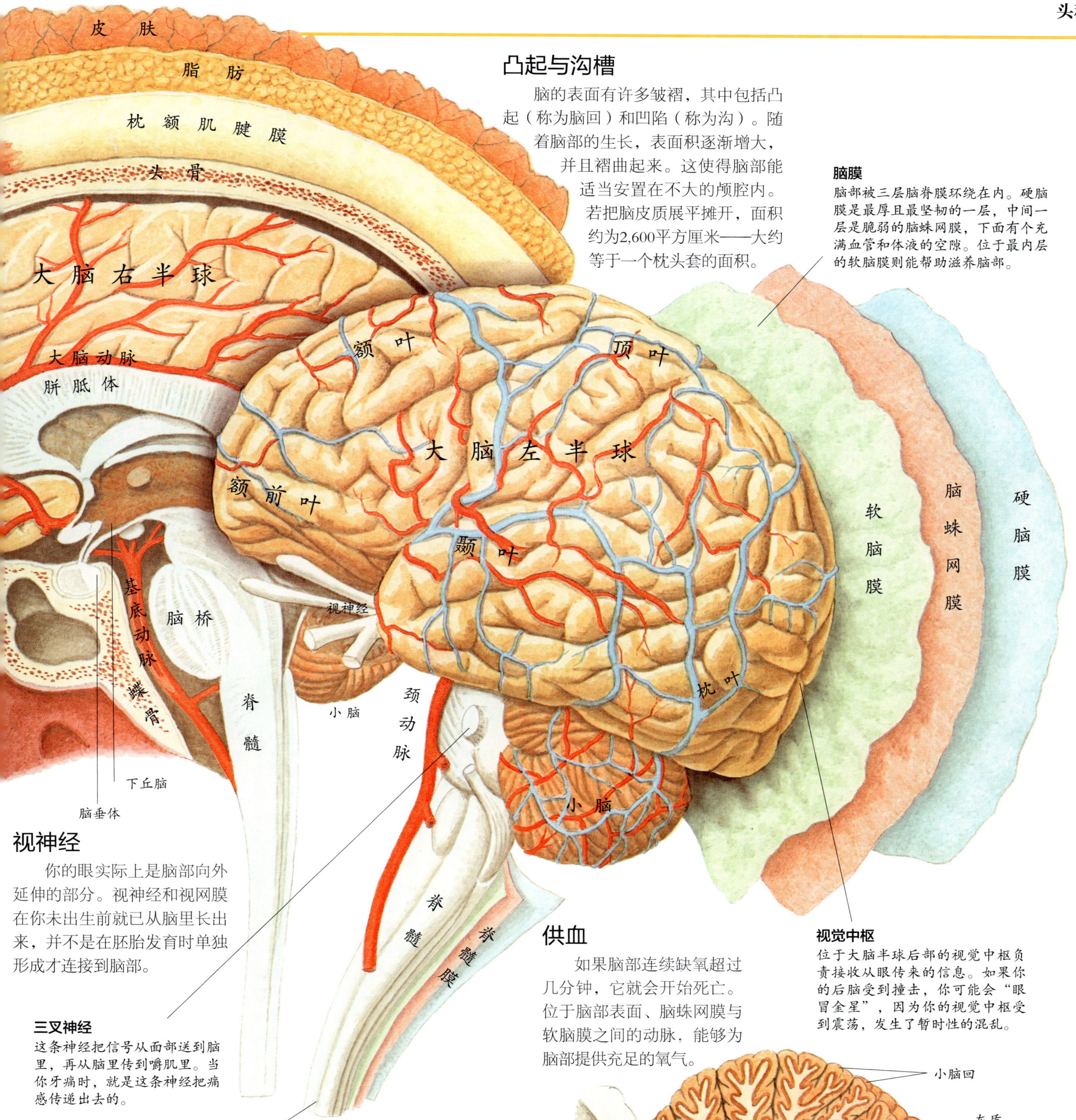

凸起与沟槽

脑的表面有许多皱褶，其中包括凸起（称为脑回）和凹陷（称为沟）。随着脑部的生长，表面积逐渐增大，并且褶曲起来。这使得脑部能适当安置在不大的颅腔内。若把脑皮质展平摊开，面积约为2,600平方厘米——大约等于一个枕头套的面积。

脑膜

脑部被三层脑脊膜环绕在内。硬脑膜是最厚且最坚韧的一层，中间一层是脆弱的脑蛛网膜，下面有个充满血管和体液的空隙。位于最内层的软脑膜则能帮助滋养脑部。

视神经

你的眼实际上是脑部向外延伸的部分。视神经和视网膜在你未出生前就已从脑里长出来，并不是在胚胎发育时单独形成才连接到脑部。

三叉神经

这条神经把信号从面部送到脑里，再从脑里传到嚼肌里。当你牙痛时，就是这条神经把痛感传递出去的。

供血

如果脑部连续缺氧超过几分钟，它就会开始死亡。位于脑部表面、脑蛛网膜与软脑膜之间的动脉，能够为脑部提供充足的氧气。

视觉中枢

位于大脑半球后部的视觉中枢负责接收从眼传来的信息。如果你的后脑受到撞击，你可能会“眼冒金星”，因为你的视觉中枢受到震荡，发生了暂时性的混乱。

脊髓的联系

脑部通过脑干与脊髓连接。脑干负责反射作用，例如打喷嚏和吞咽等。它也调节日常的生理功能，例如心跳速率和呼吸等。由于这些都是维持生命的基本功能，如果后脑受到攻击并致使脑干受损，那就会一击致命。在脑干的上方是脑桥，它把脑的各个部位联系起来，并作为它们的转接站。脑桥的拉丁学名就是桥梁的意思。

小脑

小脑位于脑后部的下方，通过脑干与脑的中央部位联系。它像大脑一样，外面覆盖着一层灰质，中心是白质。它包含一个巨大的神经网，主要用来管理肌肉的协调。在你学习骑自行车或弹钢琴时，你的小脑就在学习如何控制那几十条相关的肌肉。不久之后，你就能够不假思索地做出这些动作。

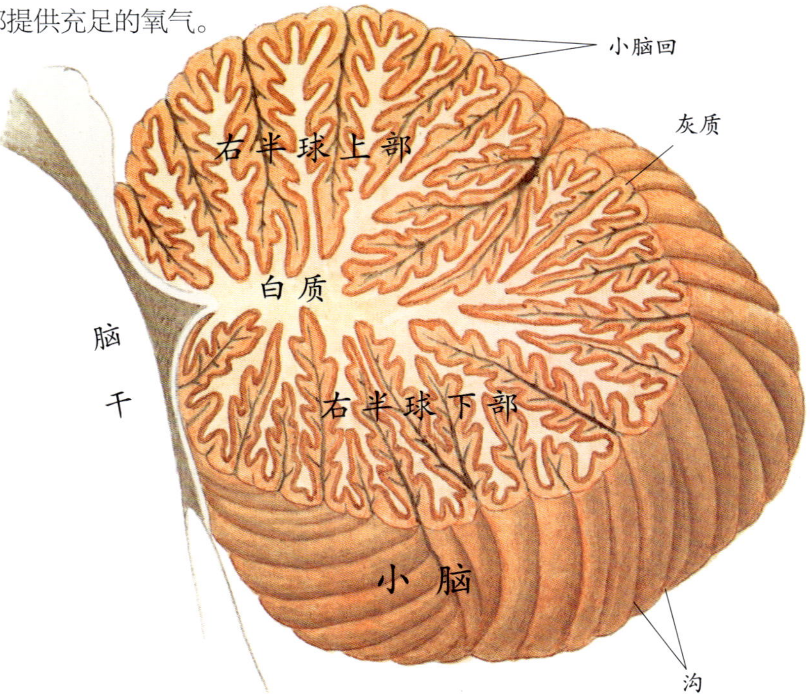

眼

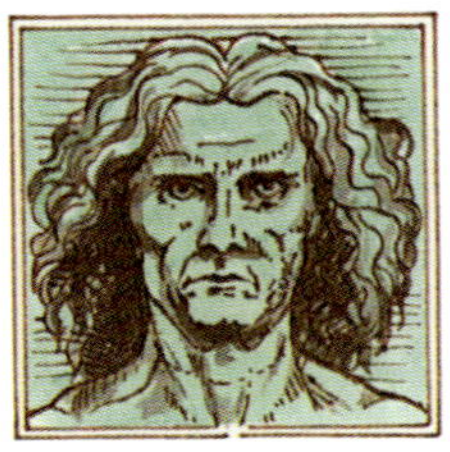

眼是一对很精巧的器官，每一只约有2.5厘米宽，里面充满透明的胶状物。你的头骨上有两个深窝——眼窝，它们能保护眼球，避免眼球受到伤害。眼只有前面部分裸露，能让你看得见东西。眼的前面部分被眼睑保护着，眼睑是可以迅速闭合的皮肤褶。

你每眨一次眼，泪液就会把眼球裸露的表面清洗一次。结膜是一层湿润、透明的膜，对眼有润滑的作用。巩膜是一层坚韧的白色皮肤，覆盖着其余大部分的眼球。巩膜里面的是脉络膜，这层网膜布满血管，主要提供眼里其他各层网膜所需的养分。脉络膜再往里面一层是视网膜，整个视网膜约有700万个视锥细胞和0.75亿~1.2亿个视杆细胞，这些细胞能收集光线和映象，为你呈现看到的外界物象。

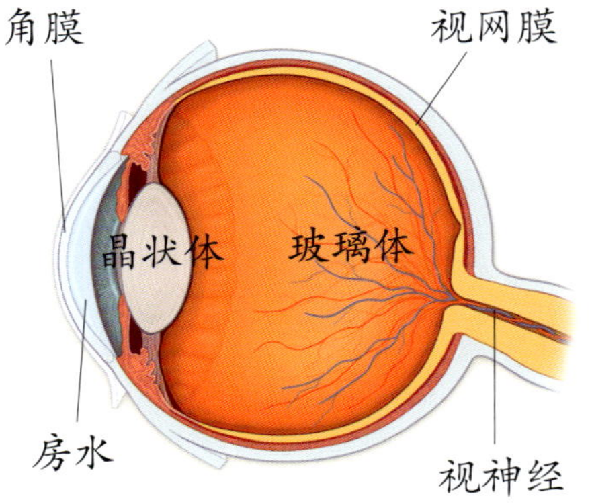

向左看

这个剖面图中，左边的是晶状体，右边的是视神经。视网膜是一层极度纤薄的膜，能感受到光线。玻璃体是一层透明的淡黄色胶状物，它可以让光线通过，然后落到视网膜上。

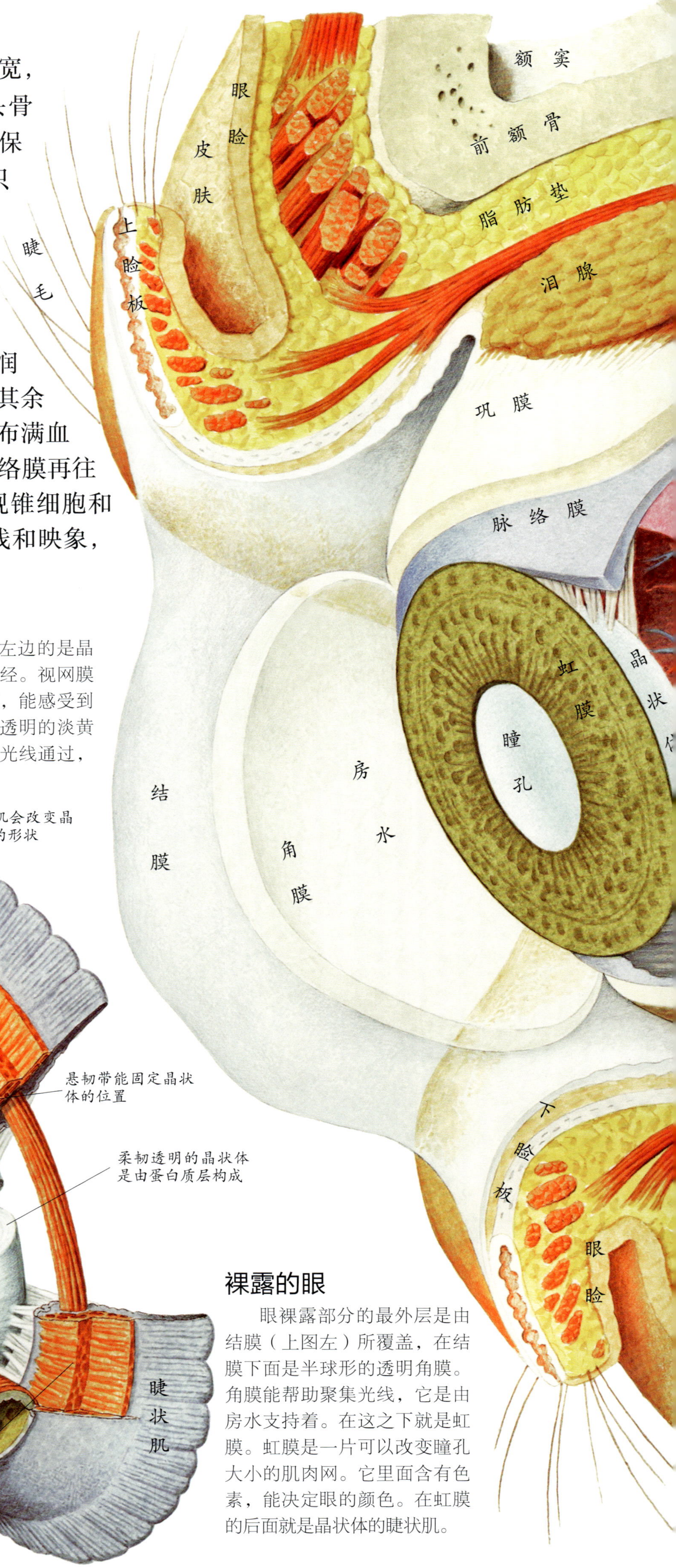

瞳孔

虹膜中央的圆孔叫作瞳孔。在昏暗的光线下，瞳孔会扩大，让更多的光线进入你的眼，所以你能看得见；在明亮的光线下，它就会缩小，以便保护你眼底的神经细胞。当医生使用一种叫作检眼镜的仪器，他就能透视你的瞳孔，并且看见血管交错的视网膜和视神经盘。视神经盘是视神经离开眼球的地方。它也被称为盲点，因为这里没有视神经细胞。

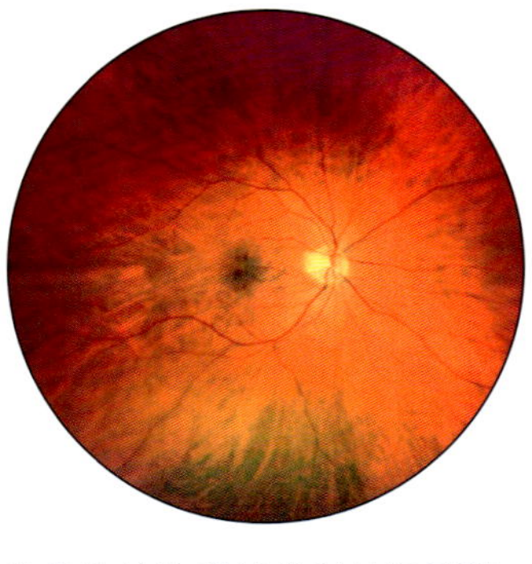

这是透过检眼镜看到的视网膜。

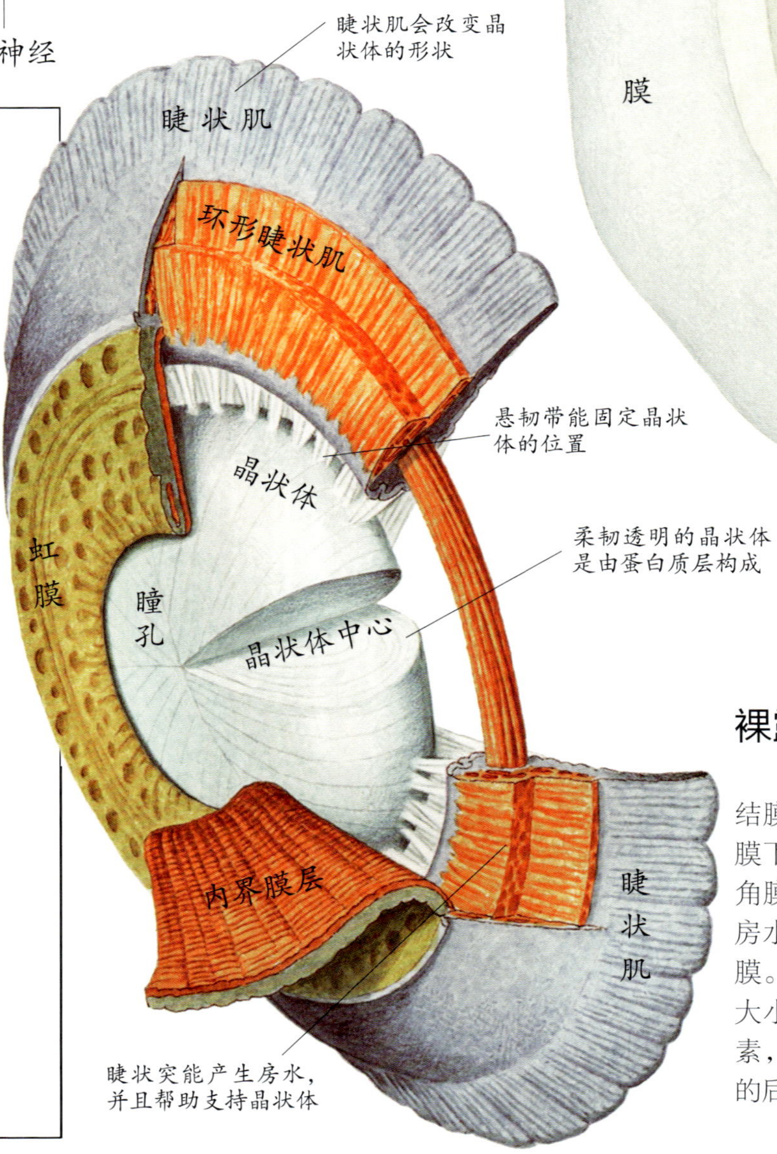

裸露的眼

眼裸露部分的最外层是由结膜（上图左）所覆盖，在结膜下面是半球形的透明角膜。角膜能帮助聚集光线，它是由房水支持着。在这之下就是虹膜。虹膜是一片可以改变瞳孔大小的肌肉网。它里面含有色素，能决定眼的颜色。在虹膜的后面就是晶状体的睫状肌。

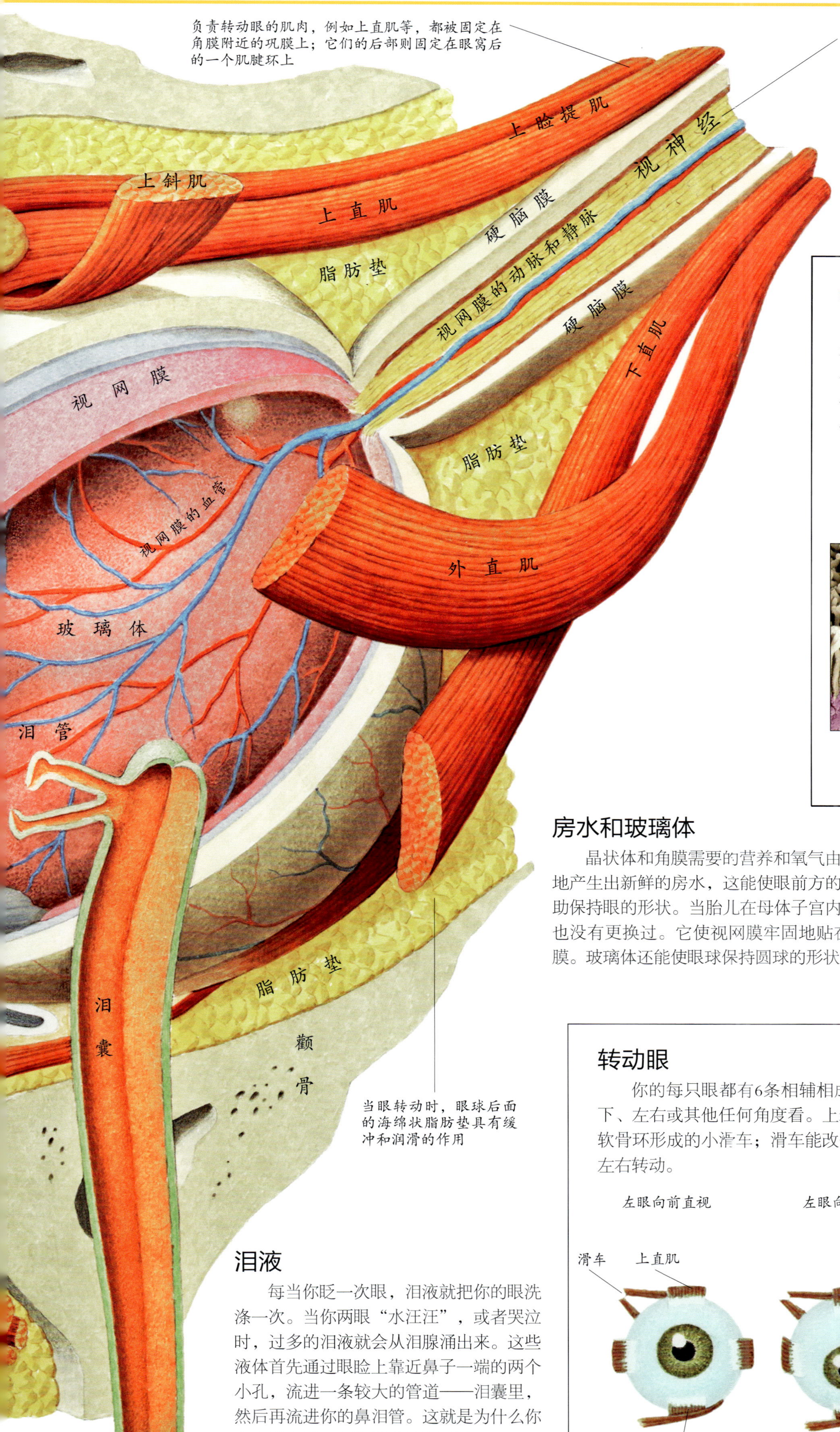

视神经

落在视网膜上的影像是上下颠倒的。接着影像被转换成神经信号，沿着视神经传达出去；视神经把这些信号带到了视交叉——这是位于脑部中央的一个转接点，然后传到脑后部的视觉中枢。在视觉中枢，影像又被倒转回来，形成你看到的样子。

视杆细胞和视锥细胞

感觉光线的神经细胞都因其形状而得名。视杆细胞专在弱光中运作，可以看见黑和白。视锥细胞提供彩色视觉，但是只有在亮光下才会起作用。

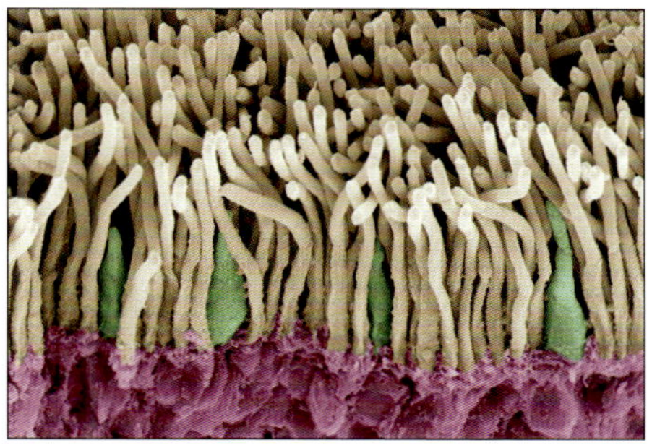

房水和玻璃体

晶状体和角膜需要的营养和氧气由房水提供，虹膜下面的睫状突则不断地产生出新鲜的房水，这能使眼前方的内部压力维持在适当的水平，并且协助保持眼的形状。当胎儿在母体子宫内发育时，玻璃体就已经形成，而且再也没有更换过。它使视网膜牢固地贴在脉络膜上，并且把光线传送到视网膜。玻璃体还能使眼球保持圆球的形状。

转动眼

你的每只眼都有6条相辅相成的小肌肉，它们能使你的眼向上下、左右或其他任何角度看。上斜肌是其中的一条，它穿过一个由软骨环形成的小滑车；滑车能改变肌肉牵拉的方向，因此它能使眼左右转动。

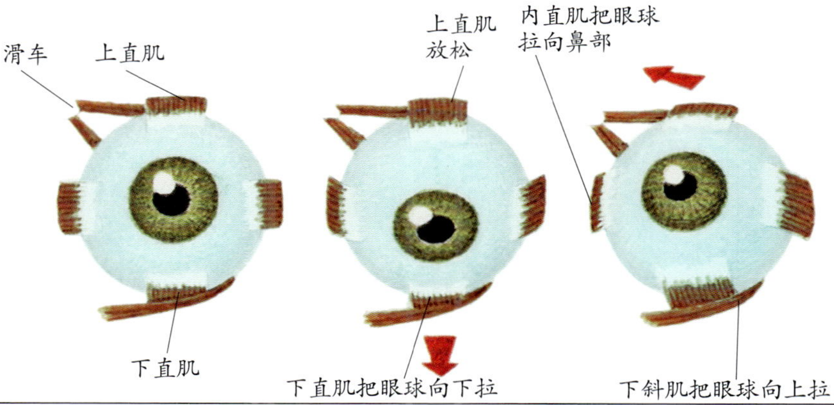

泪液

每当你眨一次眼，泪液就把你的眼洗涤一次。当你两眼“水汪汪”，或者哭泣时，过多的泪液就会从泪腺涌出来。这些液体首先通过眼睑上靠近鼻子一端的两个小孔，流进一条较大的管道——泪囊里，然后再流进你的鼻泪管。这就是为什么你在大哭之后一定要擤鼻涕的原因。

耳的内部

从轻柔的耳语到嘈杂的爆裂声，从低沉的轰隆声到刺耳的尖叫，你的耳能听到的声音范围很广。你的耳和脑共同为你提供听觉。耳首先把声波转换成电流的神经脉冲，再迅速地传到脑里进行解释。耳还能帮助你保持平衡，因为它会向你的脑报告哪一个部位朝上。我们通常说的“耳朵”是指位于头两侧的拱形皮瓣（即耳廓），它们听不见声音，只能捕捉声波，把声波汇集到一个“S”形管道——外耳道里。

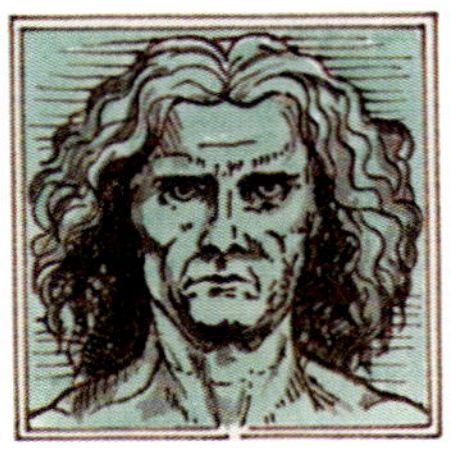

外耳道一直通到头骨深处，声波到达那里产生听觉。把声波转换成电脉冲的地方是一个充满液体的螺旋状结构——耳蜗。耳蜗大约只有你拇指指甲的大小，形状就像一只小蜗牛。与耳蜗相连的是3个“C”形管，它们能帮助你保持平衡。

耳的构造

耳包括三个主要部分（如右图所示），分别是外耳、中耳和内耳。外耳是由头外面的耳廓（郭）及耳道组成。耳道一直延伸到中耳，是个包含3块听小骨的小腔。紧接着听小骨的是内耳结构，即耳蜗和半规管。

助听

耳廓又叫作耳郭或耳壳，它弯曲的耳缘——外耳轮和对耳轮，对于声音的收集很有帮助。从前听力不好的人有时会使用一种喇叭状的助听器，这种仪器可以汇集比较多的声波，并且把它们集中到耳道里。

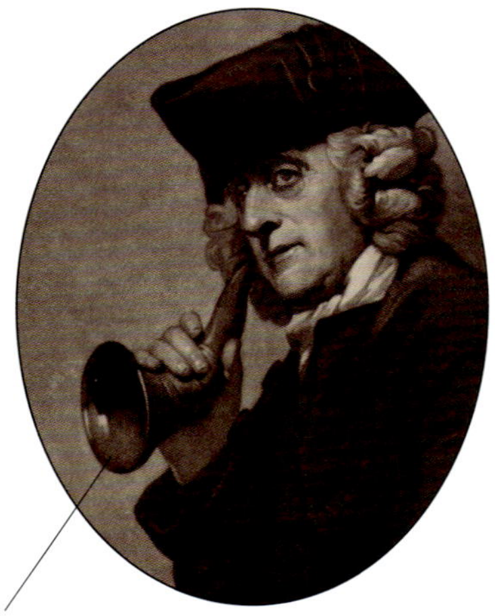

外耳道

外耳中央的孔是外耳道入口。声波在传到耳鼓之前，必须经过这条长约2.5厘米的通道。

耳垢

耳垢就是所谓的耳屎，它是由耳道周围皮肤上的腺体分泌。这种耳垢能与耳道内的纤毛共同合作，把脏东西和灰尘阻挡在脆弱的耳鼓之外。

空气—固体—液体

声音以震动空气分子的波浪形式传到你的耳部。当这种震动冲击耳鼓时，耳鼓的运动就会促使中耳内3块相连的听小骨也震动起来。第3块听小骨接着再把这些震动传给内耳耳蜗里的液体。这个过程叫作空气传导。

有些声音，比如你自己的声音，则是通过你的头骨传到内耳。这个过程叫作骨传导。当你从录音机里听到自己的声音时，你可能会觉得那不像你的声音，并且很陌生。这是因为，录音机的声音是通过空气传到你的耳里。

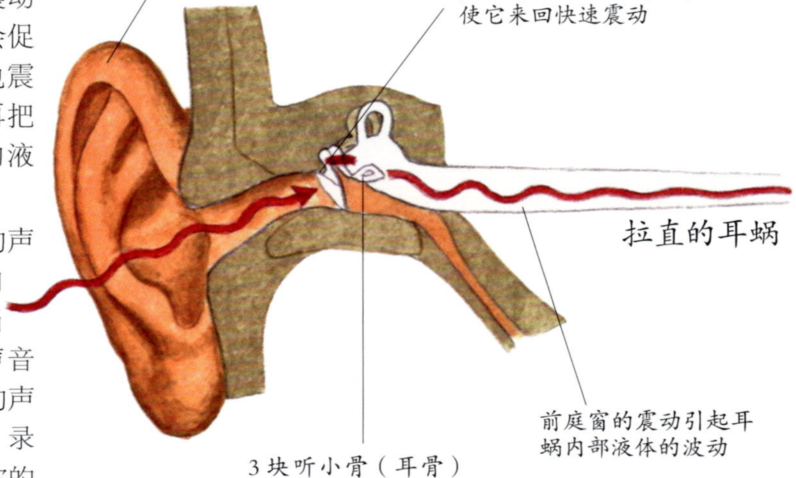

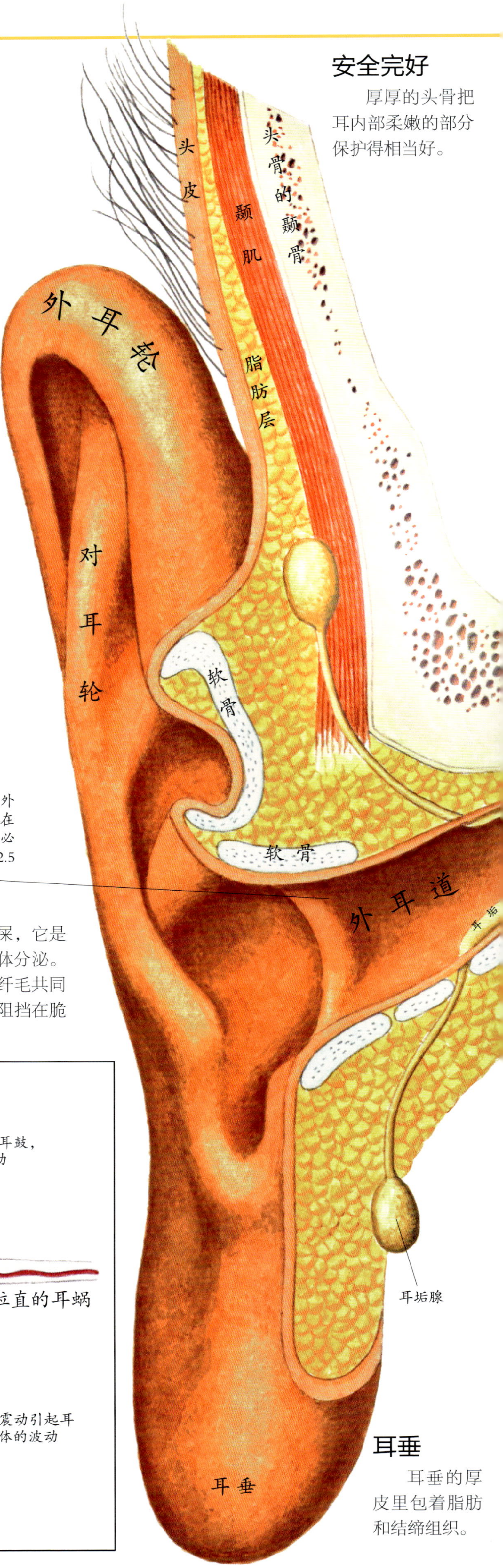

安全完好

厚厚的头骨把耳内部柔嫩的部分保护得相当好。

耳垂

耳垂的厚皮里包着脂肪和结缔组织。

骨迷路

内耳的主要部分是半规管、前庭和耳蜗，它们位于头骨内的一个孔里，称为骨迷路，这个孔与内耳结构搭配得恰到好处。骨迷路里大部分充满一种叫作外淋巴的液体，它的化学成分类似脑和脊髓里的脑脊髓液。外淋巴液中，另外还有一组被膜分隔开的腔室，它们与骨迷路相似，但是比骨迷路要小许多，这就是膜迷路。膜迷路中充满另一种液体——内淋巴，与外淋巴液不同。

壶腹

壶腹是半规管末端的一个胀囊。每个壶腹里面都有纤毛，它们被包在一种叫作壶腹帽的胶质团内。当你的头倾斜或转动时，半规管里的液体就会转动摇晃壶腹帽，使纤毛摆动，纤毛根部的神经纤维再把这种摆动转变为神经信号，送到脑部。

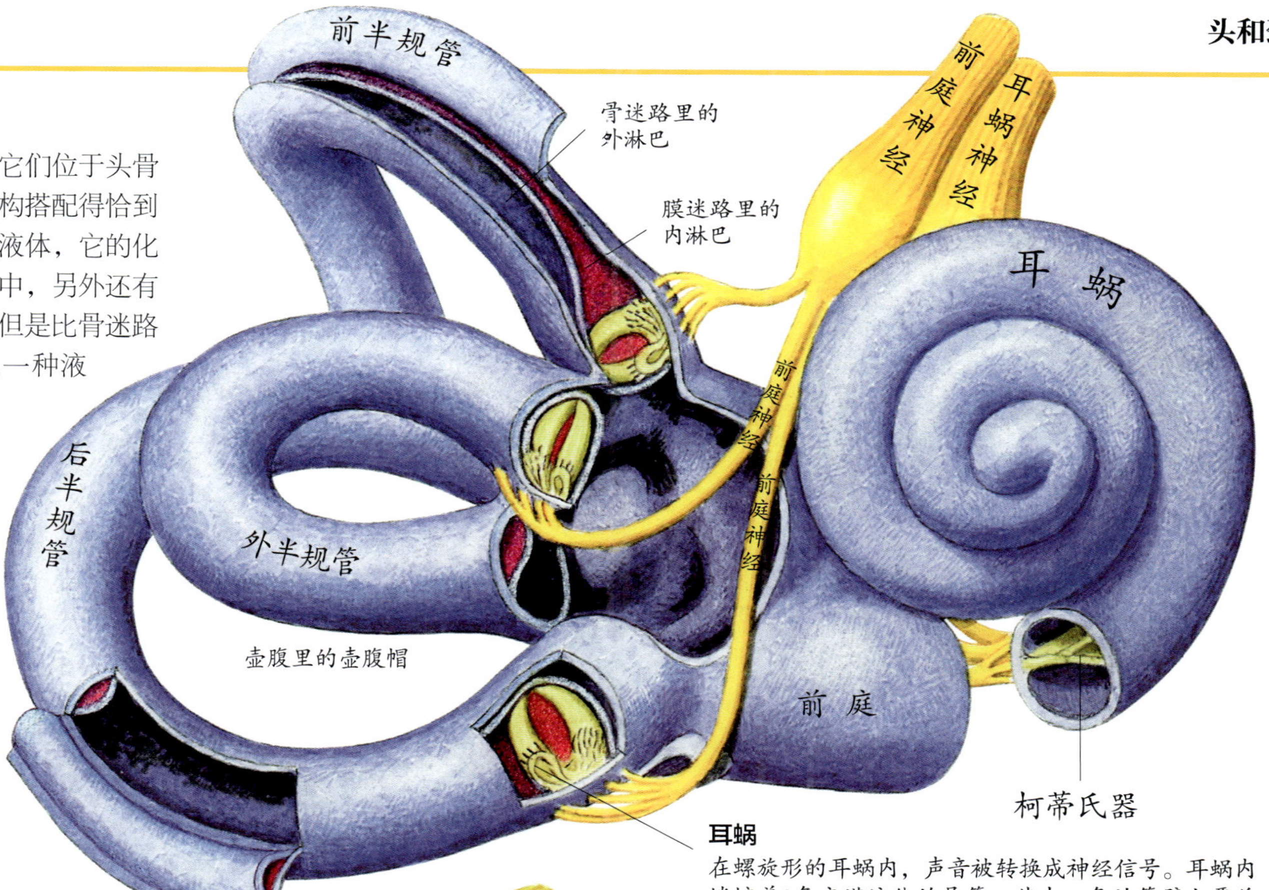

耳蜗
在螺旋形的耳蜗内，声音被转换成神经信号。耳蜗内蜷蜿着3条充满液体的导管。其中一条的管壁上覆盖着成千上万的微细纤毛。这些纤毛构成了柯蒂氏器。声音震动了管里的液体，进而使纤毛摆动，这时纤毛所附着的细胞就会向脑的颞叶发送神经信号。这些信号就在颞叶里被解译为声音。

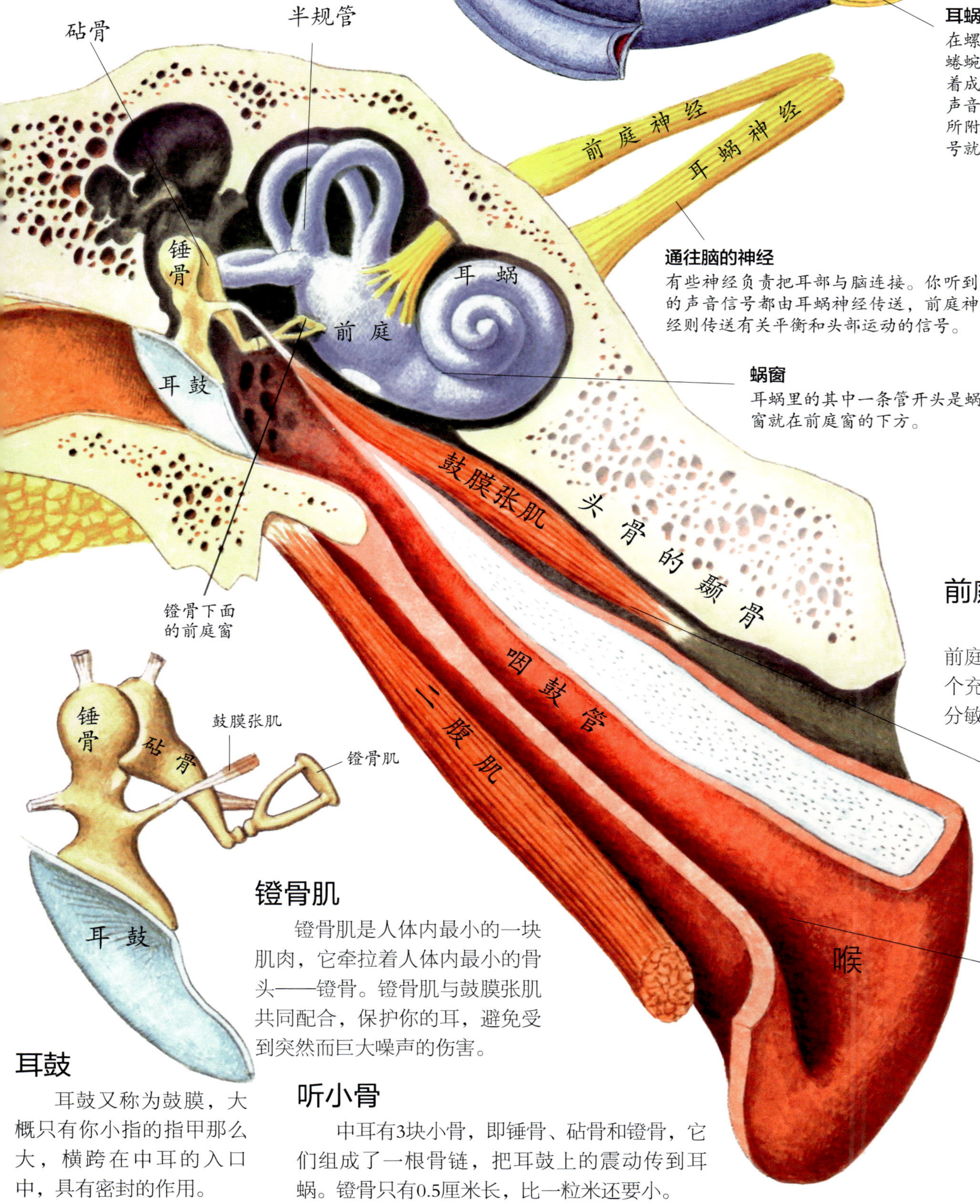

通往脑的神经
有些神经负责把耳部与脑连接。你听到的声音信号都由耳蜗神经传送，前庭神经则传送有关平衡和头部运动的信号。

蜗窗
耳蜗里的其中一条管开头是蜗窗。蜗窗就在前庭窗的下方。

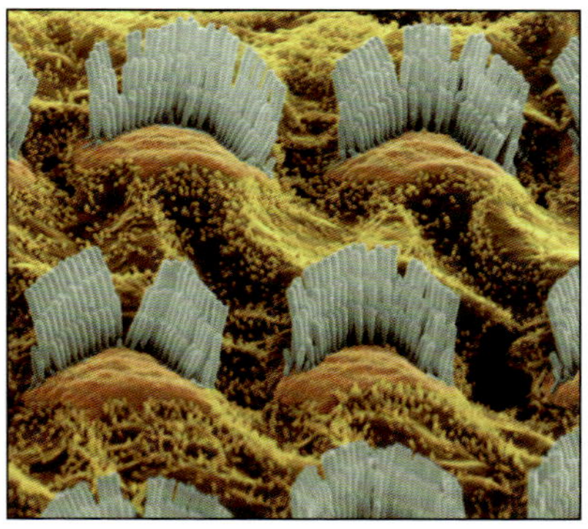

这是一张放大1,500倍的相片。相片中的细毛称为实体纤毛，它们位于耳蜗里面，有些聚成“V”形组群，有些则排列成行。

前庭

前庭是一个连接半规管和耳蜗的小腔室，前庭窗和蜗窗都在里面。前庭的骨质壁上有两个充满液体的小囊，里面的纤毛细胞对重力十分敏感。

鼓膜张肌
像喷射机起飞发出的巨大声响一样会在你的耳里引起剧烈的震动，那可能会震破耳鼓或伤害到耳蜗。鼓膜张肌能在刹那收缩，变得十分僵硬，从而减少耳鼓的震荡。

镫骨肌

镫骨肌是人体内最小的一块肌肉，它牵拉着人体内最小的骨头——镫骨。镫骨肌与鼓膜张肌共同配合，保护你的耳，避免受到突然而巨大噪声的伤害。

咽鼓管
咽喉经由咽鼓管与中耳相接。这条导管能够让空气进入中耳腔，进而使耳鼓里外两边的压力保持平衡。当你登上高处时，例如搭乘飞机时，外界的压力就会下降。这时，你中耳里的压力就会大于周围的空气压力。打哈欠或吞咽可以打开你的咽鼓管，使你的耳里发出“啪”的声响，你中耳内的压力就可以减轻。

耳鼓

耳鼓又称为鼓膜，大概只有你小指的指甲那么大，横跨在中耳的入口中，具有密封的作用。

听小骨

中耳有3块小骨，即锤骨、砧骨和镫骨，它们组成了一根骨链，把耳鼓上的震动传到耳蜗。镫骨只有0.5厘米长，比一粒米还要小。

颈

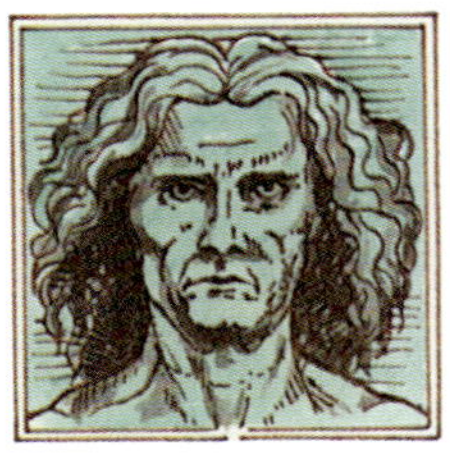

想象一下如果你的脖子永远处在僵硬状态的情形。假如真的如此，你就不能转头环视或探寻声音的来源（除非你转动整个身体），也不能点头表示同意。颈部是支撑头部的支干，它既强韧又灵活，因此能歪斜和扭动头部。在保持头部的稳定或活动颈部时，你依靠的是连接颈部与脊柱、肋骨、胸骨和肩胛骨的肌肉群。

颈部有三组非常重要的管道通过。第一组是脊柱中央的通道，脊柱里装着人体的主要神经——脊髓；第二组是气管，它是气体进出肺部的通道；第三组是食道，当你吞咽的时候，嘴中嚼碎的食物就会进入食道里，然后经过胸部到胃脏。这三组管道都很柔软，而且具有延展性，当你移动脖子时，它们可以轻易地弯曲。此外，颈部还有许多血管、神经和淋巴管。颈部是人体内许多重要器官、神经和血管的集中处，因此很自然成为敌人和刽子手的攻击目标，绞刑架和断头台便是其中的例证。

枕骨大孔

从下往上看头骨，你会看到一个大孔，这就是枕骨大孔。脊髓穿过这个大孔，与脑的基部相连。

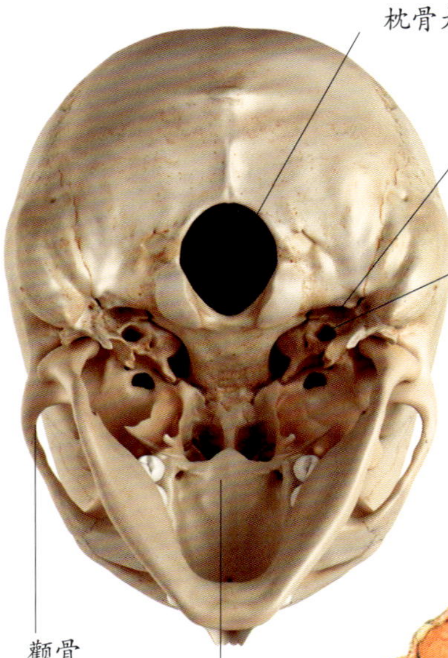

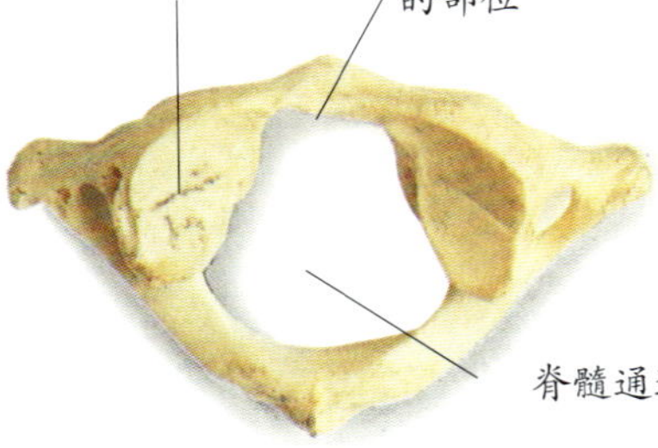

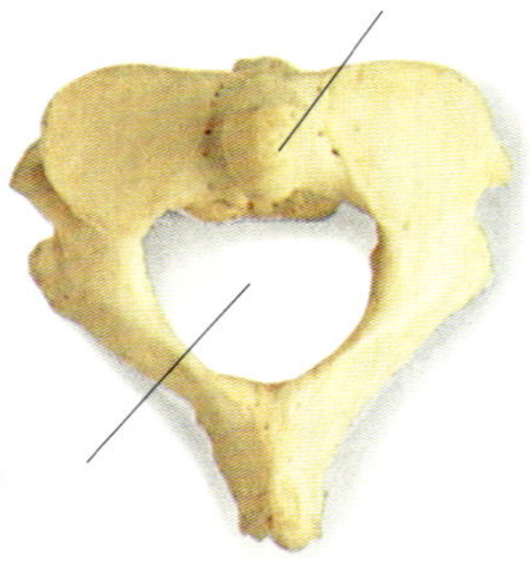

寰椎

这块骨头在脊柱的顶部，比其他椎骨更像环状。它两侧滑动的关节使头部能仰起和低下。

枢椎

枢椎紧接在寰椎的下面，有一个扣进寰椎齿突凹的栓状齿突。这种栓环系统使头部能够转动。

颈肌

每对颈肌牵动头骨的方式都不同。当你往上看时，你颈部后的垂直肌肉就会收缩；当你朝下看时，颈前肌群也会收缩。其他的颈肌则斜向地绕着颈部。它们拉动你的头骨，使你能扭动头部；在此同时，它们的拮抗肌（每对肌肉的另一条）会收缩，因此你的面部才能不动，并且保持平视，不会歪斜。单说摇头这个简单的动作，就得要几十块肌肉共同合作。

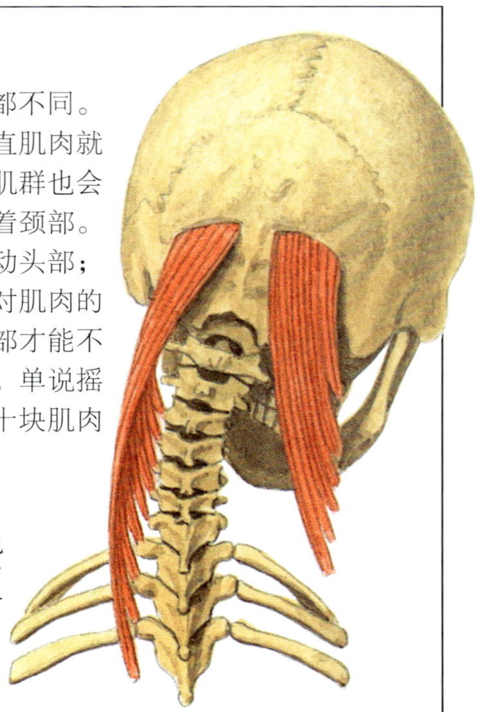

这里所显示的两条头夹肌，是把头骨基部与脊柱连接起来的肌肉群中的一组。它们能使你的头部转动，并且让你的头左右歪斜。

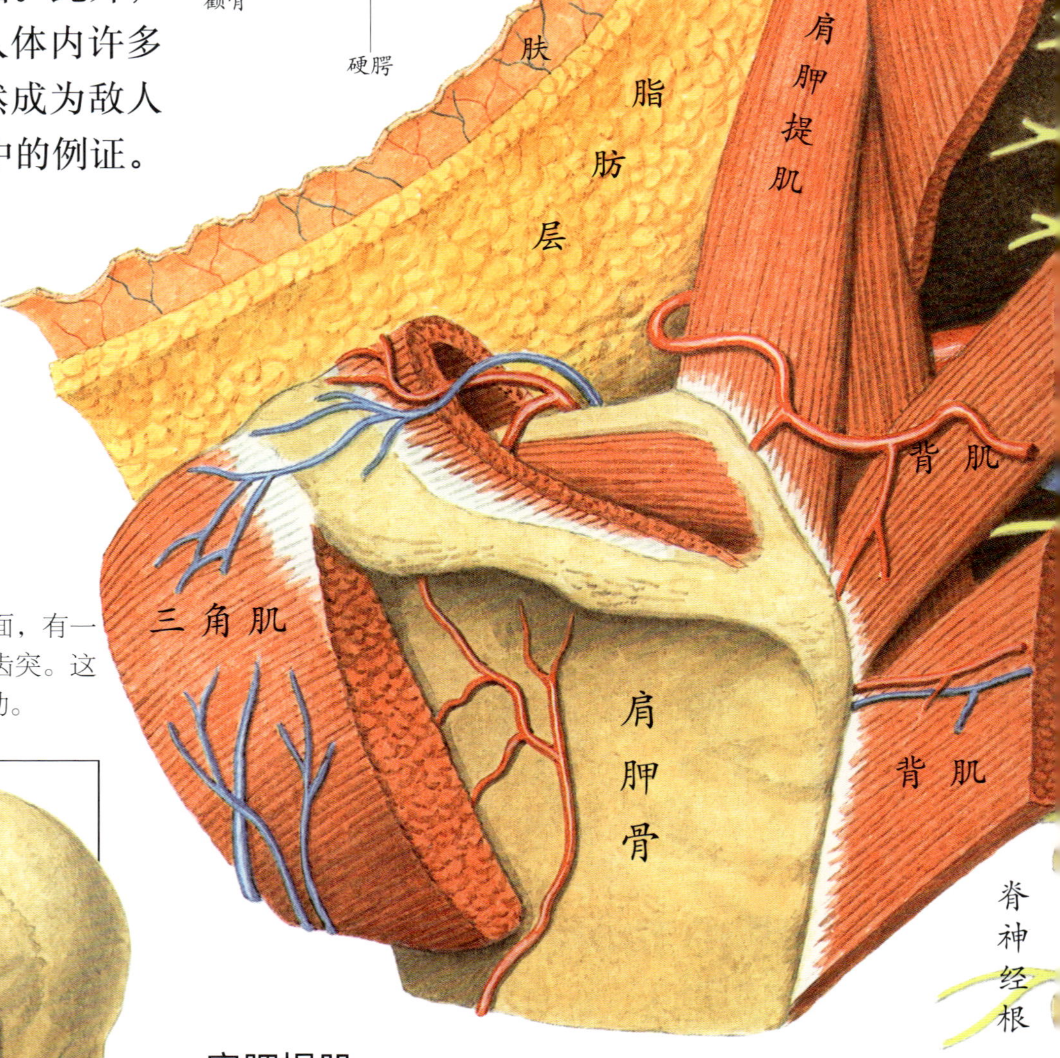

肩胛提肌

这块长肌肉固定在寰椎、枢椎上，以及下方的肩胛骨的上方。当你的肩膀承受着重量时，肩胛提肌（即提起肩胛骨的肌肉之意）就会绷紧，变得又硬又僵。

脊神经

从椎骨内的脊髓延伸出来了31对脊神经。伸到上肢的神经网络便是由脊髓顶端的一个膨大部所发出。这个膨大部叫作颈膨大部。

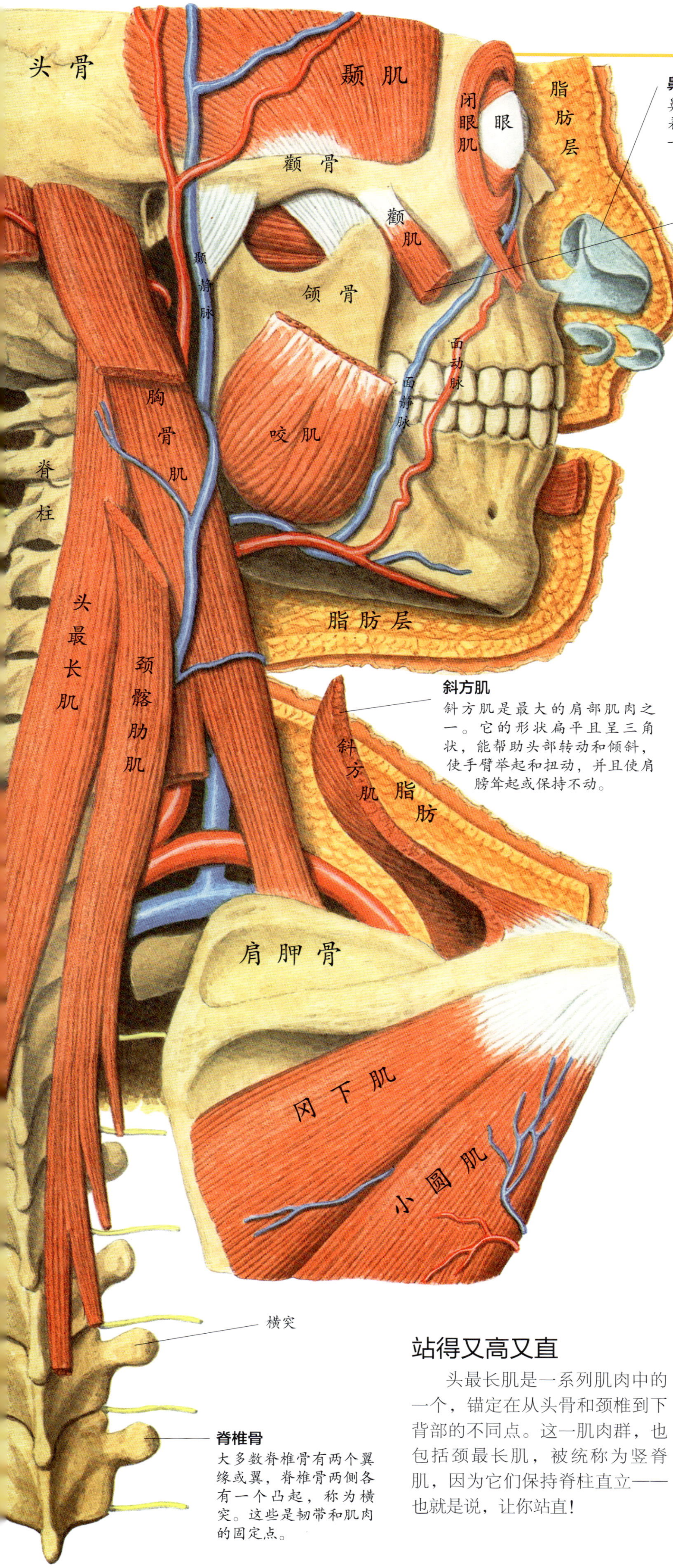

鼻软骨
鼻子的前部并没有骨头，它由9块软骨构成的框架支持着。这9块软骨互相连接，与头骨也连接在一起。其中一块称作鼻中隔软骨，它把鼻孔一分为二。

颧肌
颧是“脸颊”的别名。颧肌又称脸颊肌。你若要微笑，就必须使用颧肌。它把你的嘴角与颧骨连在一起；在其他肌肉的配合下，它向上拉开你的双唇，你便露齿而笑了。

斜方肌
斜方肌是最大的肩部肌肉之一。它的形状扁平且呈三角状，能帮助头部转动和倾斜，使手臂举起和扭动，并且使肩膀耸起或保持不动。

横突

脊椎骨
大多数脊椎骨有两个翼缘或翼，脊椎骨两侧各有一个凸起，称为横突。这些是韧带和肌肉的固定点。

站得又高又直

头最长肌是一系列肌肉中的一个，锚定在从头骨和颈椎到下背部的不同点。这一肌肉群，也包括颈最长肌，被统称为竖脊肌，因为它们保持脊柱直立——也就是说，让你站直！

食道和气管

空气能经由鼻和口进入人体，食物则从口进入。口和鼻的通道在舌的后方汇合，构成了咽喉，或称为咽。它们再往下方延伸，又分为食道和气管——食道是食物的通道，气管则是空气的通道，顶端是喉。

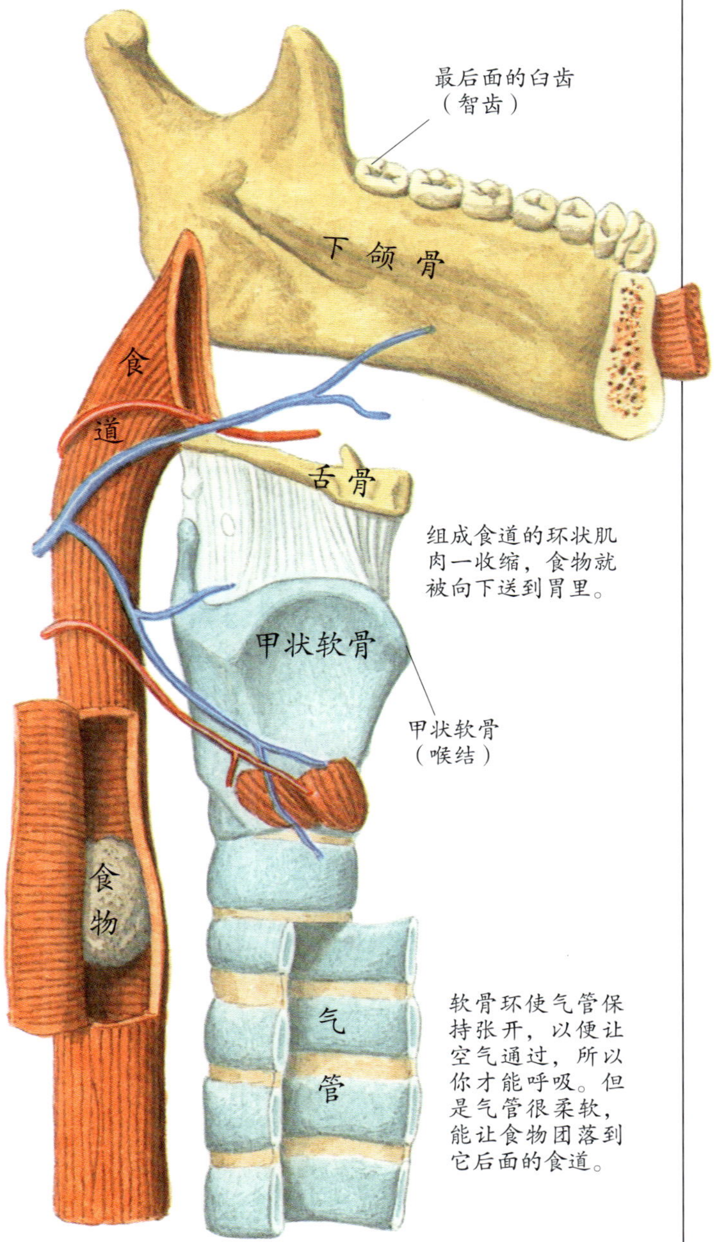

深入食道

在正常情况下，食道会被身体内部的压力挤成扁平状。当你吞咽东西的时候，食道壁内的环状肌肉就会依序收缩。这种波浪状的收缩能把食物或饮料向下推送，速度大约为每秒钟3~5厘米。

当食物进到咽的时候，气管入口处有一块肌肉会阻止食物进入。如果你吃的食物跑进气管，就会有空气自然从气管内冲出，把那些食物咳出。

上躯干

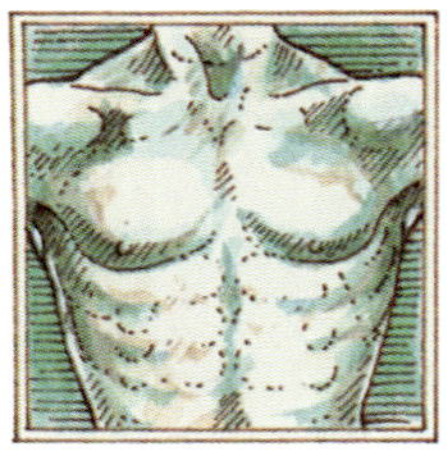

身体的“发电厂”在胸部的胸腔里面，那里有整日不停工作的器官——心脏和肺脏，它们互相配合着，给全身提供含氧量丰富的新鲜血液。宽阔扁平的肌肉网覆盖着肋骨组成的活动骨架。胸腔包围和保护着海绵状的肺脏和不断跳动的心脏。胸腔本身则由两根大梁般的垂直骨柱支撑着。这两根骨柱，一根是前面的胸骨，另一根是后面的脊柱。肋骨与胸骨和肋骨与椎骨间的关节能改变胸腔的形状，因此当你呼吸的时候，肺脏就可以随胸腔扩张和收缩。

胸部近似圆锥形的部分叫作胸廓，胸以下的部分则叫作腹部。这两部分被位于肺脏正下方的横膈膜隔开。横膈膜形状像是一个倒扣的碗。

胸内部

为了保护胸腔内柔软精巧的器官，你的胸部必须非常结实和强壮，同时在你呼吸的时候，也必须柔韧到足以移动。胸部板状的肌肉层固定在你的锁骨上。当你吸气的时候，它会收缩以提高并扩张胸部；当你呼气的时候，它则会放松。

乳腺

每个人都有乳腺，但是儿童和男性的乳腺并未完全发育，女性的乳腺则在产后变得发达，能够产生乳汁来哺育婴儿。每条乳腺（如右图所示）大约有20片圆叶，由疏松的结缔组织连在一起。每一片圆叶上又有许多能制造乳汁的小叶。细窄的乳管就把乳汁输送到乳头上的小孔。

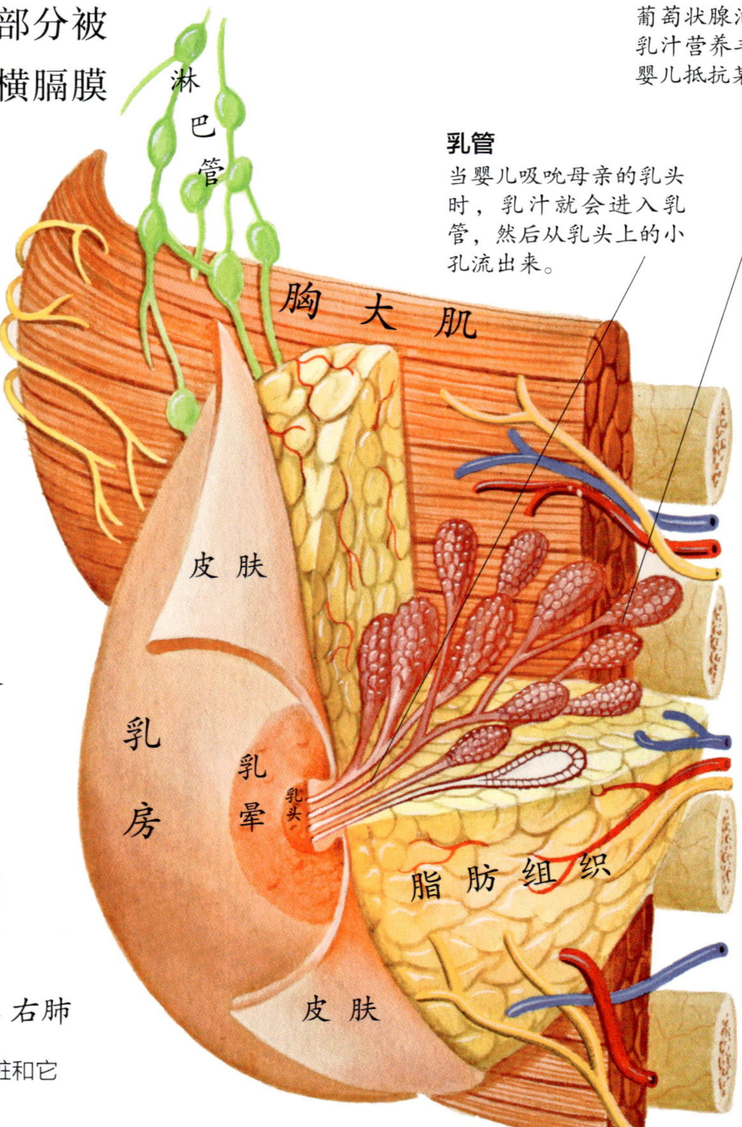

腺泡
葡萄状腺泡串所产生的乳汁营养丰富，能保护婴儿抵抗某些疾病。

乳管
当婴儿吸吮母亲的乳头时，乳汁就会进入乳管，然后从乳头上的小孔流出来。

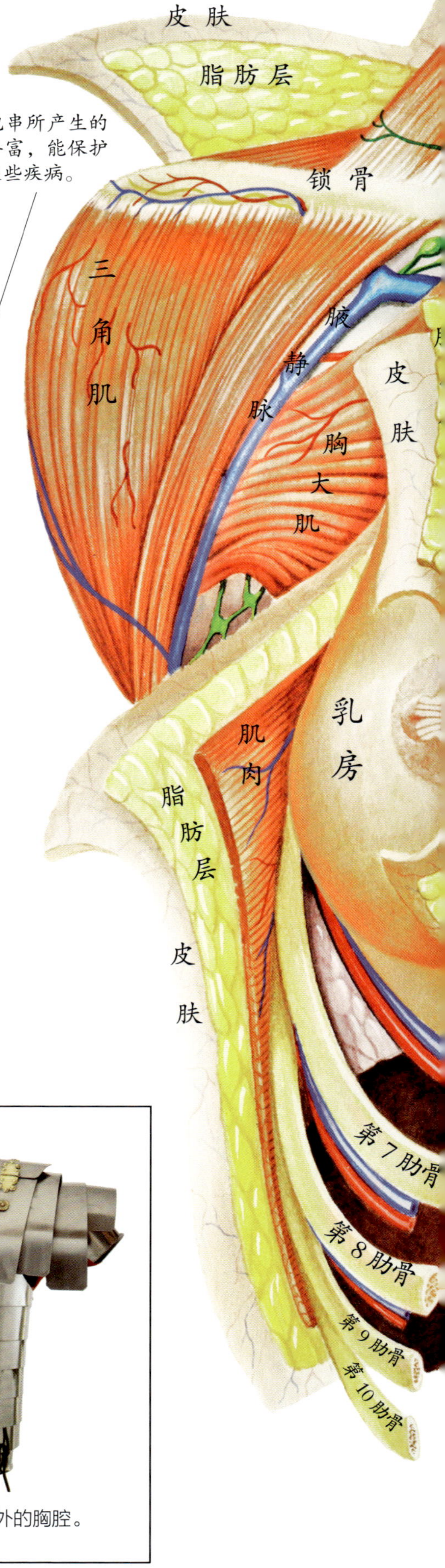

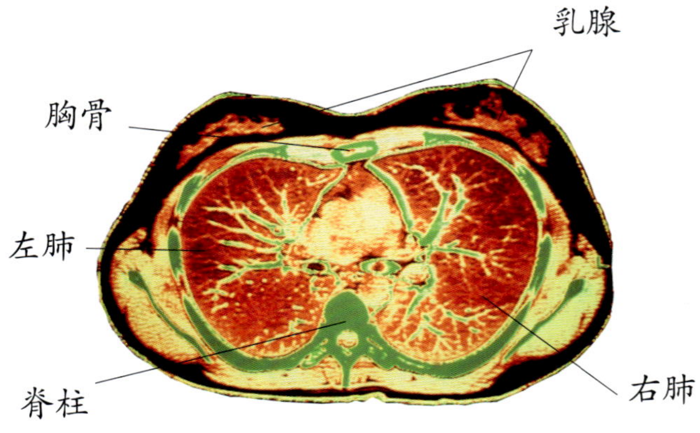

这是一张胸部横切面的电子扫描图。它显示了肺脏和它后面的脊柱，以及它前面的胸骨和乳腺。

柔韧的胸腔

你的胸腔是由12对富有弹性的“C”形肋骨所组成。第1对肋骨比较短，接下来的几对愈来愈长，最后几对又变短，就这样构成了胸腔。每根肋骨都连接在背部的椎骨上，然后形成圆弧弯向前面的胸骨。肋骨本身并没有连到胸骨上，而大部分肋骨是经由肋软骨与胸骨连接在一起。肋软骨坚韧而有弹性，整个胸腔因此更柔韧、更灵活。

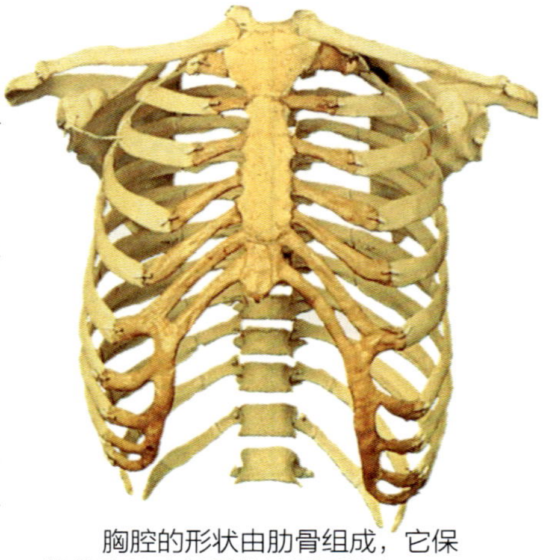

胸腔的形状由肋骨组成，它保护着胸腔内部柔软的重要器官。

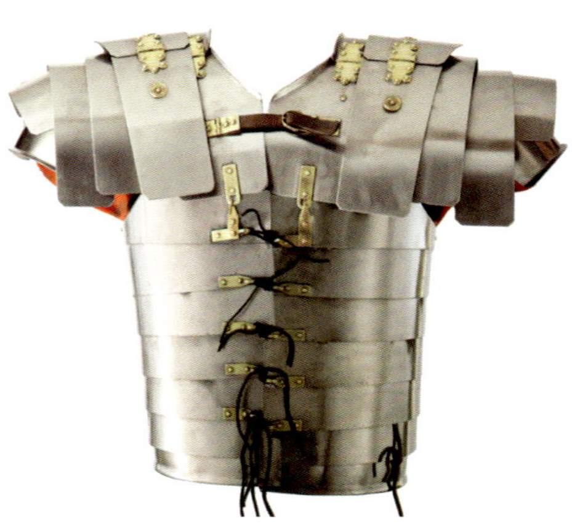

这件盔甲就像一副体外的胸腔。

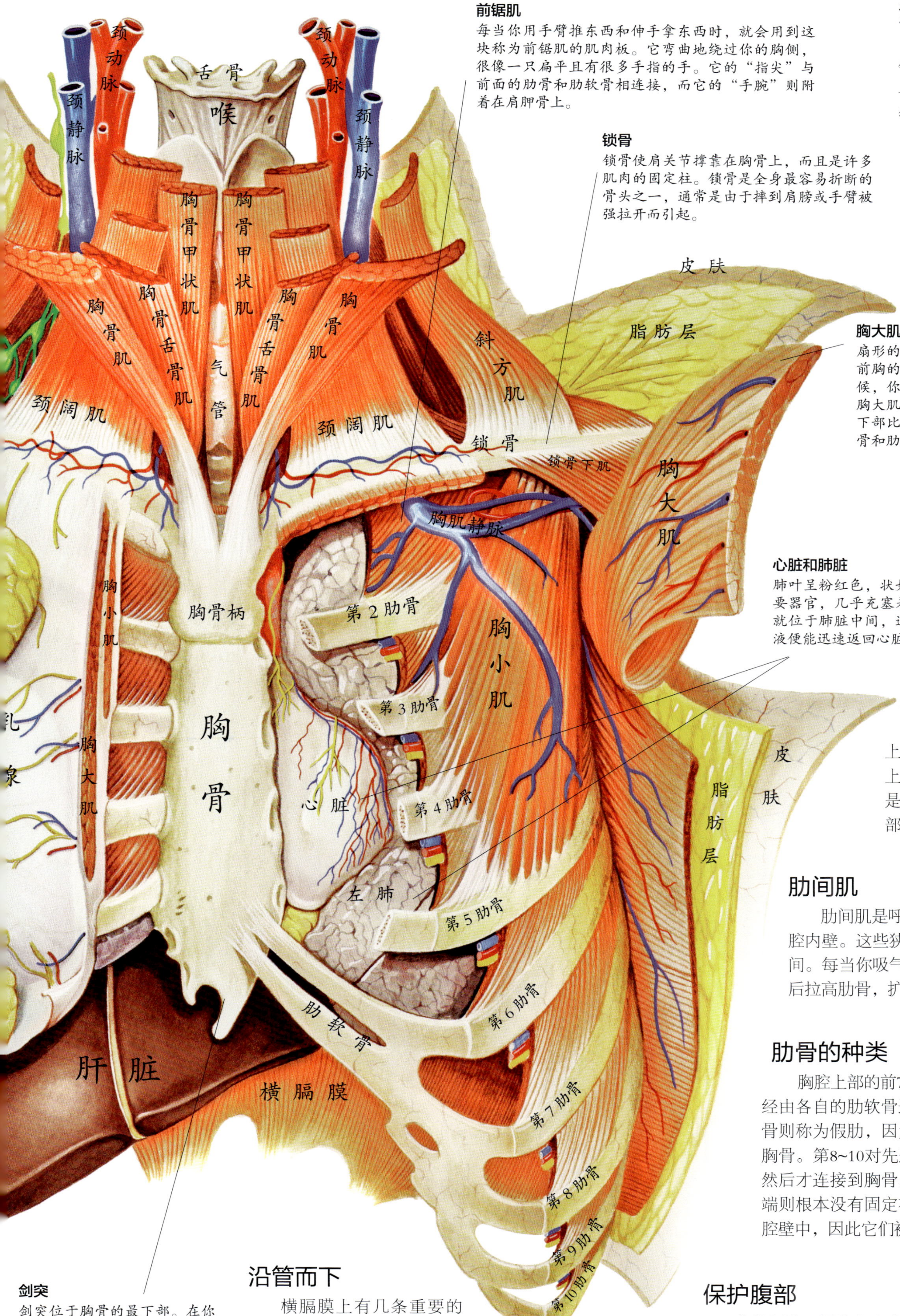

前锯肌

每当你用手臂推东西和伸手拿东西时，就会用到这块称为前锯肌的肌肉板。它弯曲地绕过你的胸侧，很像一只扁平且有很多手指的手。它的“指尖”与前面的肋骨和肋软骨相连接，而它的“手腕”则附着在肩胛骨上。

锁骨

锁骨使肩关节撑靠在胸骨上，而且是许多肌肉的固定柱。锁骨是全身最容易折断的骨头之一，通常是由于摔到肩膀或手臂被强拉开而引起。

深呼吸

当你吸气时，空气会冲过气管，直达你的肺部。气管是一条由软骨和肌肉组成的伸缩管道。

胸大肌

扇形的胸大肌分成两部分，它们覆盖着前胸的大部分。当你在划船或仰泳的时候，你就可以感觉到这块肌肉的运作。胸大肌的上部连接在锁骨上，胸大肌的下部比上部宽阔得多，大部分固定在胸骨和肋软骨上。

心脏和肺脏

肺叶呈粉红色，状如海绵，是你呼吸系统的主要器官，几乎充塞着你的整个胸腔。你的心脏就位于肺脏中间，这样在肺部换新过的新鲜血液便能迅速返回心脏，进行全身循环。

胸骨

胸骨有三个主要部分。它的上骨板连接在锁骨和第1对肋骨上，称为胸骨柄。胸骨柄的下面是胸骨的主体，即胸骨。最下方部分较细小，叫作剑突。

肋间肌

肋间肌是呼吸用的肌肉，它们构成了胸腔内壁。这些狭长、带状的肌肉长在肋骨之间。每当你吸气的时候，它们就会收缩，然后拉高肋骨，扩张你的胸部。

肋骨的种类

胸腔上部的前7对肋骨称为真肋，因为它们都经由各自的肋软骨连接到胸骨上；其他的几对肋骨则称为假肋，因为它们的肋软骨并不直接连到胸骨。第8~10对先连到上一对肋骨的肋软骨上，然后才连接到胸骨；第11对和第12对短肋骨的前端则根本没有固定在胸骨上，它们“游离”在胸腔壁中，因此它们被称为浮肋。

剑突

剑突位于胸骨的最下部。在你年轻的时候，这部分几乎都由软骨组成。随着你年龄的增长，骨细胞就会慢慢侵入剑突，使它逐渐变硬，最后变成骨头。这个过程叫作骨化。

沿管而下

横膈膜上有几条重要的管道通过，包括主血管和食道。主血管负责把血液输入或输出你的下半身，食道则把食物送到你的胃脏。

保护腹部

你的肝脏、胃脏和上腹部里的其他器官，很巧妙地藏在那个状如倒扣的碗的横膈膜下面。这些器官因而连带受到下部肋骨的保护。

上躯干的背部

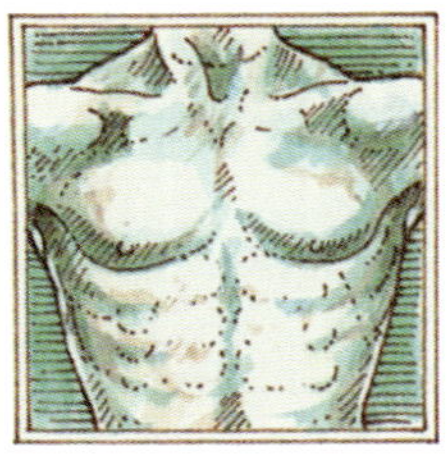

许多为上躯干背部提供力量的肌肉，都很靠近皮肤表面。事实上，如果你仔细看右图这位健美小姐发达的上背部，就能看到这些肌肉的形状。但是如果你能看到这些肌肉底下的结构，你会发现真正支撑上躯干的秘密——一个坚固的“T”形结构。这个“T”形结构由脊柱、胸腔和一对与锁骨相连的肩胛骨组成。

肋骨包围着你的前胸，并且在后背与脊柱连接。每一对肋骨的末端都与椎骨形成关节。这些骨头与肩胛骨共同形成了一个坚固的支撑系统，承受着肌肉、骨头和头部与胸部器官的重量。这个系统非常的柔软，可以让你伸直身体、打躬作揖和扭腰转身。而深层的肌肉则有的和肋骨交织在一起，有的和椎骨的骨突连接，它们使这个系统变得更加柔软和牢固。

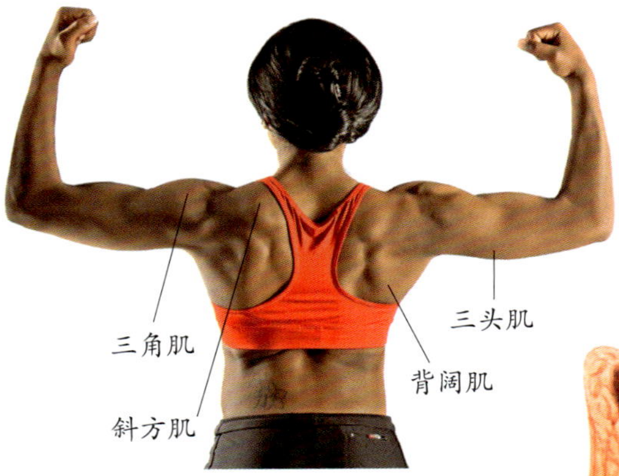

这位健美小姐的某些表层肌肉（即最接近皮肤表层的肌肉）的轮廓清晰可见。这些肌肉底下的肌肉称为深层肌肉。

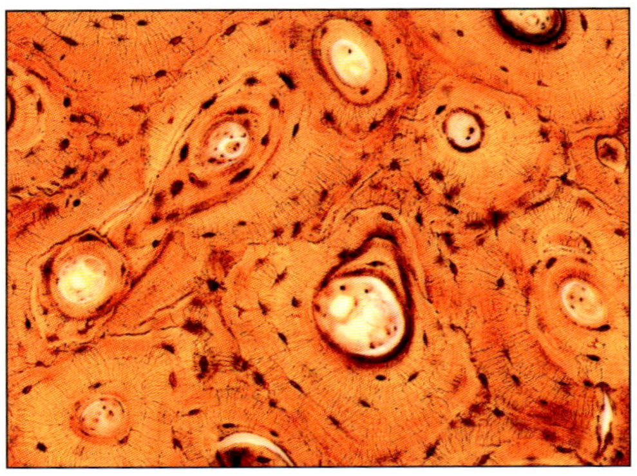

这是一张骨密质的显微放大图片。这些骨密质即组成椎骨外层的骨质。每个骨细胞群圆柱中央都有一个空心管道，叫作哈氏管。哈氏管里有神经、血管和淋巴管。

椎骨内部

典型的椎骨有坚硬而紧密的外骨壳，叫作骨密质。骨密质之中是蜂窝状的骨松质，这种质骨内含有红色骨髓。你体内所有的红细胞和大多数的白细胞都是在这种柔软的造血组织里制造出来的。新细胞在骨髓内的制造是由激素信号控制，这些细胞在成熟后就从骨髓内释放出来。

背阔肌

这块长三角形肌肉的基部固定在胸椎、较低的数对肋骨上，甚至远至身体较下部的髋骨上。这块肌肉尖端的肌纤维集中在肩胛骨下面，然后在肩膀连接到上臂骨——肱骨上。当你摆手慢跑，或伸手抓高过头部的物体时，你都必须动用背阔肌。

肋骨与椎骨

位于肋骨末端与椎骨侧面的活动关节，叫作肋椎关节。每个肋椎关节都是一个双关节。肋骨末端紧密地嵌在椎骨体上面的浅窝里；肋骨朝后弯的部位，称为肋颈和肋结节。

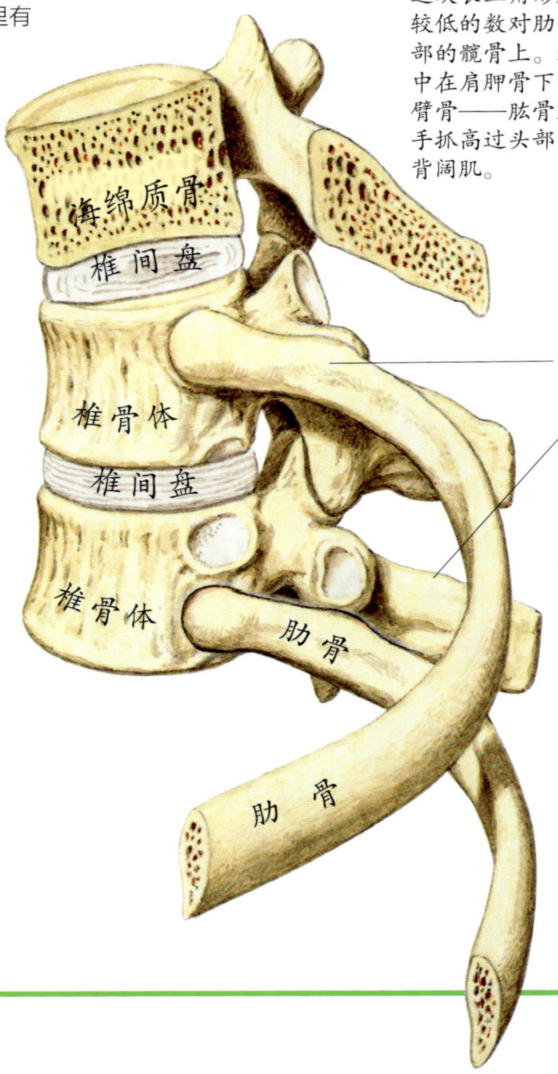

肋骨内部

细密结实的肋骨有着细薄的骨壳，骨壳下是略呈现红色的红骨髓。但是并非所有的骨头都含有红骨髓，只有肋骨、椎骨、胸骨、锁骨、肩胛骨、骨盆和头骨里才有，其他骨头内含有黄骨髓，黄骨髓主要是由脂肪和其他组织所组成。

胸腔的后面

这是一幅胸腔的背面图，它清楚地显示沿脊柱往下排列的肋骨对，每一节胸椎上连接着一对。每一块肩胛骨都与锁骨相连，并在肩膀处连接着上臂骨，但肩胛骨和肋骨之间没有直接的关节。也就是说，肩胛骨能在胸腔背部较为自如地滑动，使得肩膀有很大的柔软度。

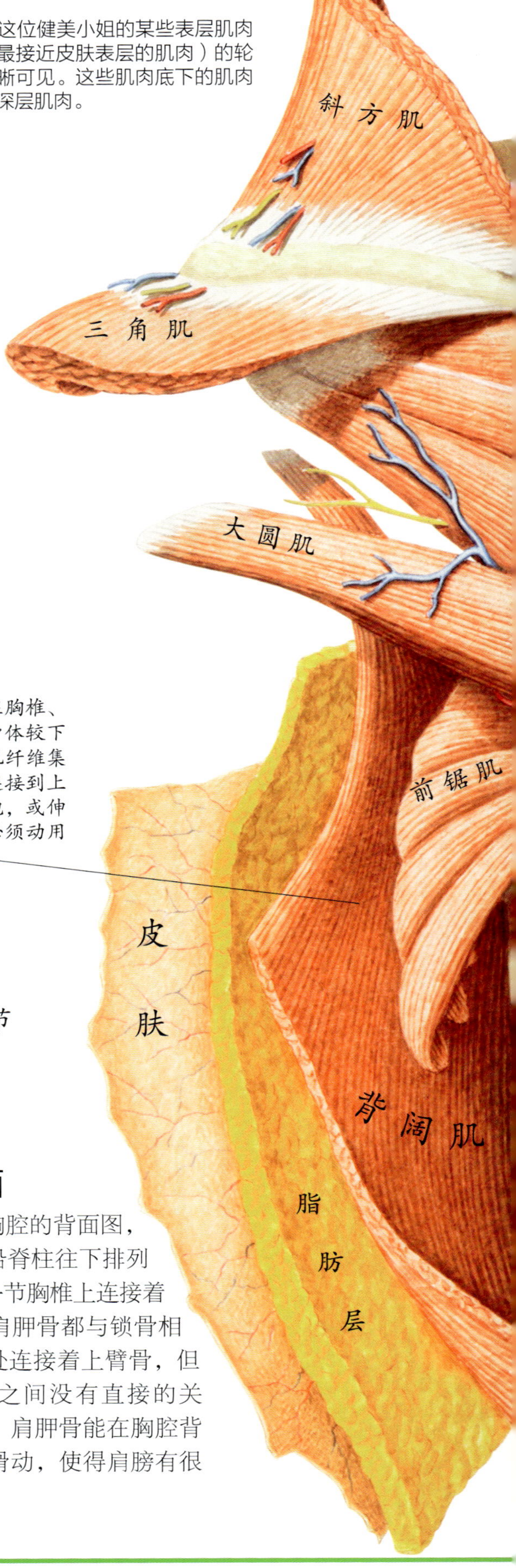

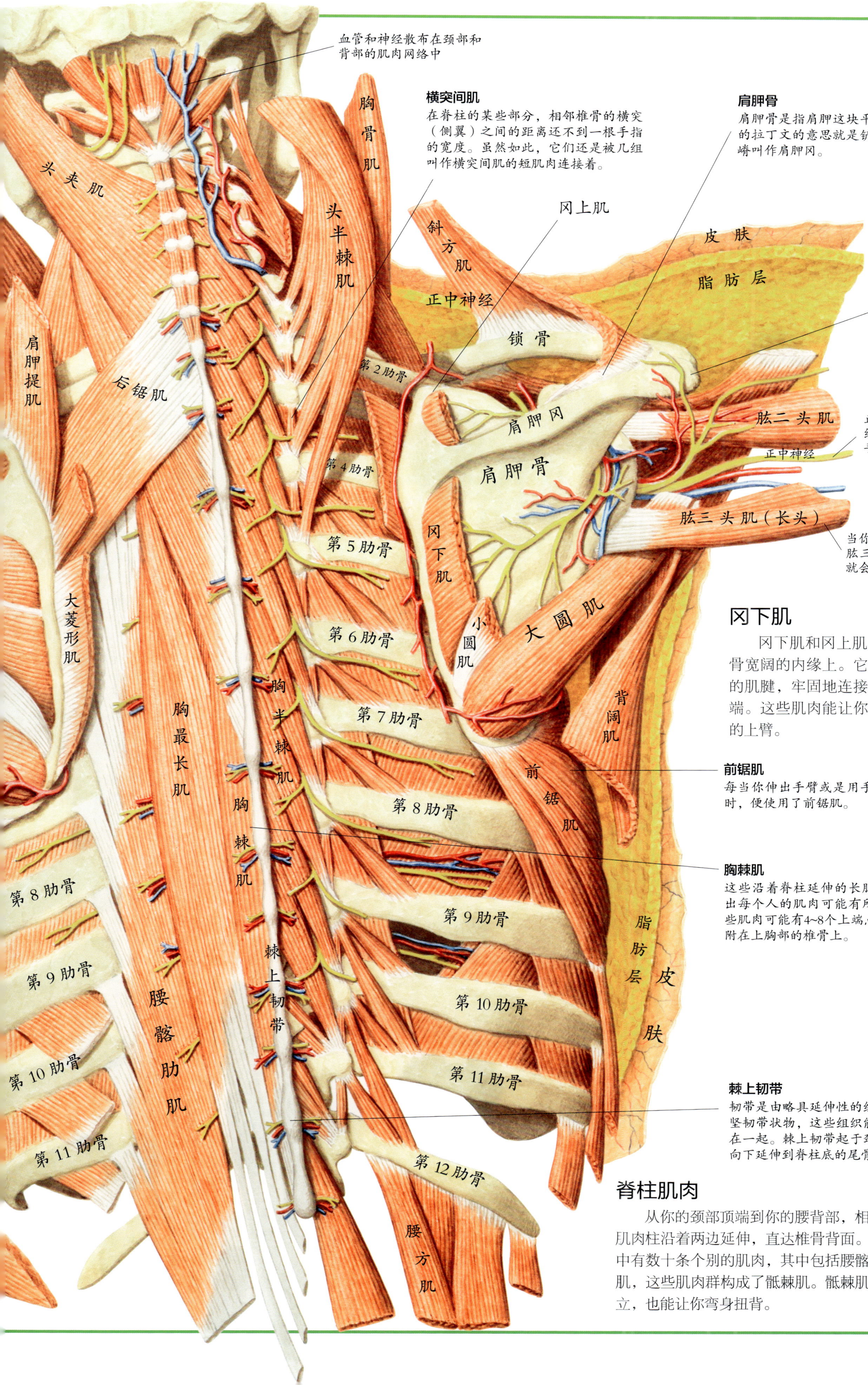

横突间肌

在脊柱的某些部分，相邻椎骨的横突（侧翼）之间的距离还不到一根手指的宽度。虽然如此，它们还是被几组叫作横突间肌的短肌肉连接着。

肩胛骨

肩胛骨是指肩胛这块平三角形的骨头。它的拉丁文的意思就是铲子。上面隆起的横嵴叫作肩胛冈。

冈下肌

冈下肌和冈上肌都固定在肩胛骨宽阔的内缘上。它们集中成强壮的肌腱，牢固地连接在上臂骨的顶端。这些肌肉能让你举起并转动你的上臂。

前锯肌

每当你伸出手臂或是用手臂向前推时，便使用了前锯肌。

胸棘肌

这些沿着脊柱延伸的长肌肉条显示出每个人的肌肉可能有所不同。这些肌肉可能有4~8个上端点，它们都附在上胸部的椎骨上。

棘上韧带

韧带是由略具延伸性的组织所构成的坚韧带状物，这些组织能把骨块连接在一起。棘上韧带起于颈基部，一直向下延伸到脊柱底的尾骨上。

脊柱肌肉

从你的颈部顶端到你的腰背部，相互重叠的细长肌肉柱沿着两边延伸，直达椎骨背面。这个肌肉群当中有数十条个别的肌肉，其中包括腰髂肋肌和胸最长肌，这些肌肉群构成了骶棘肌。骶棘肌能使你挺直站立，也能让你弯身扭背。

肺脏

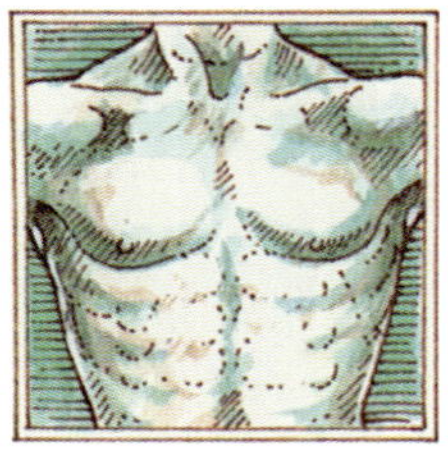

如果你尽所能地深深吸一口气，你就会看到你的胸部因充气而鼓了起来。肺脏的主要功能，就是吸入空气，再把空气送进流经肺脏的血液里。氧气接着再交换溶解在血液中的废气——二氧化碳，然后经过呼气把这些废气送到体外。这个过程很快，如果缺氧过久或血液中二氧化碳含量过多，任何人都可能在几分钟内死亡。

肺脏的主要部分是由微小的气管分支组成，叫作细支气管，它末端有许多微小的“气泡”——肺泡。人类的每个肺脏约含有 2.4 亿个肺泡。气体交换，即氧气与二氧化碳的交换，就在肺泡里进行。空气和血液在那里被一层薄薄的水汽和只有约 0.2 微米厚的膜分开。

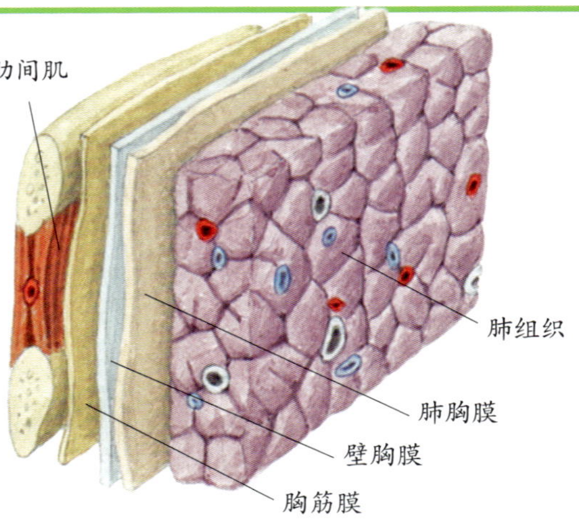

肺脏的层次

这张图标示出肺脏的层次，从外面肋骨间的肋间肌，深入到里面的肺组织。

肺叶

你的胸部内有两个肺脏，但是它们不尽相同。右边的肺有3个肺叶或称3个部分，左边的肺只有两个肺叶和一个用来容纳心脏的空间。肺脏的顶部（肺尖）高过锁骨的上缘，几乎延伸到颈部。肺脏的基部位于圆顶状的主要呼吸肌肉层，即横膈膜的上面。

肺胸膜

肺脏被包在两层平滑的膜——肺胸膜内。肺胸膜（或称肺膜）内层紧贴着每个肺脏的外围，把肺叶和主要的呼吸管道团团裹住。胸膜本身也会有折叠皱褶，形成了壁胸膜。

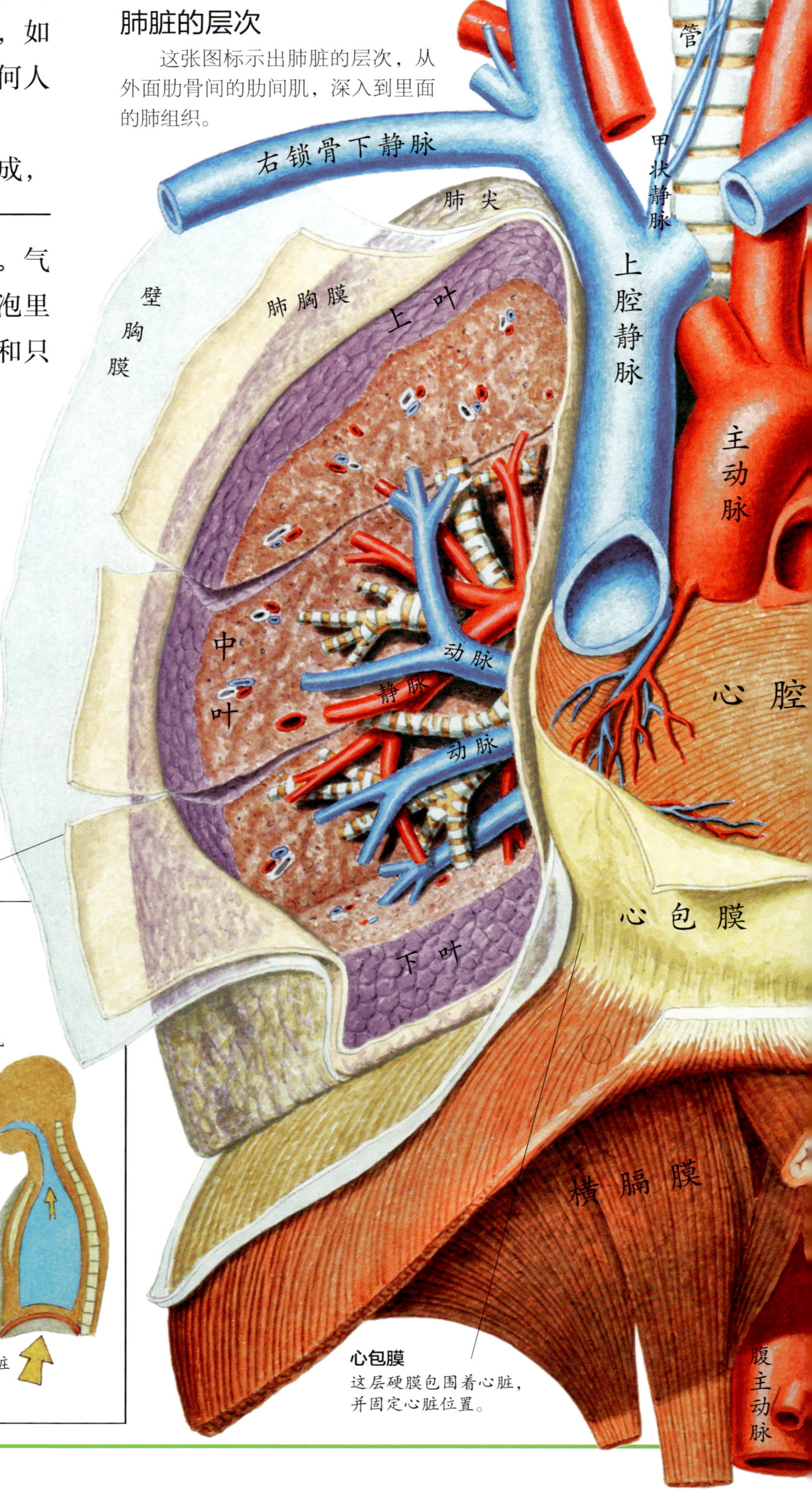

两个胸膜层间有一个狭小的空间，里面充满了滑溜的胸膜液。这种液体与胸膜在呼吸时共同滑润肺部

心包膜
这层硬膜包围着心脏，并固定心脏位置。

吸气和呼气

当你吸气时，横膈膜会随即收缩，它的圆顶就会变平，你的胸肌会把肋骨向上和向外拉。当空气冲进气管，灌入海绵状的肺脏时，你的胸腔和肺脏就会扩张起来。当你呼气时，上述的两组肌肉马上舒张。当来自下腹部内脏的压力把横膈膜向上推回时，你的肋骨就会降下来。随着空气被排出，肺脏又恢复原来的形状。当你放松时，你每分钟大约呼吸15次。

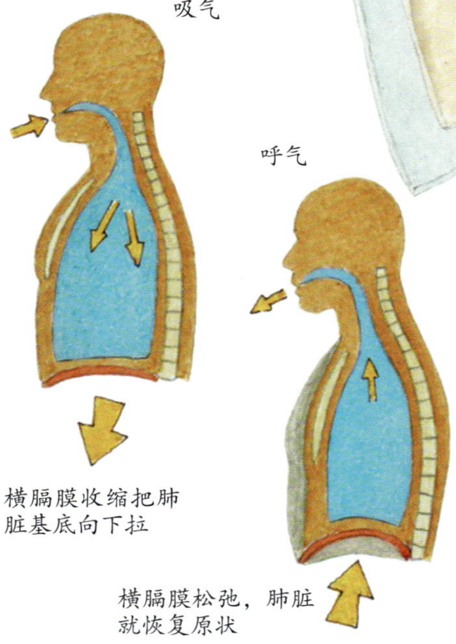

空气调节

吸入的空气在进到肺脏之前，必须先在你的鼻内经过“处理”：鼻毛和黏液先把尘埃和其他微粒拦截下来，并使冷空气变暖，使干燥的空气变湿润，以便符合肺里的状况。

气管

气管位于喉的下面，是把空气送到肺脏内的管道。它大约有20个“C”形的软骨环，这些软骨环能使你的气管在吞咽食物或扭转脖子时，都一直保持张开的状态。

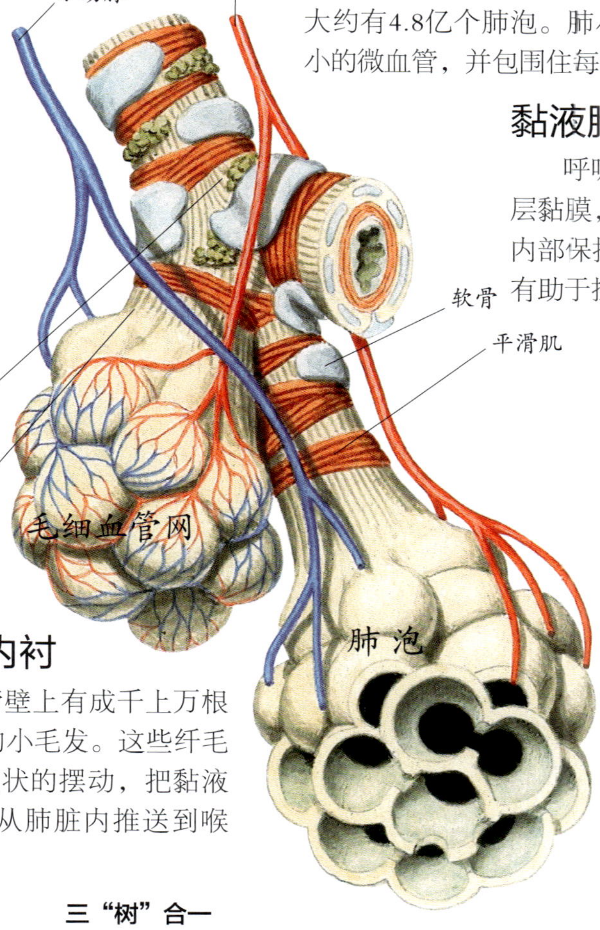

肺泡

最小的肺脏呼吸管道，称为细支气管末梢，看起来很像挂着葡萄串的细藤分枝。这些“葡萄”就是叫作肺泡的气囊群。肺脏内大约有4.8亿个肺泡。肺小动脉会分支成最小的微血管，并包围住每一个肺泡。

黏液膜

呼吸系统的内部衬着一层黏膜，它会产生黏液，使内部保持湿润状态，黏液还有助于拦截灰尘。

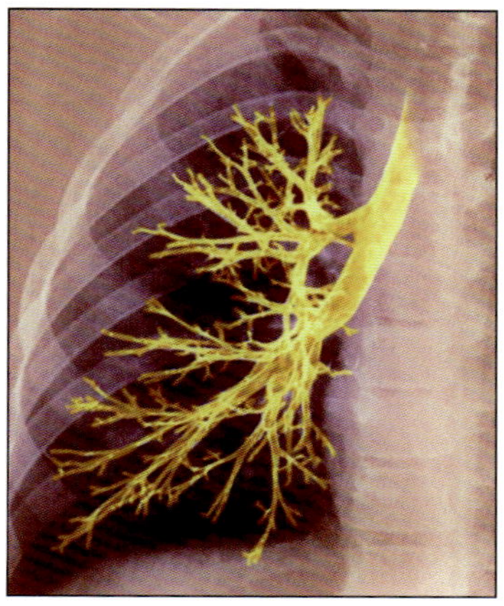

这张X光片显示出，胸腔内的气管分支呈树状，肋骨围在胸腔外面。

快速交换

肺泡扩大了肺脏的表面积，使氧气与二氧化碳的交换过程既迅速又有效率。如果把两个肺脏里的肺泡全部展开，面积几乎有一个网球场那么大!

打哈欠

如果你张大嘴巴，深深地打个哈欠，空气就会袭入你的肺里，使肺泡扩张。目前，还没有人确知人为什么会打哈欠，但是它常在你疲劳或压力重时的浅呼吸后发生。

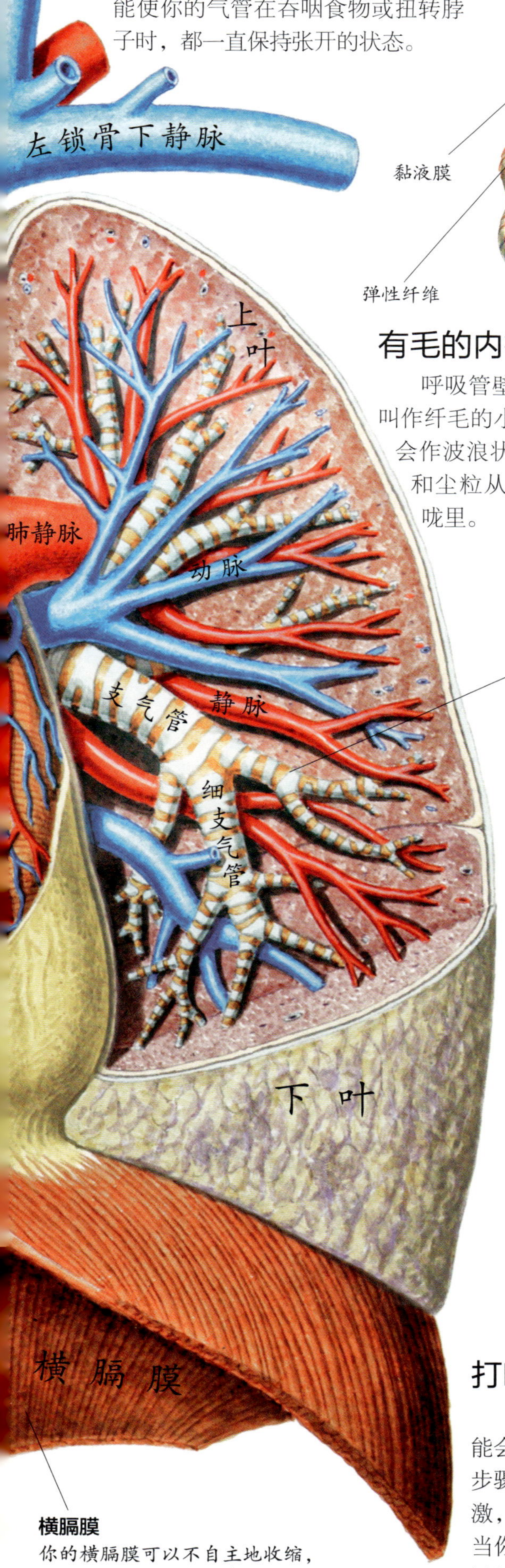

有毛的内衬

呼吸管壁上有成千上万根叫作纤毛的小毛发。这些纤毛会作波浪状的摆动，把黏液和尘粒从肺脏内推送到喉咙里。

三“树”合一

肺脏内部的结构类似3棵倒下的树，其中一棵是呼吸管道：气管分支成较小的支气管，支气管又分支成细支气管；另一棵是肺动脉，它带着从心脏来的不新鲜血液（用蓝色表示），首先分支成肺小动脉，最后又分支成肺泡微血管；第3棵是肺静脉和小静脉组成的网络，它把新鲜的血液（呈红色）送回心脏。

巨噬细胞

这些肺泡里的微小的“清道夫”巨噬细胞能“吃掉”并摧毁所有试图进入你肺脏内的灰尘或细菌微粒。

肺活量

当你在阅读这本书时，你每呼吸一次大约吸入半公升的空气，每分钟大约呼吸15次。但是当你赶公车时，你的呼吸频率几乎能增加一倍，而且呼吸得更深，这样你就吸入了几乎相当于原来5倍的空气。

肺泡的内衬

肺泡的内衬是由一层薄而扁平的曲形细胞所组成，包住肺泡的微血管壁也有着相似的结构。结果，肺泡内的气体与微血管里的血球就非常的靠近。这表示你肺脏里的氧气若要进入血液内，只要移动很短的距离就可以了。

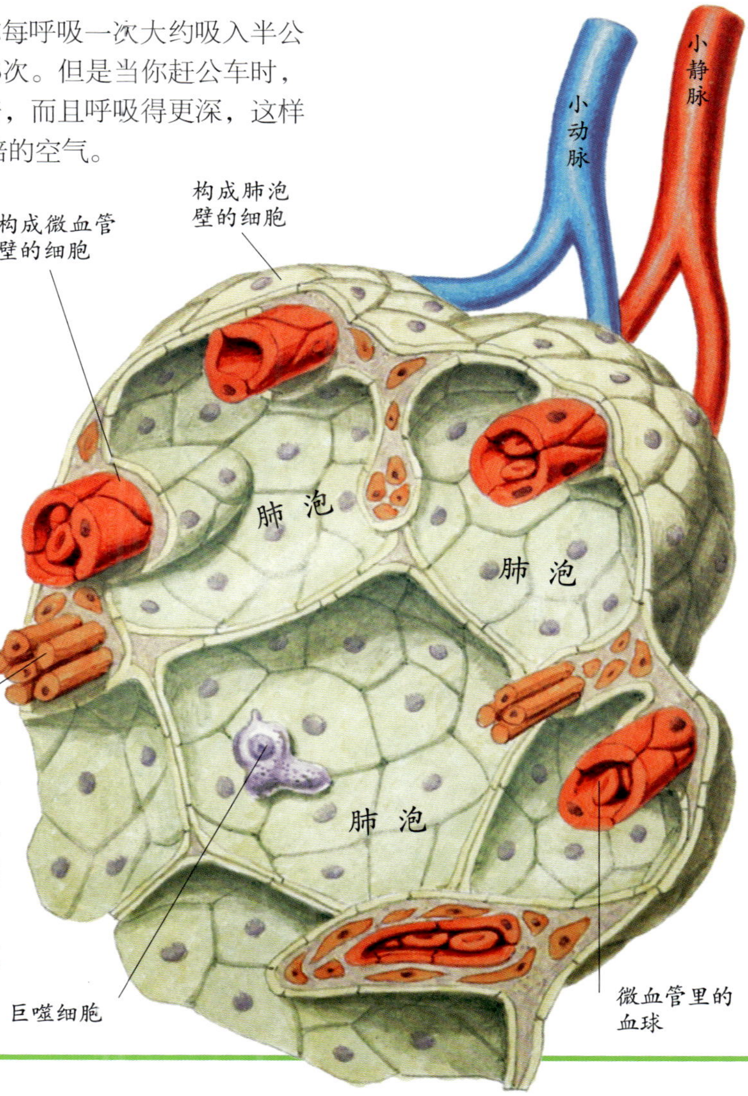

打嗝

当你吃得或喝得太快时，就有可能会打嗝。这种反射动作可分为两个步骤。首先，当横膈膜的神经受到刺激，横膈膜就会猛然收缩；接下来，当你一吸气，你食道上方的一块食道瓣就会猛然关闭，发出打嗝的声音。

横膈膜

你的横膈膜可以不自主地收缩，即不需要由你的意识来控制。从脑里来的信号激起了收缩运动。

心脏和主要血管

心脏是一个像拳头般大小的肌肉囊，它就位于你两个肺脏下部的中间。心脏包括两个泵，每秒钟至少收缩和挤压一次，借此排出它所容纳的东西。心脏不分昼夜、分分秒秒地工作着，直到生命结束才会停止。你的生命全靠心脏把血液抽进长达 15 万千米的血管网来维持。

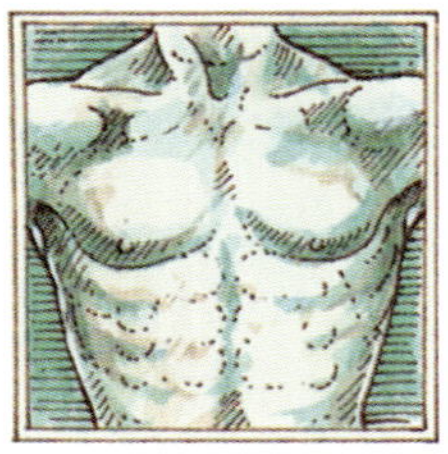

心脏里有一片膈膜壁，它把两个泵分隔开来。左边的泵（见图右侧）把含氧丰富的鲜血抽送到主动脉里。这些血液流进布满全身各处的血管网，把携带的氧气送到身体各组织，身体组织再回渗出暗紫红色的血液，沿着静脉流回心脏的右边。从这里，血液被抽到肺脏里，在那里重获氧气，血液因此又重新转换成鲜红色。接着它又回到左边的泵，再度进入主动脉，完成了它“8”字形的双循环之旅。

上腔静脉

这条主静脉把头部、手臂和上躯干使用过的血液送回心脏。下腔静脉从下面进入心脏，把来自下躯干和腿部的血液送回心脏。

右冠状动脉

这条冠状动脉还不及一支吸管粗，从心脏的下侧绕到后面。它专为心脏下部泵房——心室的厚肌肉层运送血液。

肺动脉

这两条肺动脉是人体内唯一运送含氧量低的暗色血液的动脉。它们把来自心脏的血液送到肺部，在那里补充氧气。

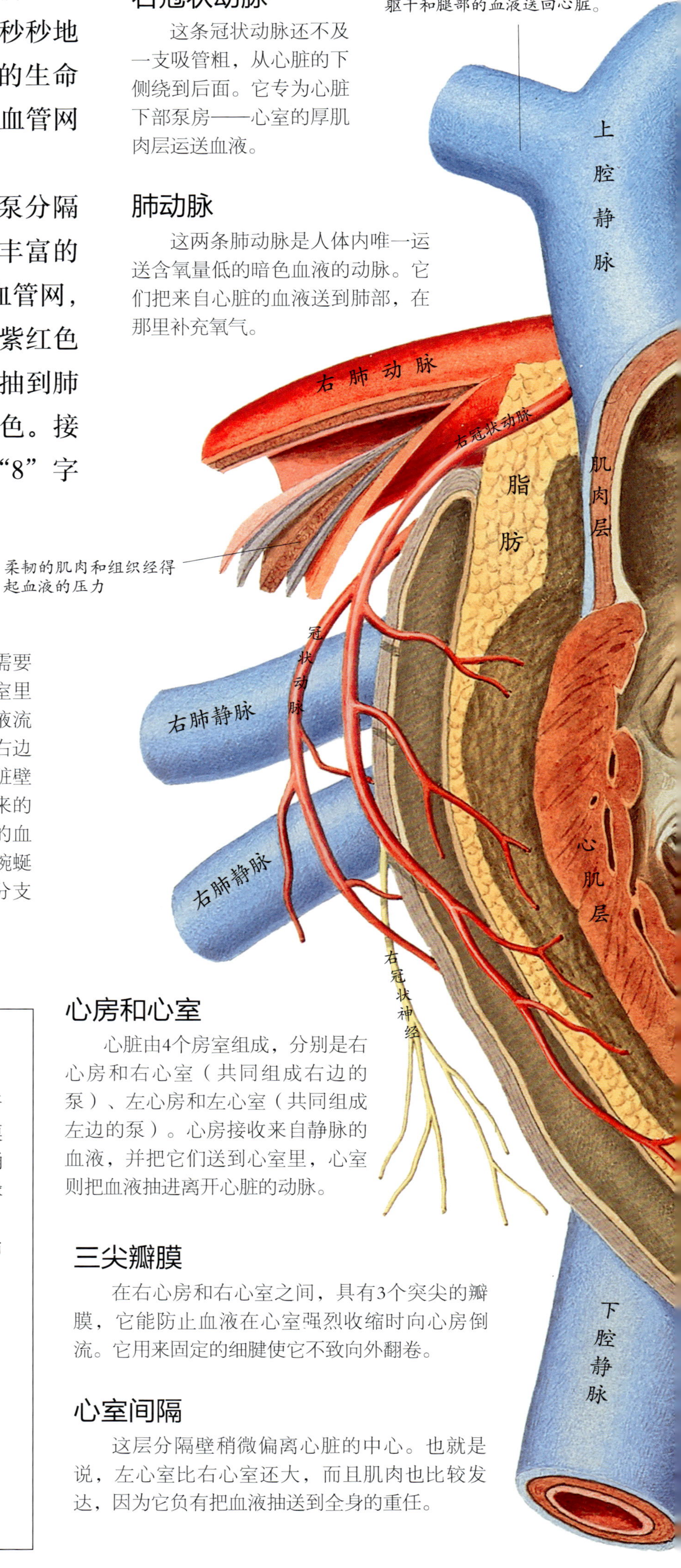

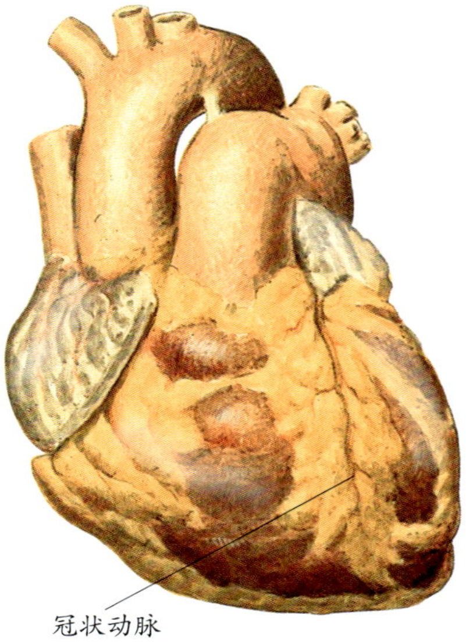

冠状动脉

心脏如同其他的身体器官，也需要血液为它带来氧气。心脏无法从腔室里的血液中获得氧气，因为腔内的血液流得太快且承受十分大的压力，而且右边泵里的血液含氧量很低。因此，心脏壁上的肌肉——心肌，就从主动脉出来的一组小动脉系统里接收含氧量丰富的血液。这套动脉叫作冠状动脉。它们蜿蜒布满心脏的表面，另外还有微小的分支进入心脏内部。

瓣膜的运作原理

由于一系列瓣膜的合作，使得血液只能流往单一方向。每个离开心脏的主动脉出口处都有一个瓣膜，它们都是由3块半月形的柔韧瓣膜组成。当心脏抽血外送时，这些瓣膜就会展平贴向动脉壁，使血液涌往正确的方向。当心脏重新充血时，它们会像气球膨胀，并封闭边缘防止血液回流。

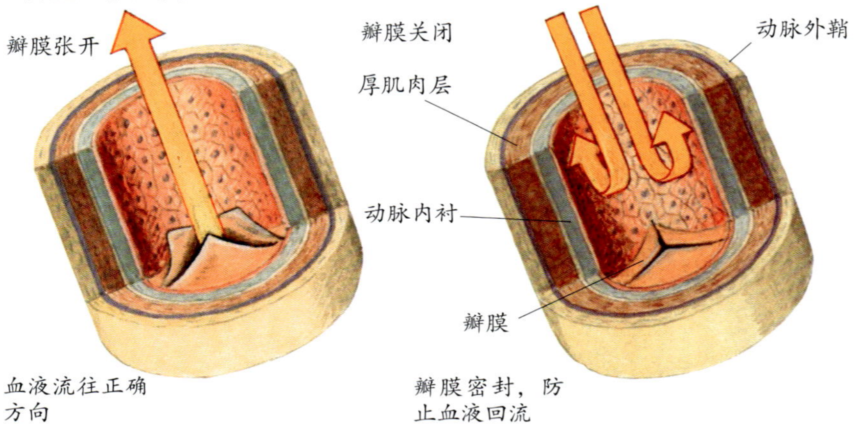

心房和心室

心脏由4个房室组成，分别是右心房和右心室（共同组成右边的泵）、左心房和左心室（共同组成左边的泵）。心房接收来自静脉的血液，并把它们送到心室里，心室则把血液抽进离开心脏的动脉。

三尖瓣膜

在右心房和右心室之间，具有3个突尖的瓣膜，它能防止血液在心室强烈收缩时向心房倒流。它用来固定的细腱使它不致向外翻卷。

心室间隔

这层分隔壁稍微偏离心脏的中心。也就是说，左心室比右心室还大，而且肌肉也比较发达，因为它负有把血液抽送到全身的重任。

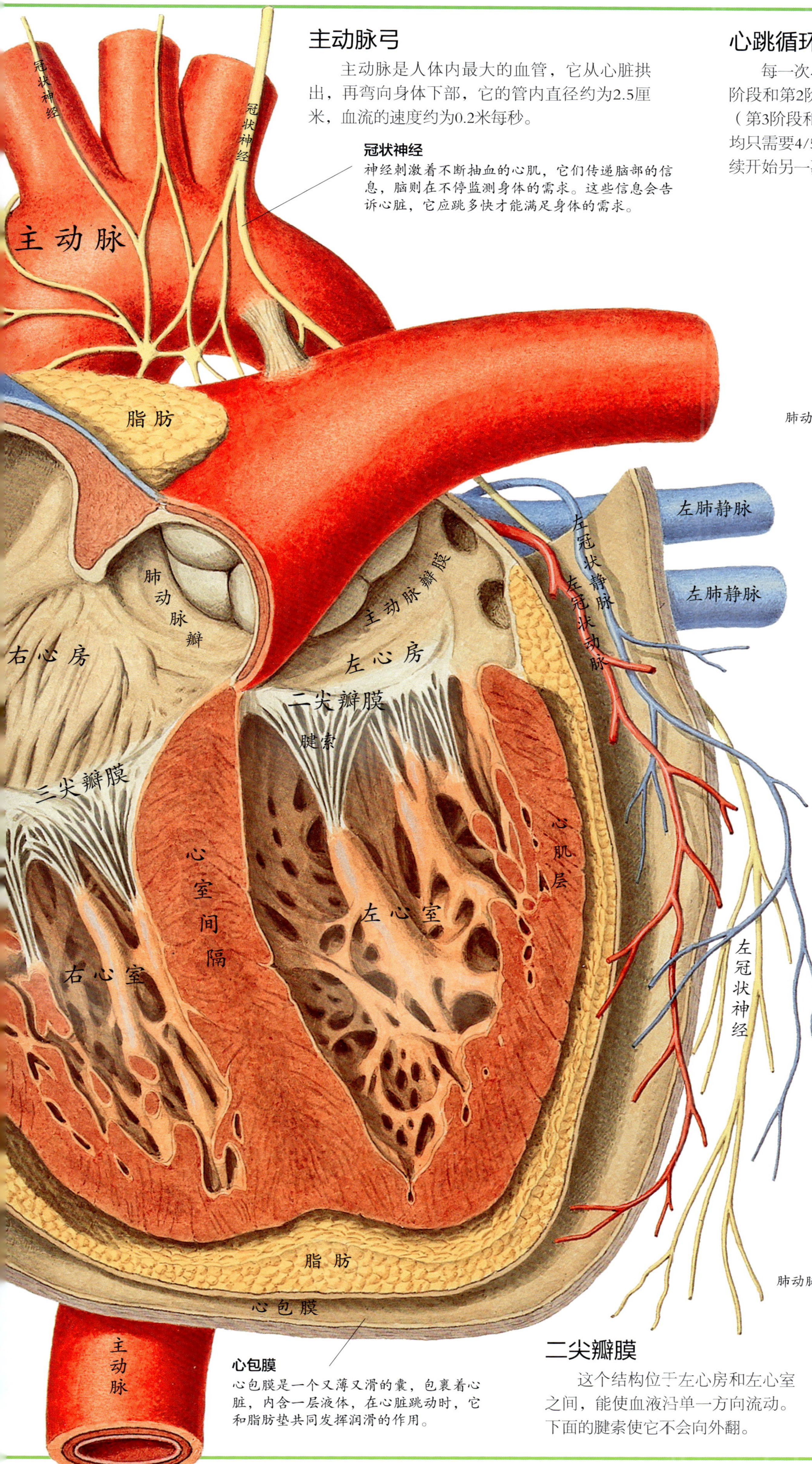

主动脉弓

主动脉是人体内最大的血管，它从心脏拱出，再弯向身体下部，它的管内直径约为2.5厘米，血流的速度约为0.2米每秒。

冠状神经

神经刺激着不断抽血的心肌，它们传递脑部的信息，脑则在不停监测身体的需求。这些信息会告诉心脏，它应跳多快才能满足身体的需求。

心跳循环

每一次心跳都有4个阶段。放松和充血阶段（第1阶段和第2阶段）叫作舒张期，收缩和挤压泵血阶段（第3阶段和第4阶段）叫作收缩期。整个循环过程平均只需要4/5秒。这4个心跳阶段依序进行，然后又继续开始另一次心跳阶段。

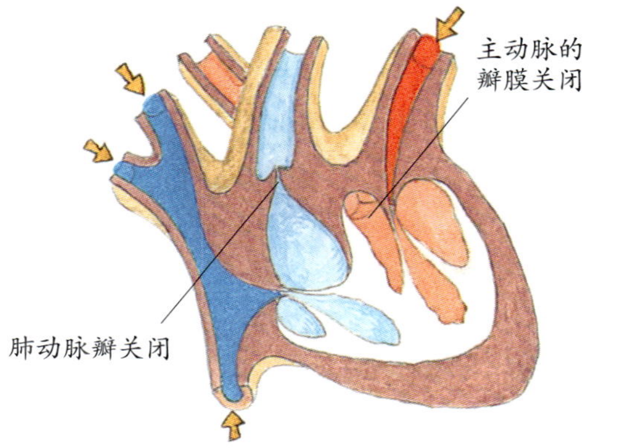

第1阶段：心房舒张，血液从主静脉流入。

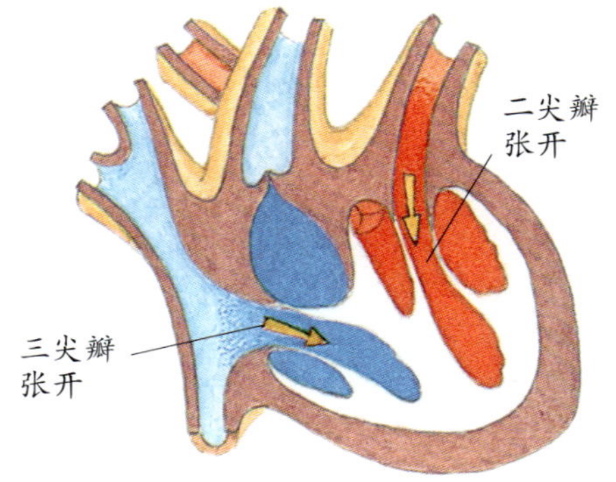

第2阶段：血液从心房流出，经过三尖瓣和二尖瓣到达下面的心室。

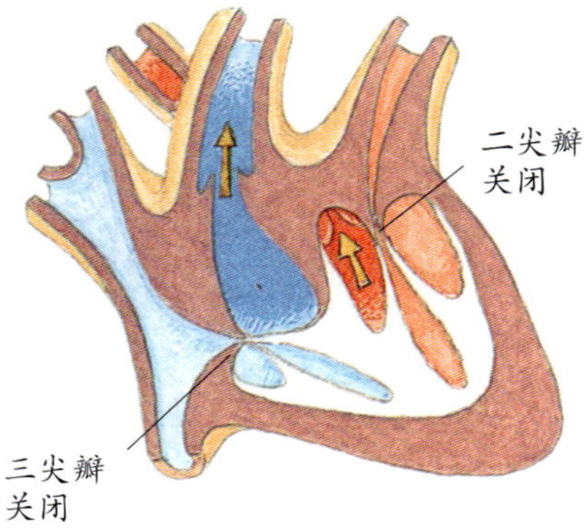

第3阶段：心室收缩，把血液压过主动脉瓣和肺动脉瓣，流入主要动脉里。

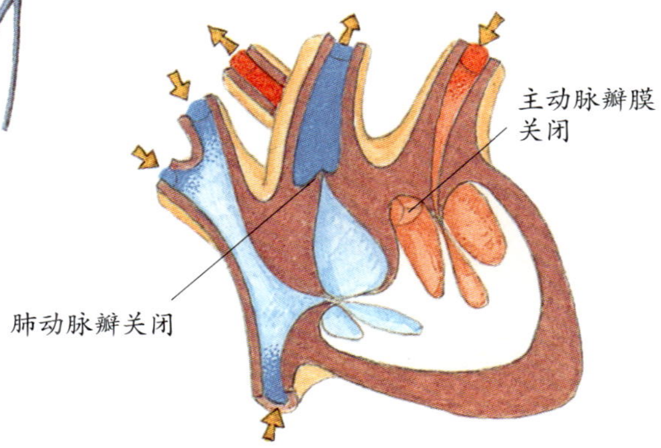

第4阶段：两个心室每次各自喷出70毫升血液。在循环重新开始时，它们又舒张。

心包膜

心包膜是一个又薄又滑的囊，包裹着心脏，内含一层液体，在心脏跳动时，它和脂肪垫共同发挥润滑的作用。

二尖瓣膜

这个结构位于左心房和左心室之间，能使血液沿单一方向流动。下面的腱索使它不会向外翻。

上背部

如果你把手臂向两侧平举，你就会感觉到你的上臂、肩膀和背上的肌肉都在进行收缩，尤其是在肩胛骨之间的肌肉。

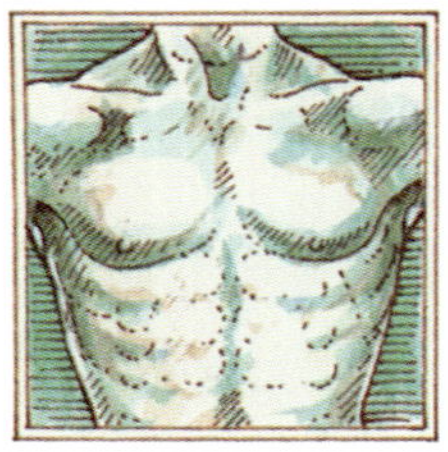

过了一会儿，你会开始感觉手臂和手很重，因为上面有许多肌肉和骨头、血管和神经。位于你上背部和肩部的这些宽阔、健壮、交织的肌肉（如右图所示），必须强壮到足以举起和移动你的手臂，甚至要再加上你所拿的重物的重量。

接着，把你的双臂向上伸直，再举向前方，双掌合上，然后尽可能将双手分别沿水平的方向向后移动，再把手在背后放下来，最后垂放在你身体的两侧。这个过程证明，你肩膀的活动范围很大。肩膀是人体中最灵活、最柔软的关节。这是为什么呢？本页底部将会清楚地告诉你。你的肩膀几乎能使你的手臂伸向任何方向，甚至伸向你的背后，只是你必须稍微弯曲你的手肘才行。

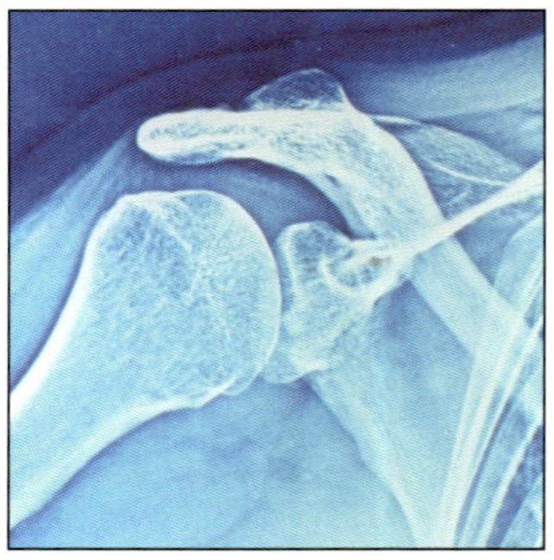

这张X光片显示出3块骨头在肩关节交会的情形。这3块骨头分别是肩胛骨、锁骨和肱骨。

向后看

胸腔、肩胛骨和肩关节是安置上背强健肌肉的骨架。大多数的关节都很稳固，因为韧带把骨头紧密地固定在一起。但是在肩膀的地方，稳固性几乎全依赖于紧绕在骨头上的肌肉，分别是：三角肌、冈上肌、冈下肌、大圆肌和小圆肌。

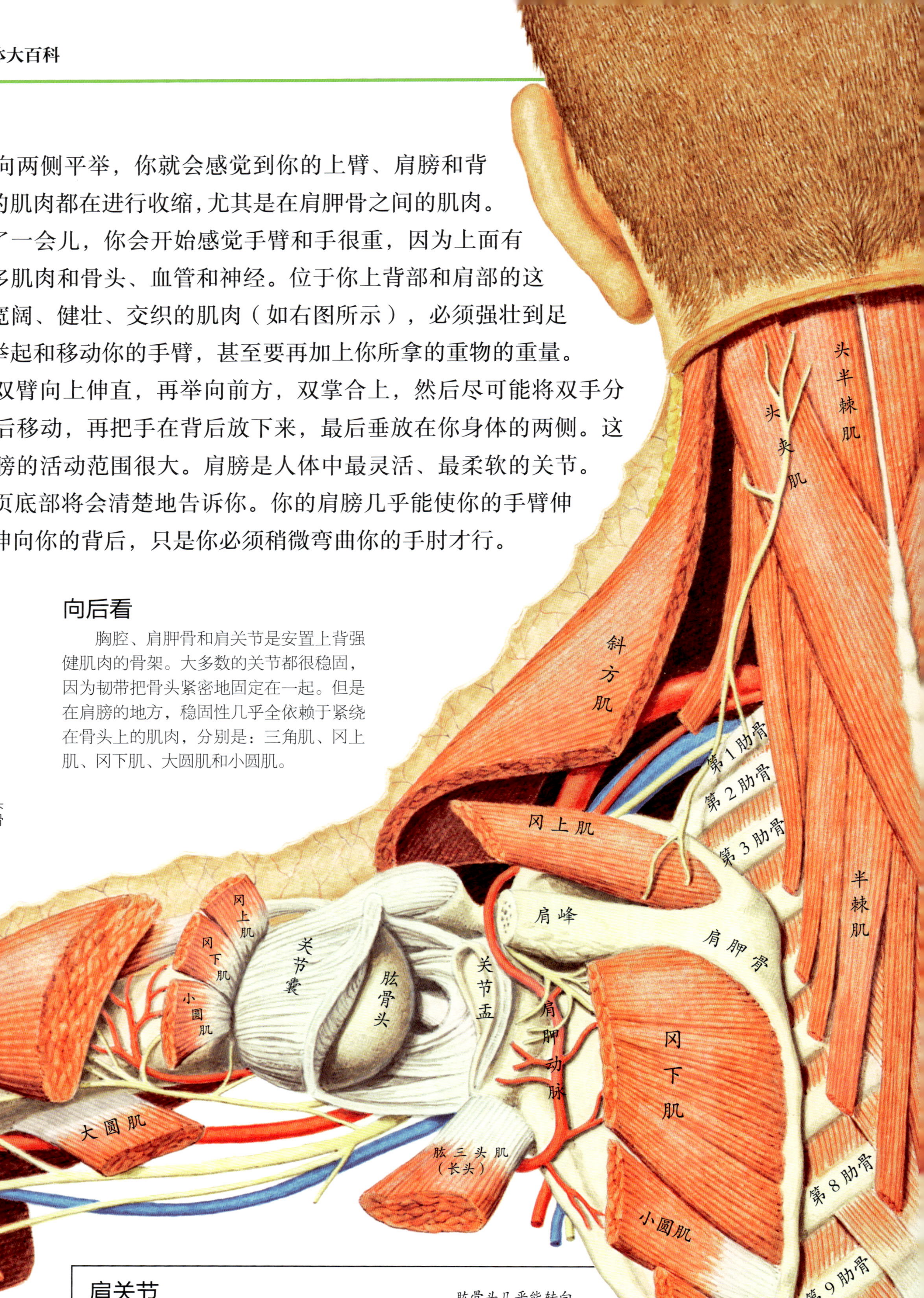

肩关节

这是一个球窝关节。这里说的球就是肱骨的圆头，所指的窝则是在肩胛骨上的一个凹陷，又叫作关节盂。为了达到最大限度的活动范围，关节盂不像你的髋骨窝那么深。这就是为什么肩膀在重压下比较容易脱臼的原因。

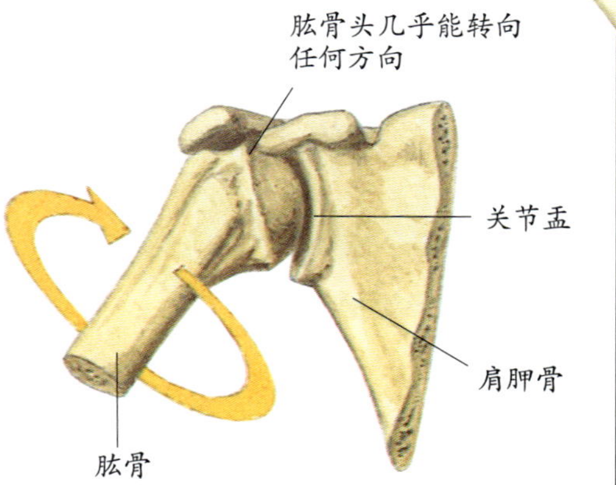

包裹层下

平滑、光亮的软骨覆盖在关节里肱骨和肩胛骨的末端，以减少关节活动时的摩擦。一个坚韧带状的韧带囊包围着关节膜。

肩膀的支持肌肉

冈上肌、冈下肌和小圆肌能支持和保护肩关节，将肱骨头固定起来。

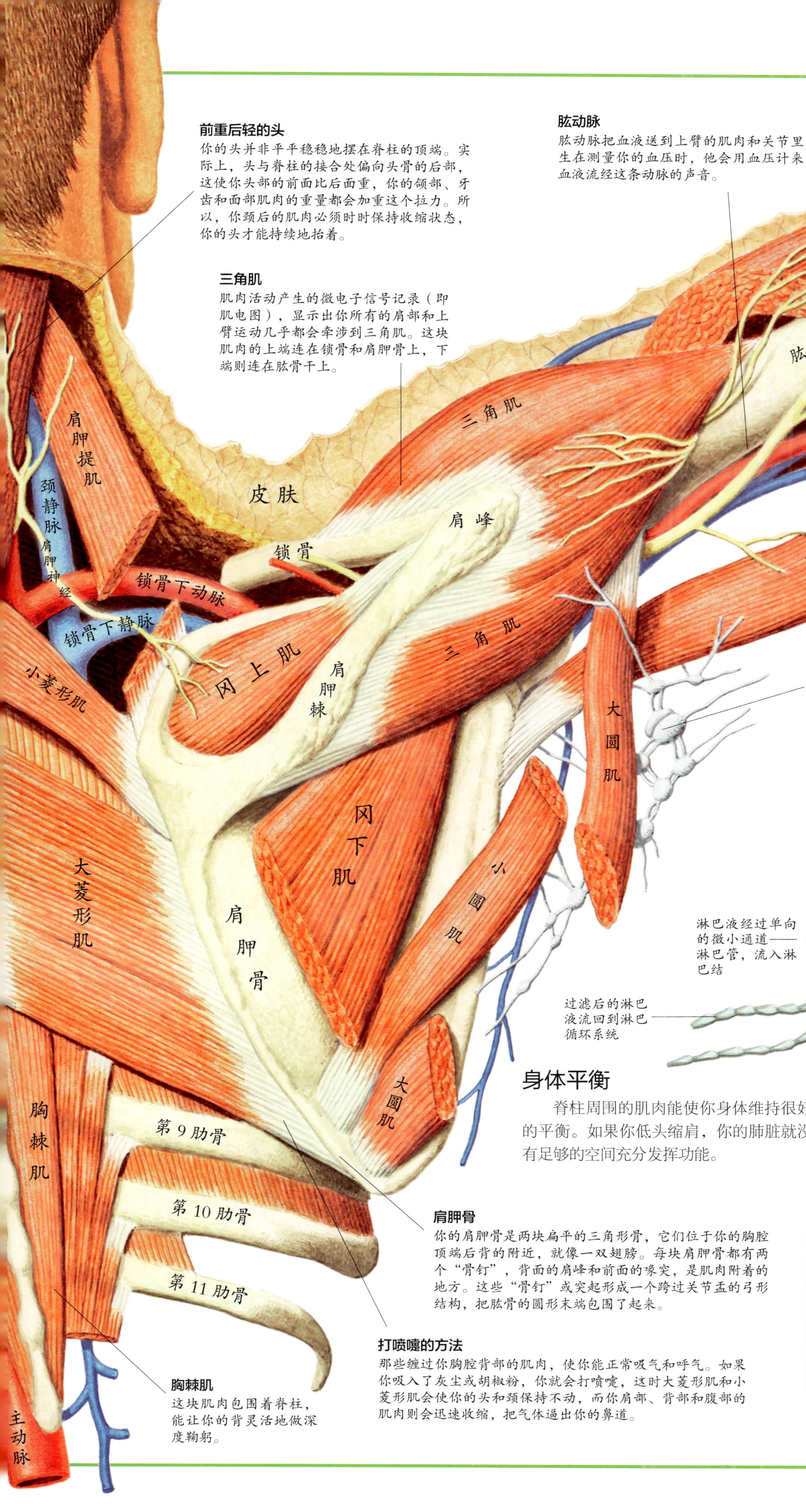

前重后轻的头

你的头并非平平稳稳地摆在脊柱的顶端。实际上，头与脊柱的接合处偏向头骨的后部，这使你头部的前面比后面重，你的颌部、牙齿和面部肌肉的重量都会加重这个拉力。所以，你颈后的肌肉必须时时保持收缩状态，你的头才能持续地抬着。

肱动脉

肱动脉把血液送到上臂的肌肉和关节里。当医生在测量你的血压时，他会用血压计来听你的血液流经这条动脉的声音。

三角肌

肌肉活动产生的微电子信号记录（即肌电图），显示出你所有的肩部和上臂运动几乎都会牵涉到三角肌。这块肌肉的上端连在锁骨和肩胛骨上，下端则连在肱骨干上。

长头

肱三头肌有三个头，长头把这块肌肉固定在肩胛骨上，位置在肩关节的关节盂。

腋窝淋巴结

每个腋窝都有成群的圆形淋巴结，有时这些淋巴结也叫作淋巴腺。每个结内充满淋巴球，也就是能过滤流经的淋巴液的白细胞。淋巴结也能制造和储存免疫细胞，它们来自你体内对抗疾病的免疫系统。

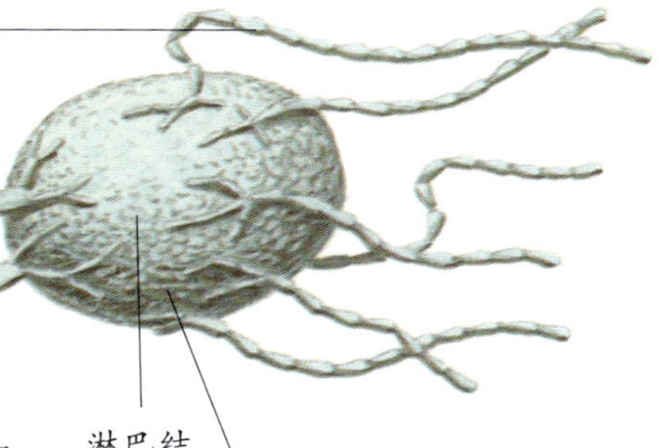

身体平衡

脊柱周围的肌肉能使你身体维持很好的平衡。如果你低头缩肩，你的肺脏就没有足够的空间充分发挥功能。

肩胛骨

你的肩胛骨是两块扁平的三角形骨，它们位于你的胸腔顶端后背的附近，就像一双翅膀。每块肩胛骨都有两个“骨钉”，背面的肩峰和前面的喙突，是肌肉附着的地方。这些“骨钉”或突起形成一个跨过关节盂的弓形结构，把肱骨的圆形末端包围了起来。

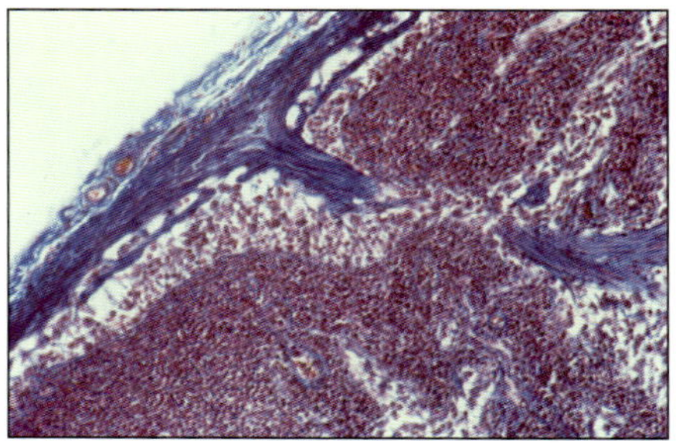

这张淋巴结内部的显微照片（放大了100倍），显示了紧紧挤在一起的白细胞。

打喷嚏的方法

那些缠过你胸腔背部的肌肉，使你能正常吸气和呼气。如果你吸入了灰尘或胡椒粉，你就会打喷嚏，这时大菱形肌和小菱形肌会使你的头和颈保持不动，而你肩部、背部和腹部的肌肉则会迅速收缩，把气体逼出你的鼻道。

胸棘肌

这块肌肉包围着脊柱，能让你的背灵活地做深度鞠躬。

脊柱

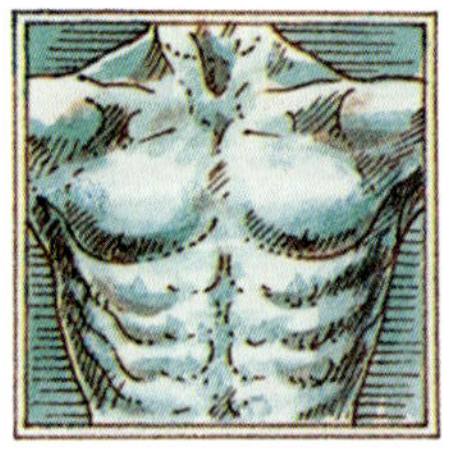

脊柱从上而下穿过你的背部中央，它是你的头部和身体的主要支柱。脊柱也称为脊椎或脊骨，是一串由骨头紧密相连组成的柔韧骨链。这些骨头叫椎骨，靠关节连接在一起。关节能让在它上下连接的骨头轻微移动，这种移动经整条脊柱的累积，成为了灵活的活动力，如此一来，你的脊柱就能让你扭动上身，弯腰时手触碰到脚趾或翻筋斗。

脊柱内含有脊髓。它是一条粗大的神经束，在脑和身体其他部位之间来回传递信息。它在头骨的基部与脑会合，沿着由椎孔形成的通道向下延伸。肌肉、血管和神经则位于脊柱的前面和两侧。

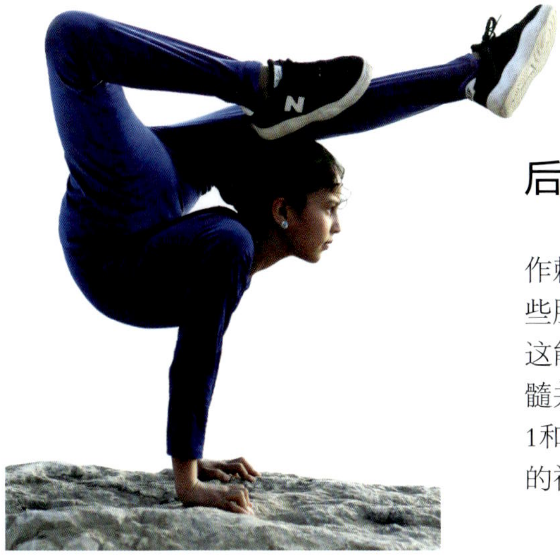

这位特技演员柔软的脊柱使她的身体能近乎对弯。

后面观

脊柱上有些突出似钩状的部分，叫作棘突。它们具有固定肌肉的功能，这些肌肉能使你的整条脊柱紧绷和伸直。这能让你较重的前身不会向前倾倒。脊髓并不延伸到脊柱的基部，而大约在第1和第2腰椎的位置处，分支成众多个别的神经。

侧面观

从侧面看过去，脊柱是一条和缓的“S”形曲线，向上弯向颈和上胸的后面，向下弯向下背部的前面。人体共有33块椎骨，它们可分为五大类，即7块颈椎骨、12块胸椎骨、5块腰椎骨、5块骶椎骨和4块尾椎骨。

弯曲的脊柱

你的脊柱有4个主要弯曲：颈曲、胸曲、腰曲和骶曲。这些弯曲使你身体上部的质量均匀地落在你的腿和脚上。颈曲在你婴儿期学抬头时形成，腰曲则在你学习走路和站立时形成。

颈椎

每一节椎骨都有突出的“侧翼”，叫作横突。椎动脉就贯穿于这些横突的孔内。第7椎骨上有一个向后伸出的钩，叫作棘突，上面固定着一条项韧带。它是颈基部的一个突起，你只要摸摸该部位就能感觉得到。

胸椎

在你上背部的每一节胸椎都支持着一对肋骨，胸椎上的小凹陷把肋骨固定起来。当你弯腰系鞋带或向后仰看时，胸椎就会与它们上面的颈椎配合运作。

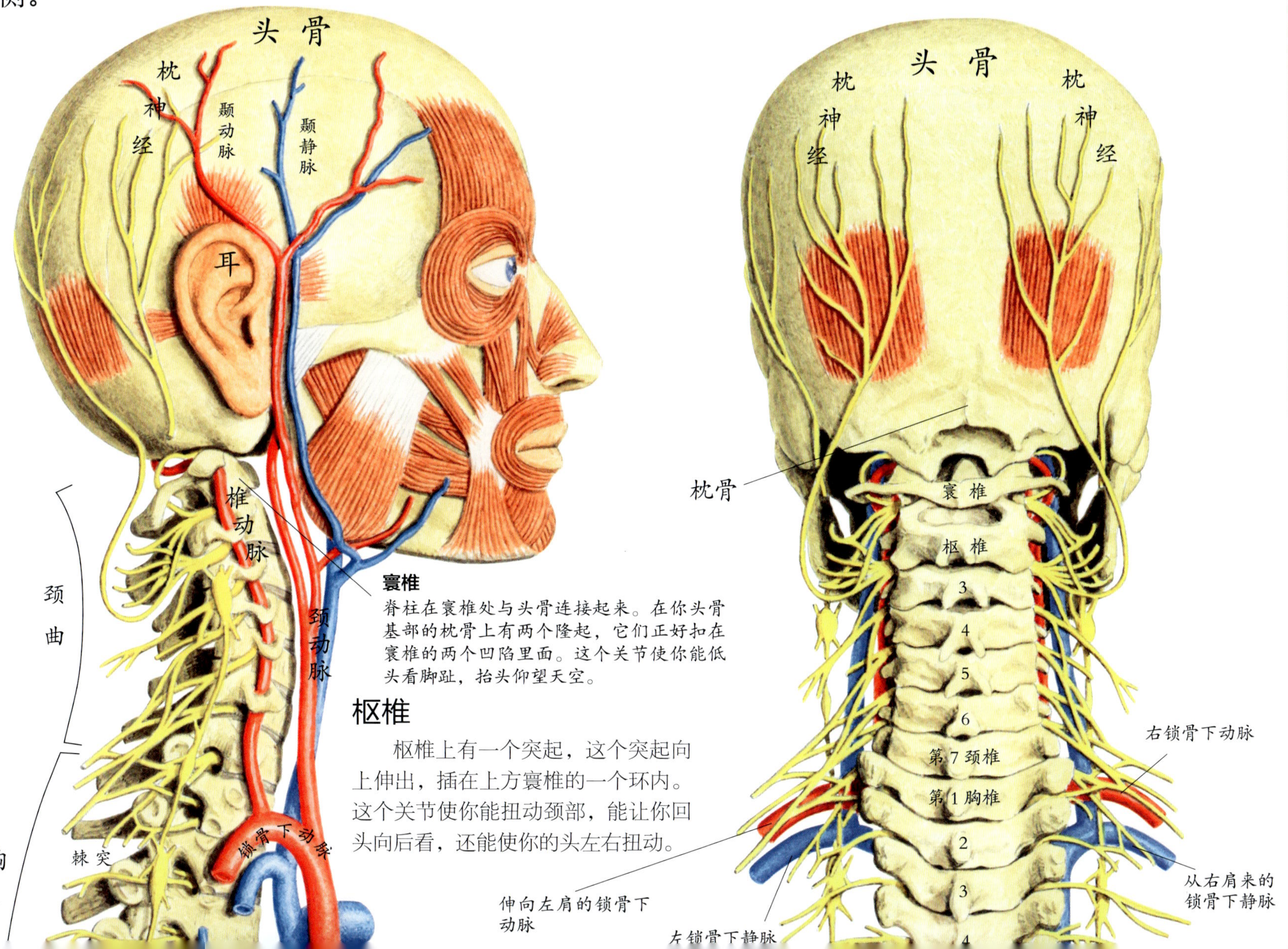

寰椎

脊柱在寰椎处与头骨连接起来。在你头骨基部的枕骨上有两个隆起，它们正好扣在寰椎的两个凹陷里面。这个关节使你能低头看脚趾，抬头仰望天空。

枢椎

枢椎上有一个突起，这个突起向上伸出，插在上方寰椎的一个环内。这个关节使你能扭动颈部，能让你回头向后看，还能使你的头左右扭动。

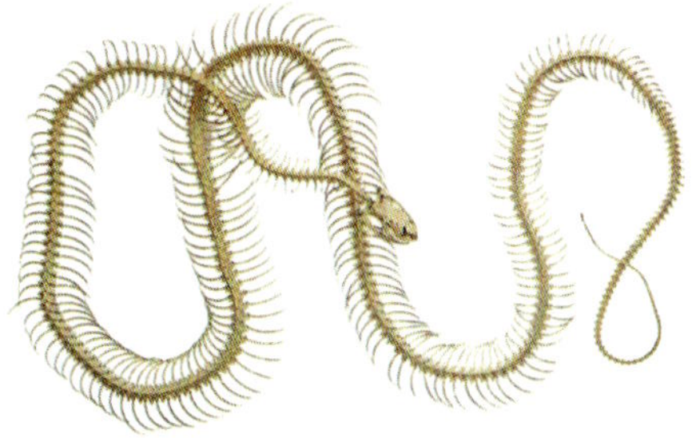

所有脊椎动物都有脊柱，例如哺乳类、两栖类、鱼类、鸟类，还有像上图这条蛇的爬虫类。蛇的全身几乎是由椎骨贯穿，最多可达400块。

椎骨管

每一节椎骨的中央都有一个大孔，叫作椎孔。当椎骨一个一个往上堆砌时，全部的椎孔就会连成一条管道，把脊髓容纳在里面。这条管道就叫作椎骨管。

奇静脉

这条静脉沿着脊柱旁边向上伸延，沿途收集胸部使用过的血液，把它们排到下腔静脉。如果下腔静脉堵塞了，血液就会沿着这条路径流回心脏。

腰椎

脊柱愈靠近基部，负荷的质量就愈大，因此位于下背部的腰椎也就比较粗大强壮。当你举起重物时，这些骨头承受了大部分的压力。这也就是为什么椎间盘突出症这类椎骨间关节损伤在腰椎部分最常见了。

椎间关节

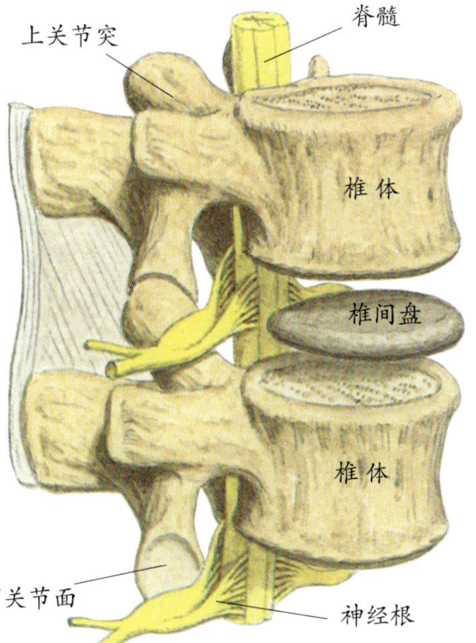

每对椎骨的主体（椎体）间，有一块叫作椎间盘的韧垫。每个椎间盘都有一个坚固的外层和一个像果冻的中心。当你行动时，整个椎间盘能帮助减轻震荡。在脊柱弯曲和扭动时，它能承受挤压力。

脊髓贯穿了位于椎骨主体后面的椎骨管。椎骨也在两个弯曲隆起处连接，这些隆起叫作上关节突，它正好与上方椎骨的下关节面相扣合，而形成了两个关节。

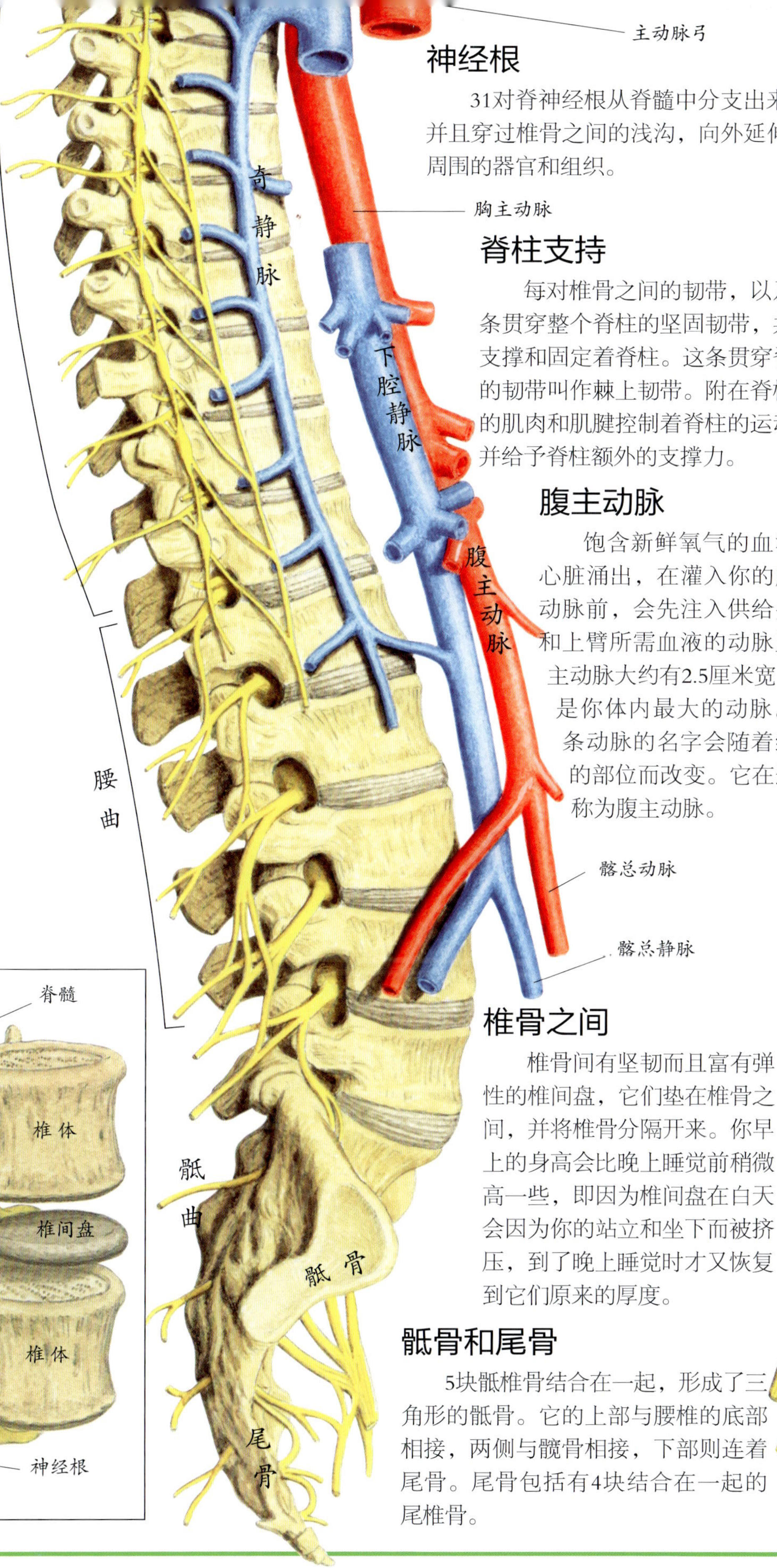

神经根

31对脊神经根从脊髓中分支出来，并且穿过椎骨之间的浅沟，向外延伸到周围的器官和组织。

脊柱支持

每对椎骨之间的韧带，以及一条贯穿整个脊柱的坚固韧带，共同支撑和固定着脊柱。这条贯穿脊柱的韧带叫作棘上韧带。附在脊柱上的肌肉和肌腱控制着脊柱的运动，并给予脊柱额外的支撑力。

腹主动脉

饱含新鲜氧气的血液从心脏涌出，在灌入你的腹主动脉前，会先注入供给头部和上臂所需血液的动脉里。主动脉大约有2.5厘米宽，它是你体内最大的动脉。这条动脉的名字会随着经过的部位而改变。它在这里称为腹主动脉。

椎骨之间

椎骨间有坚韧而且富有弹性的椎间盘，它们垫在椎骨之间，并将椎骨分隔开来。你早上的身高会比晚上睡觉前稍微高一些，即因为椎间盘在白天会因为你的站立和坐下而被挤压，到了晚上睡觉时才又恢复到它们原来的厚度。

骶骨和尾骨

5块骶椎骨结合在一起，形成了三角形的骶骨。它的上部与腰椎的底部相接，两侧与髋骨相接，下部则连着尾骨。尾骨包括有4块结合在一起的尾椎骨。

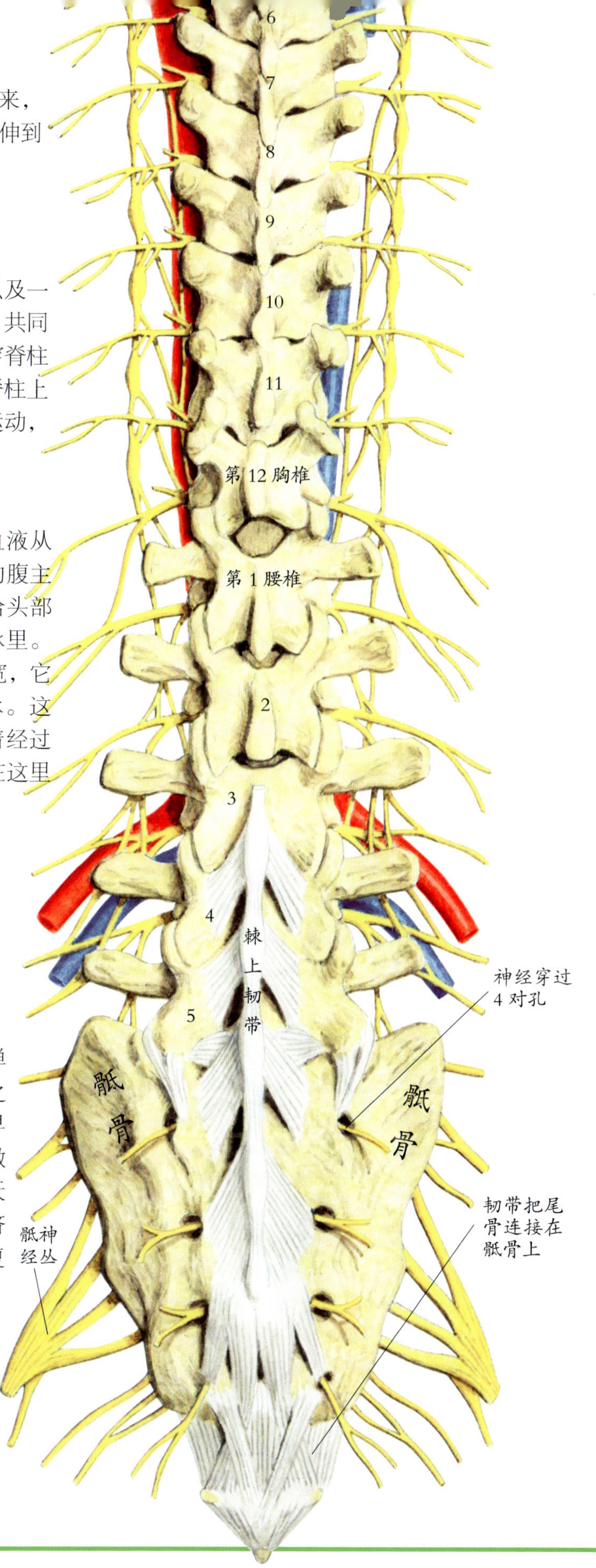

手臂和手

深夜里，借助手电筒的强光，你正穿过一座花园。突然间，光熄灭了，你身陷黑暗之中，本能地把手臂向前伸出，并且张开手掌，试图去摸索身边的东西。你的手和手臂不但有抓握和操作的能力，更具有触觉等重要感觉功能。

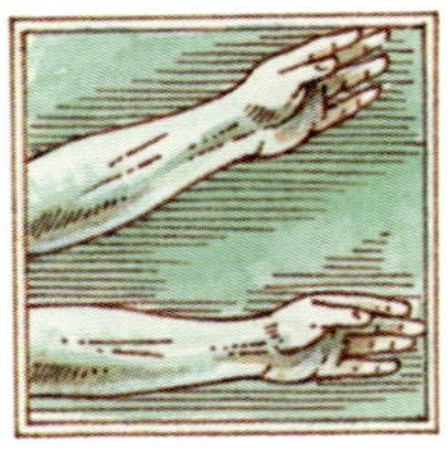

当你朝着远处有灯火的房子摸索走去时，你的一根手指突然碰到一个像针一般尖的东西，你会立刻把手缩回来。这时候光又亮了，你发现那原来是一根蓟刺。你手指上的皮肤首先感觉到蓟刺的压迫，神经信号便把这个信息迅速传到你的脑中，脑又把神经信号传到你手臂上的多块肌肉，这些肌肉于是马上收缩，把你的手从刺上缩回来。当然，这一切其实只发生在一瞬间。

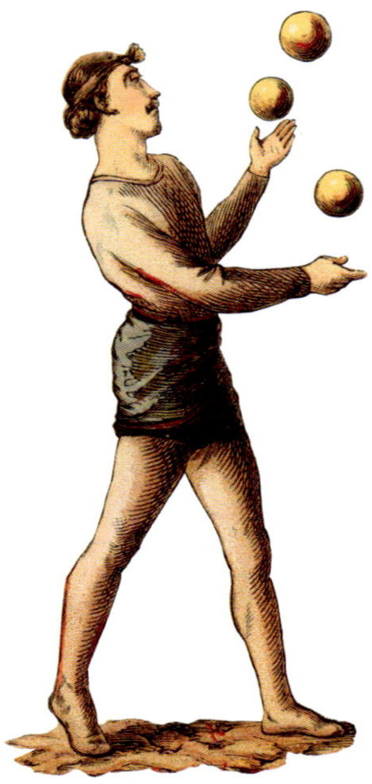

杂耍的手

当一个熟练的杂耍艺人在做抛球表演时，他的眼睛总是跟着球转来转去。他的手和手臂上的肌肉能使他的手伸向球要掉下来的位置，准确地接住它们。当他手上的皮肤确认已触碰到球，他的手就会将球抓紧，同时他的肌肉就已经准备好将球抛出去了。这是一连串准确快速的动作。

触觉

人类的手和手臂灵活得令人难以置信。它们拥有神经、血管和肌肉所组成的复杂网络，因而成为自然界中最有效率的操纵结构之一。手和手臂的皮肤里有许多神经末梢和感受器，尤其是在特别敏感的部位，例如指尖，这些神经末梢和感受器能向你的脑发送信息。强韧的肌腱把肌肉与骨头牢牢地连接起来，因此你的身体就可以针对这些信息迅速地做出反应。

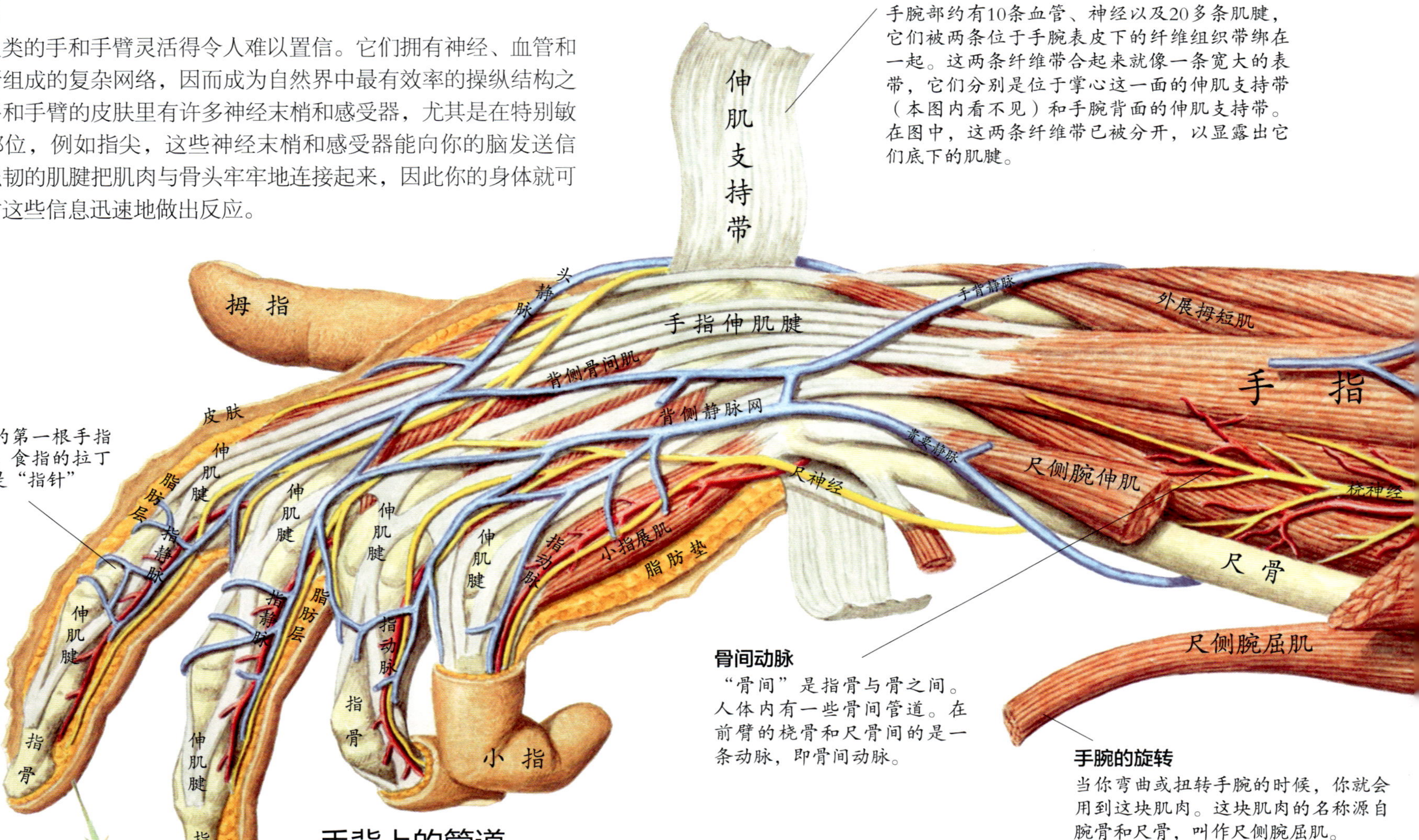

手腕纤维带

手腕部约有10条血管、神经以及20多条肌腱，它们被两条位于手腕表皮下的纤维组织带绑在一起。这两条纤维带合起来就像一条宽大的表带，它们分别是位于掌心这一面的伸肌支持带（本图内看不见）和手腕背面的伸肌支持带。在图中，这两条纤维带已被分开，以显露出它们底下的肌腱。

拇指后的第一根手指叫食指。食指的拉丁文意思是“指针”

骨间动脉

“骨间”是指骨与骨之间。人体内有一些骨间管道。在前臂的桡骨和尺骨间的是一条动脉，即骨间动脉。

手腕的旋转

当你弯曲或扭转手腕的时候，你就会用到这块肌肉。这块肌肉的名称源自腕骨和尺骨，叫作尺侧腕屈肌。

手背上的管道

你的手背上覆盖着一个由动脉、静脉和神经所构成的网络。动脉和静脉各自分成浅层和深层两组。浅层静脉就位于表皮的下面，它们就是你在手背上经常看到的蓝色血管。深层静脉则深埋在肌肉之间。

指尖里

手掌和手指的皮肤里有成千上万个感受器，大量的神经则把从感受器里发出的信号收集起来。在指尖隆起的皮肤下面，有一层脂肪，当你用手拿东西的时候，它会像个软垫一样受压下陷，这样既能保持舒适，又容易把东西握紧。

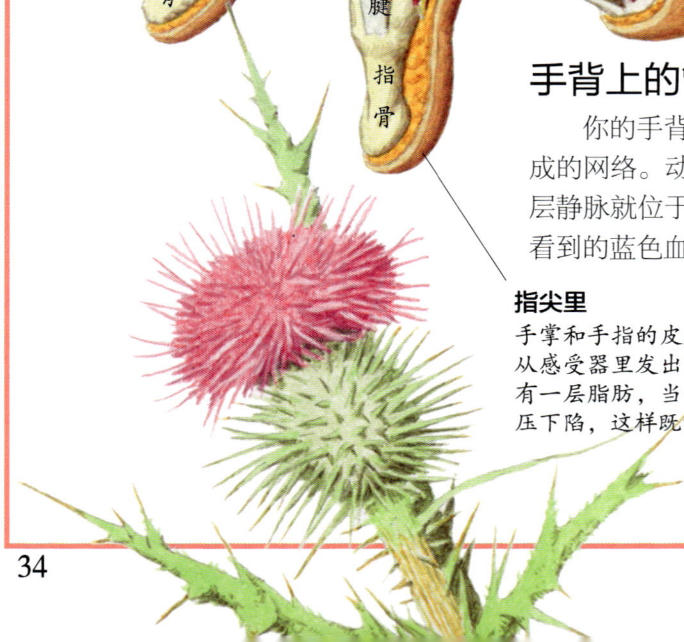

位置的感觉

人体内许多的肌肉和关节里，都包含几十个纺锤状的微小牵张感受器。这些感受器负责监测肌肉是拉紧还是放松，关节是屈曲还是伸直。这些信息沿着神经被传递到脑里。根据这些信息，脑就可以觉察身体各部位的位置和姿势。这就是为什么你即使不用眼看，也可以知道你的手臂是弯曲还是伸直，你的手指是屈握还是摊开。这种对身体位置的认知意识，称为本体感觉。

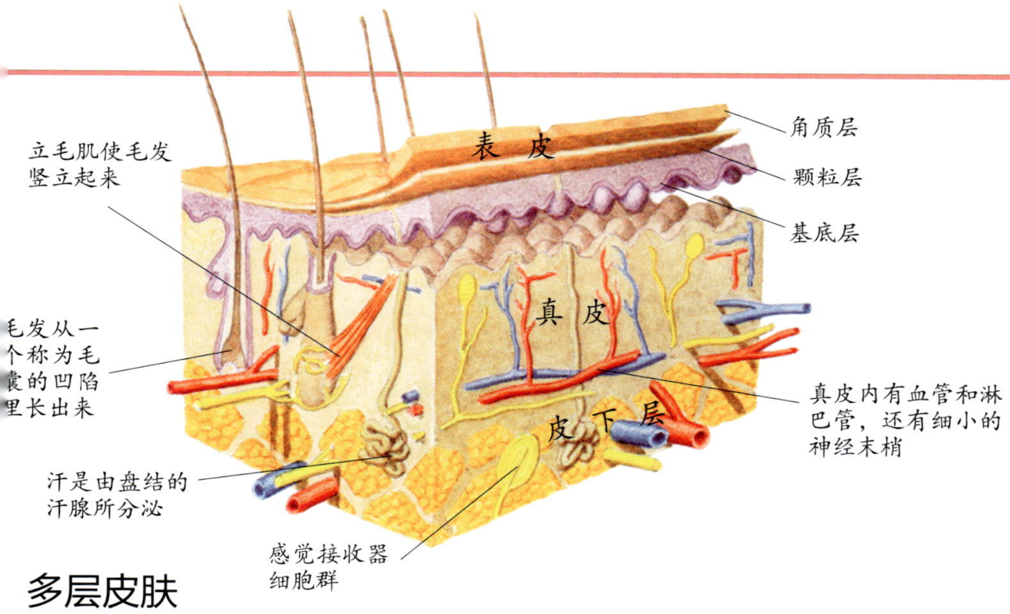

皮肤

皮肤是身体的最外层，它覆盖和保护着你的身体。左图是一幅放大了50倍的皮肤剖视图。你全部皮肤的质量大约是你体重的1/10以上。皮肤是由表皮和真皮两部分组成，它不但能保护你的体内器官免受伤害，还能阻止细菌和阳光中有害的光线入侵体内；另一方面，它还可以防止体液流失，并使你的体温保持恒定。皮肤含有蜡质、油质和其他不透水的物质，如果没有它们，洗澡的时候，你的身体就可能像海绵那样把洗澡水全部吸到体内了。

多层皮肤

皮肤的最表层称为表皮，表皮主要可分为基底层、颗粒层和角质层。新细胞不断从基底层产生，然后升到颗粒层。在颗粒层里，有些细胞专门制造角蛋白，角蛋白的作用在于使这些细胞变得坚韧耐磨。在基底层里，有些细胞能产生黑色素，这种物质能够决定皮肤的颜色。颗粒层的细胞充满角蛋白，它们会在向上移动到皮肤顶层（角质层）的过程中逐渐死亡。经过一个月左右，这些细胞就会因摩擦而损耗，然后被新细胞取代。真皮的厚度大约是表皮的4倍，主要由胶原蛋白组成，胶原蛋白能形成疤痕组织，修复伤口。真皮的下面是多脂肪的皮下层。

肱二头肌和肱三头肌

前臂的上下运动是由肱二头肌和肱三头肌所控制。二头肌有两个头，也就是两个与骨头相接的端点；三头肌有三个头，分别是长头、内侧头和外侧头。为了便于区分手臂上的二头肌与大腿上的二头肌（即股二头肌），手臂上的二头肌又称为肱二头肌。

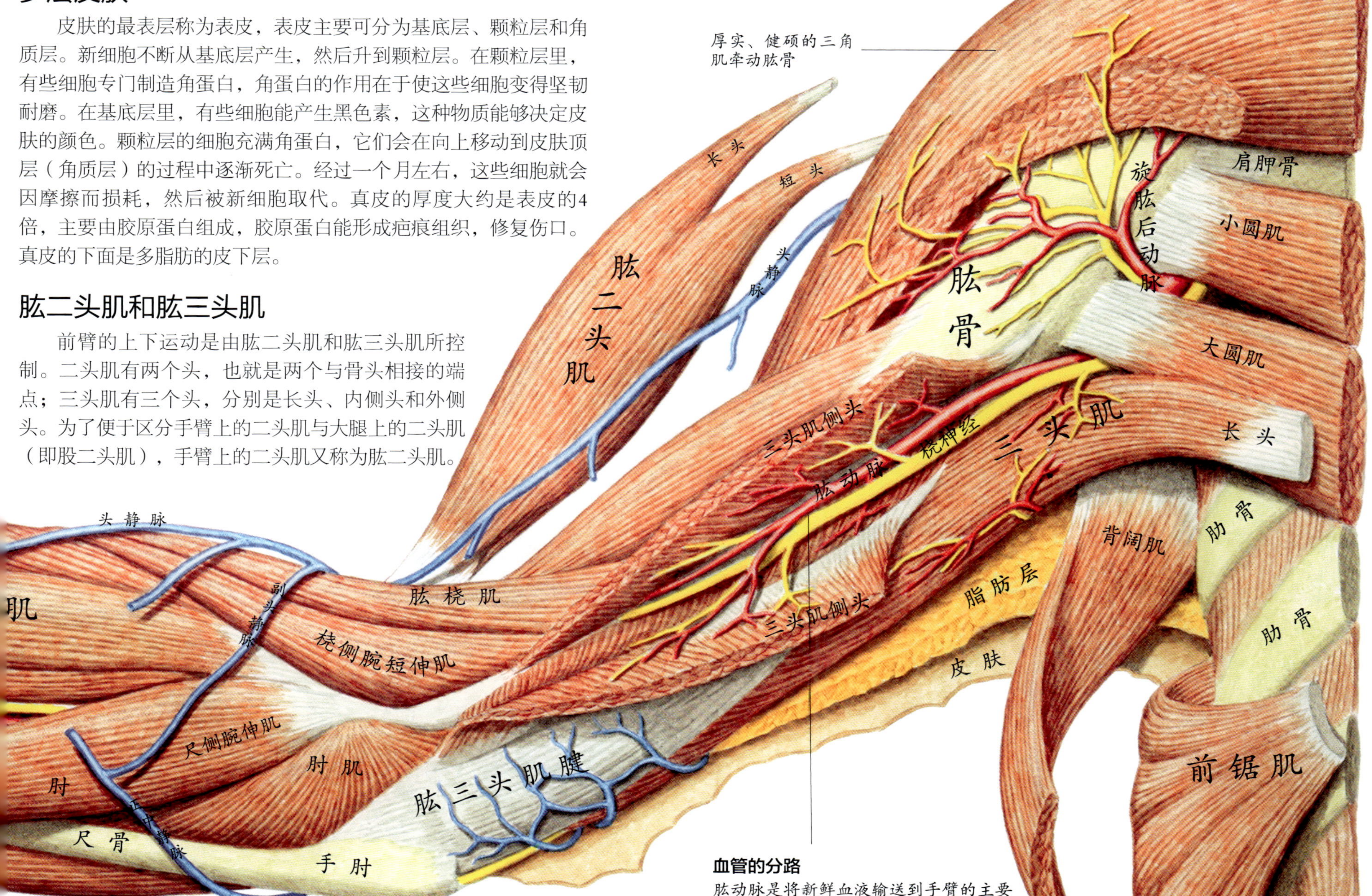

血管的分路

肱动脉是将新鲜血液输送到手臂的主要血管，在肘部上方，它分裂形成桡动脉和尺动脉——前臂的主要血管。肱动脉也有几个较小的分支，它们会先分开，然后再汇合起来，构成一个血液旁路或“捷径”组成的血液网络。这种血管系统称为侧支循环。血液可以借此同时流过数条侧支血管。

手的触觉分布图

手掌上的皮肤里含有大量的感受器，手指尖上的皮肤里更多，这些感受器使你的皮肤有触觉。就像身体上许多部位的感受器一样，手背的触觉感受器也埋在毛发的根部，因此只要毛发有任何风吹草动，这些感受器都能觉察出来。在没有毛发生长的部位，例如手掌、嘴唇和舌头，感觉细胞则大量集结在皮肤内的圆盘——触觉小体里。

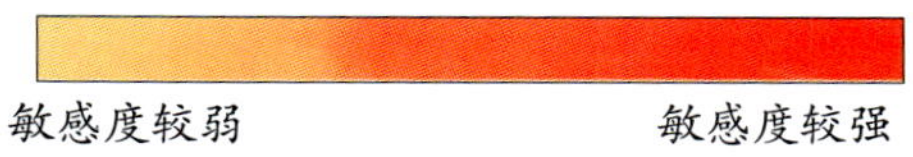

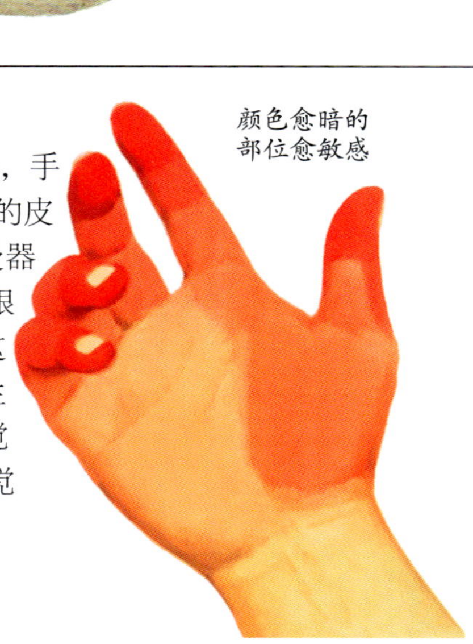

手臂关节

从肩膀到手指尖之间有一连串关节，你的手臂因此能伸屈自如，异常灵活。球窝关节位于肩膀，它使你的手臂几乎能向任何方向摆动；铰链关节位于手肘，它能使你的手臂弯曲和伸直；腕关节位于腕骨汇合处，它能使你的手灵活地转动；另外由于手指内有铰链式的关节，所以你的手指能屈曲和伸张。

肩和肘

假设你赢得一场比赛的胜利，请举起紧握的拳头，弯曲手腕，做出胜利的手势。你这时就动用了如右图中肩部和上臂部的许多肌肉，你可以看到在上臂皮肤底下有块隆起，这是肱二头肌。肱二头肌与其他肌肉一样，当它缩短时中间部分就会隆起。这种肌肉动作叫作等张收缩。肱二头肌一直保持相同的强度和张力，当肘部弯曲时长度就会缩短。现在，请你学健美先生握紧拳头、拉紧肱二头肌，但是手臂保持不动，这时你的肱二头肌仍然会隆起，这叫作等长收缩，它能使肌肉产生更大的牵引力，但是仍然保持一样的长度。大多数肌肉都同时使用等长收缩和等张收缩，以便移动或固定身体的各个部位。

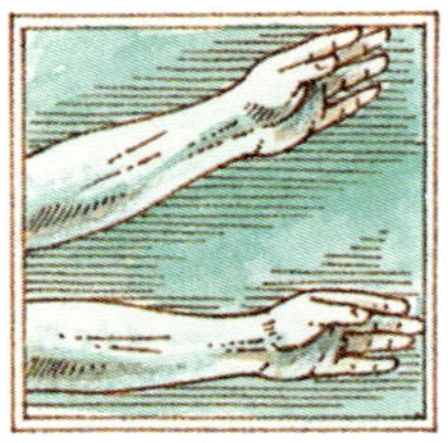

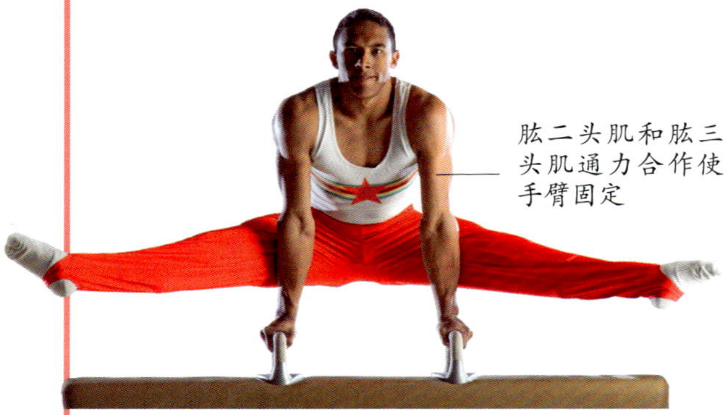

当一个体操选手在操练的时候，他需要用上臂部和肩部的肌肉来支持他全身的重量。

肩和上臂

不论你是举起重物，还是捡起一根羽毛，你的上臂肌肉和肩部肌肉都为你提供了力量以完成精确的动作。上背部肌肉和肩部肌肉负责移动你的上臂，上臂肌肉移动你的前臂，前臂肌肉则移动你的手腕和手。你的整只手臂就像个三段式的杠杆，使你可以伸手去拿起苹果，然后把前臂弯回上臂的上方，把苹果送到口里，然后大咬一口！

“双重关节”的肩膀

你的肩膀是一个非常灵活的球窝关节。肩膀之所以能如此灵活有一个重要的因素，那就是它的肩胛骨。肩胛骨的运动能改变窝状部位的角度，而肱骨（即上臂骨）上端的球状部位就套在这个窝上。当你把手从大腿侧高举到头部，做180° 摆动时，其中有一半的运动就是靠肩胛骨不断改变位置而达成。

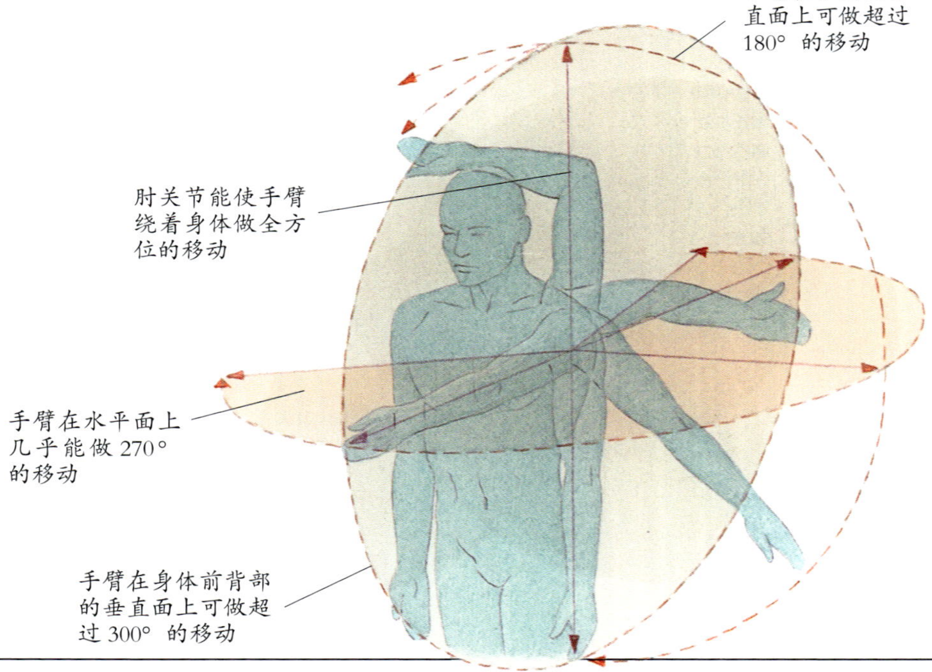

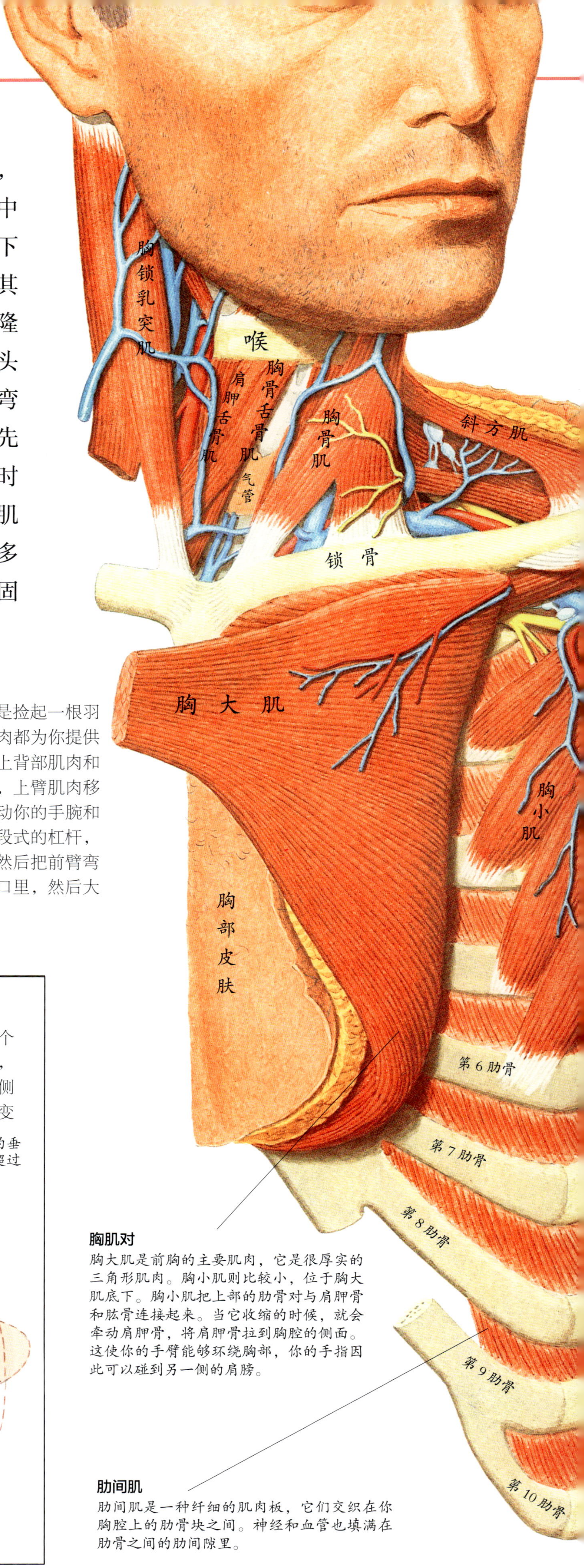

胸肌对

胸大肌是前胸的主要肌肉，它是很厚实的三角形肌肉。胸小肌则比较小，位于胸大肌底下。胸小肌把上部的肋骨对与肩胛骨和肱骨连接起来。当它收缩的时候，就会牵动肩胛骨，将肩胛骨拉到胸腔的侧面。这使你的手臂能够环绕胸部，你的手指因此可以碰到另一侧的肩膀。

肋间肌

肋间肌是一种纤细的肌肉板，它们交织在你胸腔上的肋骨块之间。神经和血管也填满在肋骨之间的肋间隙里。

肱二头肌的固定

肱二头肌的下端逐渐变细，最后变成一条扁平而强壮的肌腱，牢牢固定在桡骨上端的一个隆起上。桡骨是两块前臂骨中的一块。

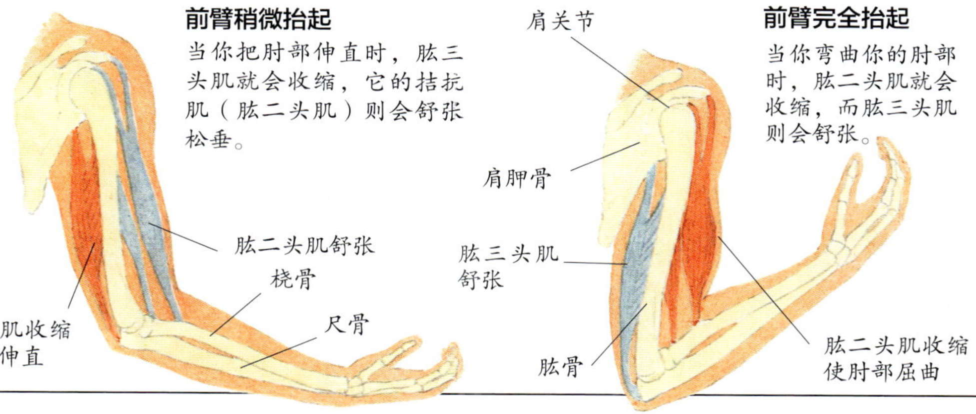

前臂稍微抬起
当你把肘部伸直时，肱三头肌就会收缩，它的拮抗肌（肱二头肌）则会舒张松垂。

前臂完全抬起
当你弯曲你的肘部时，肱二头肌就会收缩，而肱三头肌则会舒张。

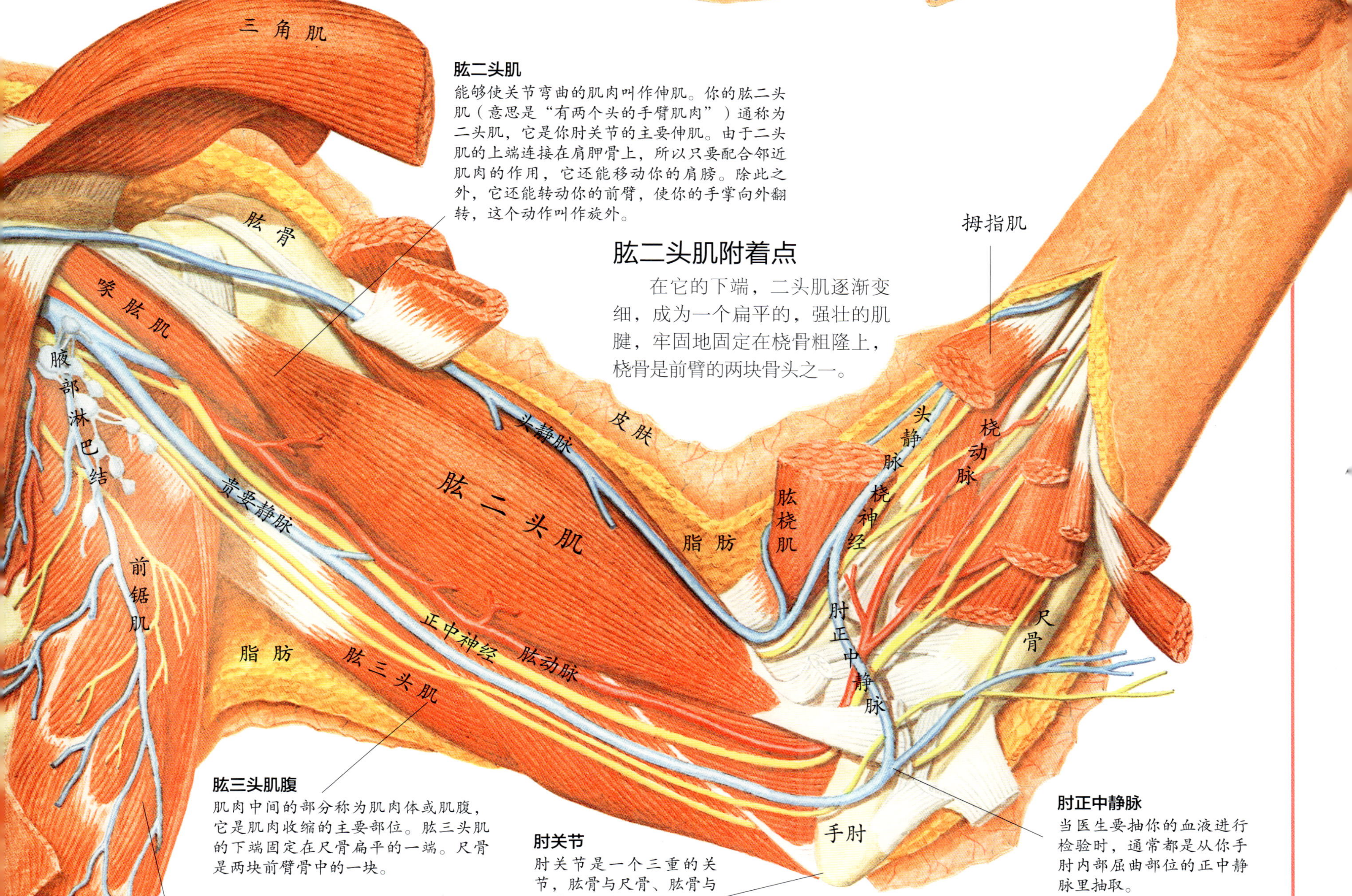

肱二头肌
能够使关节弯曲的肌肉叫作伸肌。你的肱二头肌（意思是“有两个头的手臂肌肉”）通称为二头肌，它是你肘关节的主要伸肌。由于二头肌的上端连接在肩胛骨上，所以只要配合邻近肌肉的作用，它还能移动你的肩膀。除此之外，它还能转动你的前臂，使你的手掌向外翻转，这个动作叫作旋外。

肱二头肌附着点

在它的下端，二头肌逐渐变细，成为一个扁平的，强壮的肌腱，牢固地固定在桡骨粗隆上，桡骨是前臂的两块骨头之一。

肱三头肌腹
肌肉中间的部分称为肌肉体或肌腹，它是肌肉收缩的主要部位。肱三头肌的下端固定在尺骨扁平的一端。尺骨是两块前臂骨中的一块。

肘关节
肘关节是一个三重的关节，肱骨与尺骨、肱骨与桡骨、尺骨与桡骨的交会点在此会合。整个关节称为前臂关节或肘关节。

肘正中静脉
当医生要抽你的血液进行检验时，通常都是从你手肘内部屈曲部位的正中静脉里抽取。

前锯肌
当你把手臂举过头顶时，这块肌肉就会把肩关节抬起。

拮抗肌

肌肉无法伸长去推动骨头，它们只能利用收缩把骨头拉到一起。许多肌肉成对排列，称为拮抗肌，它们的作用力正好相反：当拮抗肌中的某块肌肉收缩，把骨块向某个方向牵拉时，与它作用相反的那块肌肉就会松弛并舒张。如果反过来，当上面的第二块肌肉收缩，将骨块拉往相反方向时，第一块肌肉就会舒张。肱二头肌和肱三头肌是上臂的拮抗肌，肱二头肌使肘关节弯曲，肱三头肌则使肘关节伸直。

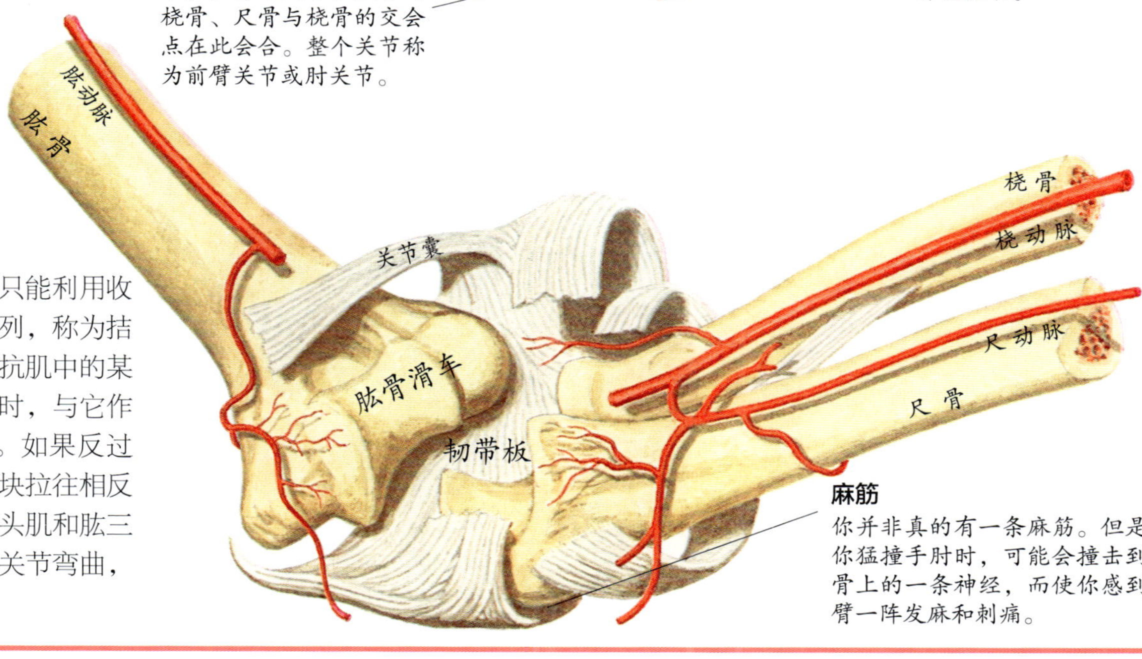

麻筋
你并非真的有一条麻筋。但是当你猛撞手肘时，可能会撞击到尺骨上的一条神经，而使你感到前臂一阵发麻和刺痛。

手腕、手和手指

你的手使你不用张口就可以与人“交谈”：挥手说再见，握手表示友好，轻轻抚触传达关怀，挥拳表达愤怒和敌意。你的手非常灵巧有力，既能穿针引线，也能握紧和压碎东西。当然，这些能力不只依靠手的构造，还依赖你的脑、眼和其他感官。脑通过神经系统提供必要的信息来控制手、眼和其他感官。

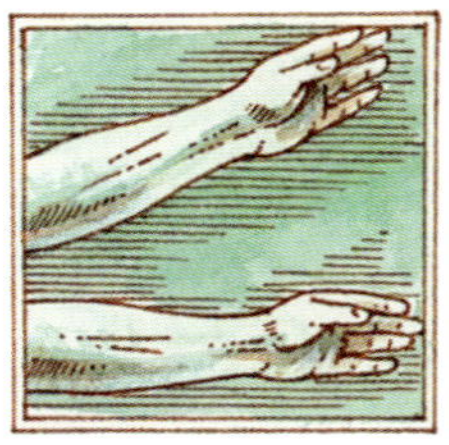

每只手都有一个由 27 块骨头组成的骨架。这些骨头由许多复杂的关节连接着，使手部具有惊人的柔韧性。手部的骨头包覆着肌肉与它们的肌腱、血管和神经，接着皮肤又把它们包了起来，其中包括你身体上某些最敏感的皮肤组织，尤其是指尖的部分。指尖的皮肤上有凹凸不平的涡状纹路——指纹。在世界上 70 多亿人口中，没有一个人的指纹与你的完全相同。

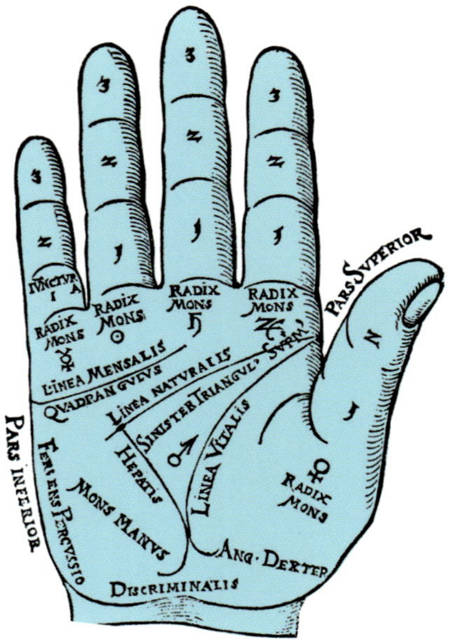

图中显示了掌纹

你的手掌

就和指纹一样，每个人手掌皮肤上的掌纹也完全不同。一些人相信掌纹可以揭示人的背景、健康和命运。解读掌纹被称作手相术。人们可以通过手的形状、色泽、纹理和柔软度来研究人的健康。

机械手臂

多年来，工程师们一直试图完善那些能模仿人类双手的复杂运动的机械手臂。现在，机械手臂可以在工厂的流水线上执行那些重复性任务以及做危险的工作，比如拆弹和太空探索。而一部分人造假肢也可以执行很多原来的肢体职能，有一些正在开发中的假肢可以直接连接到大脑，通过大脑指令控制假肢运动并进行温度感知。

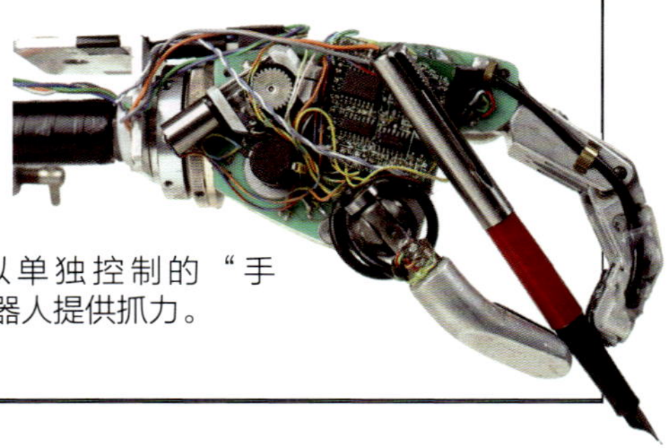

这个可以单独控制的“手指”能够为机器人提供抓力。

手掌内部

为了展露手的构造，让你了解手的灵活性，第39页的图为你展示了手掌皮肤下的样子。从拇指到小指（在拉丁文里，拇指为“强壮”之意，小指则为“最小”之意），每一块指骨都被包在长鞘里的肌腱跨接起来。这些肌腱把指骨连接到前臂强壮的肌肉上，前臂肌肉负责控制大部分手指的活动。附接在掌骨上的肌肉，为手指提供了更大的拉力，同时也构成了手的形状。血液沿着桡动脉和尺动脉的分支，一直流到手指尖。你的整个手掌上布满了神经末梢，这些神经末梢连接到桡神经、尺神经和正中神经上。

手骨

在解剖学上，你的手有3个主要部位，分别是手腕、手掌和手指。手腕部位共有8块骨头，它们分成两排，每排各4块。这些腕骨中有4块与桡骨和尺骨连接在一起。在你的手掌里，有5块掌骨起自你的手腕，一直延伸到掌指关节上。手指是由14块指骨构成的。大约有40条韧带把手骨紧束在一起，这些韧带大都集中在手腕。

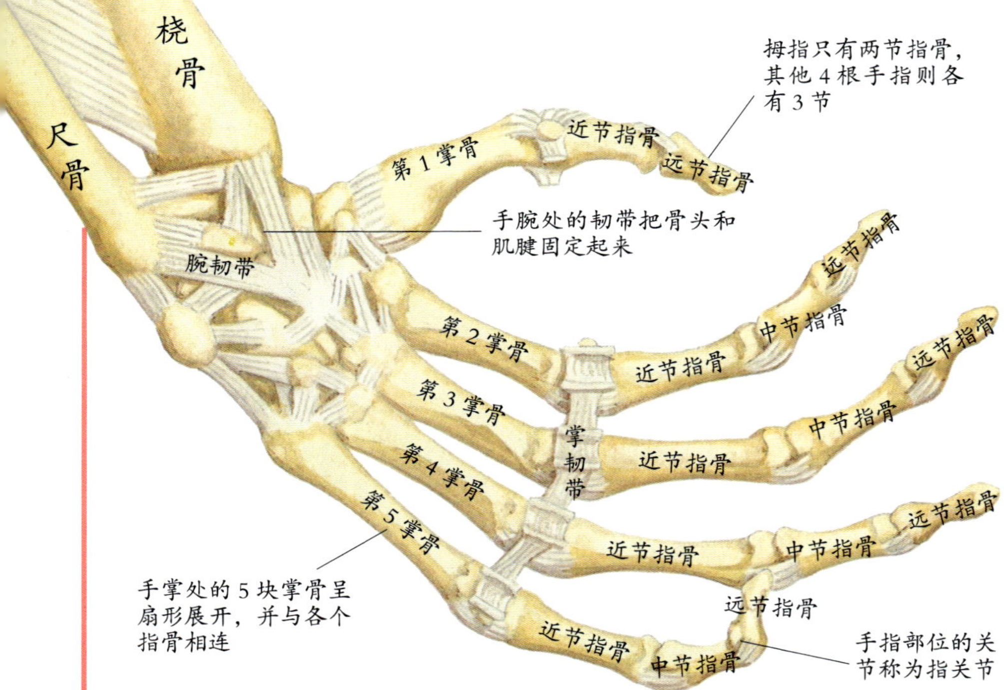

抓握要领

你的手设计得非常巧妙，适合抓握各种物体，从捡起一根大头针，到举起一个沉重的箱子。下面三种抓握方式可以证明手的灵活度：第一种是捏的方式，就是把拇指和食指靠拢，这可以让你精巧地抓住物体，除了人类以外，没有任何一种动物能做出这种动作，即使是人类的近亲大猩猩也不例外，拇指也能伸去碰触其他的手指，或者与其他手指逐一地相对；第二种是抓的方式，你可以弯曲你的手指和手掌，顺势包围住一个物体，牢牢地抓住它；第三种是握的方式，两只手同时作用的力相当大，这股力量足以支撑你全身的质量——你只要想象一下吊在峭壁边缘的感觉，就能体会了。

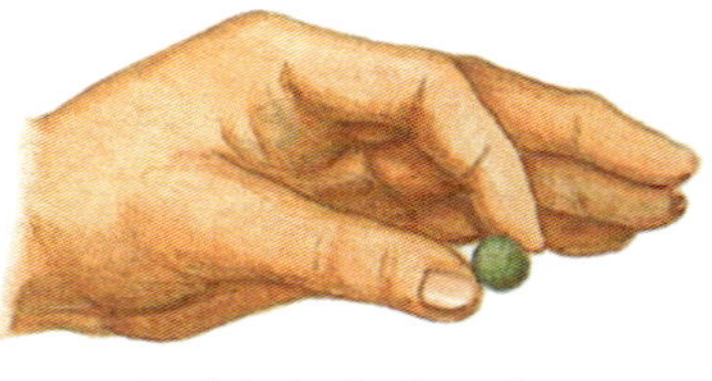

捏是拇指与其他手指间一种高度协调的动作，但是并不一定能使你把东西抓牢。

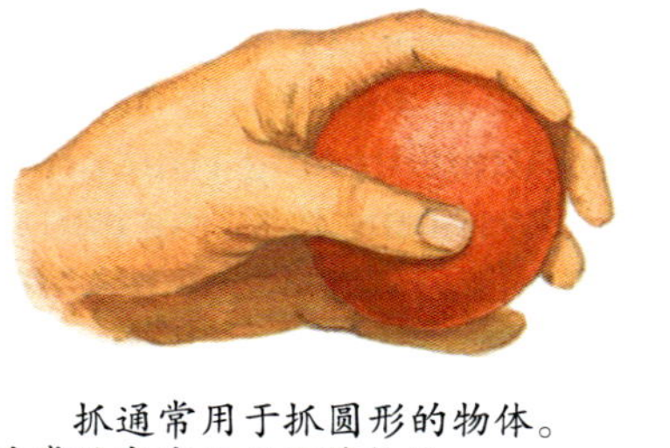

抓通常用于抓圆形的物体。手掌的宽度足以抓稳物体。

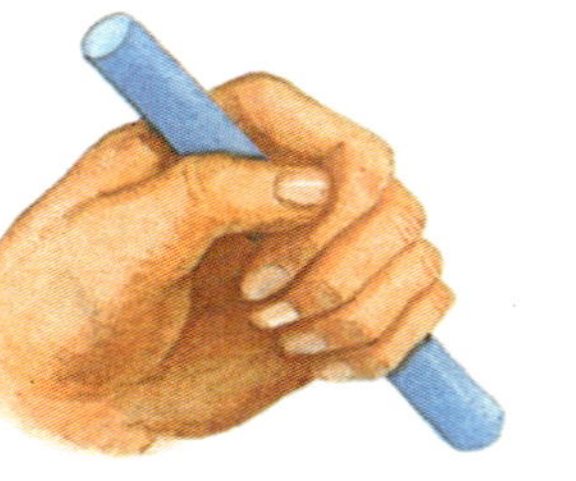

在握的动作中，手指会包围住物体，大拇指并施以额外的压力。

纤维鞘

错综复杂的纤维组织形成了筋膜、腱鞘和韧带，围绕着你手中的肌肉和血管，特别在手指的部位。这些纤维肌肉和肌腱固定在其各自的骨头旁边，因此即使你弯曲手指，这些肌肉和肌腱的位置都不会变。

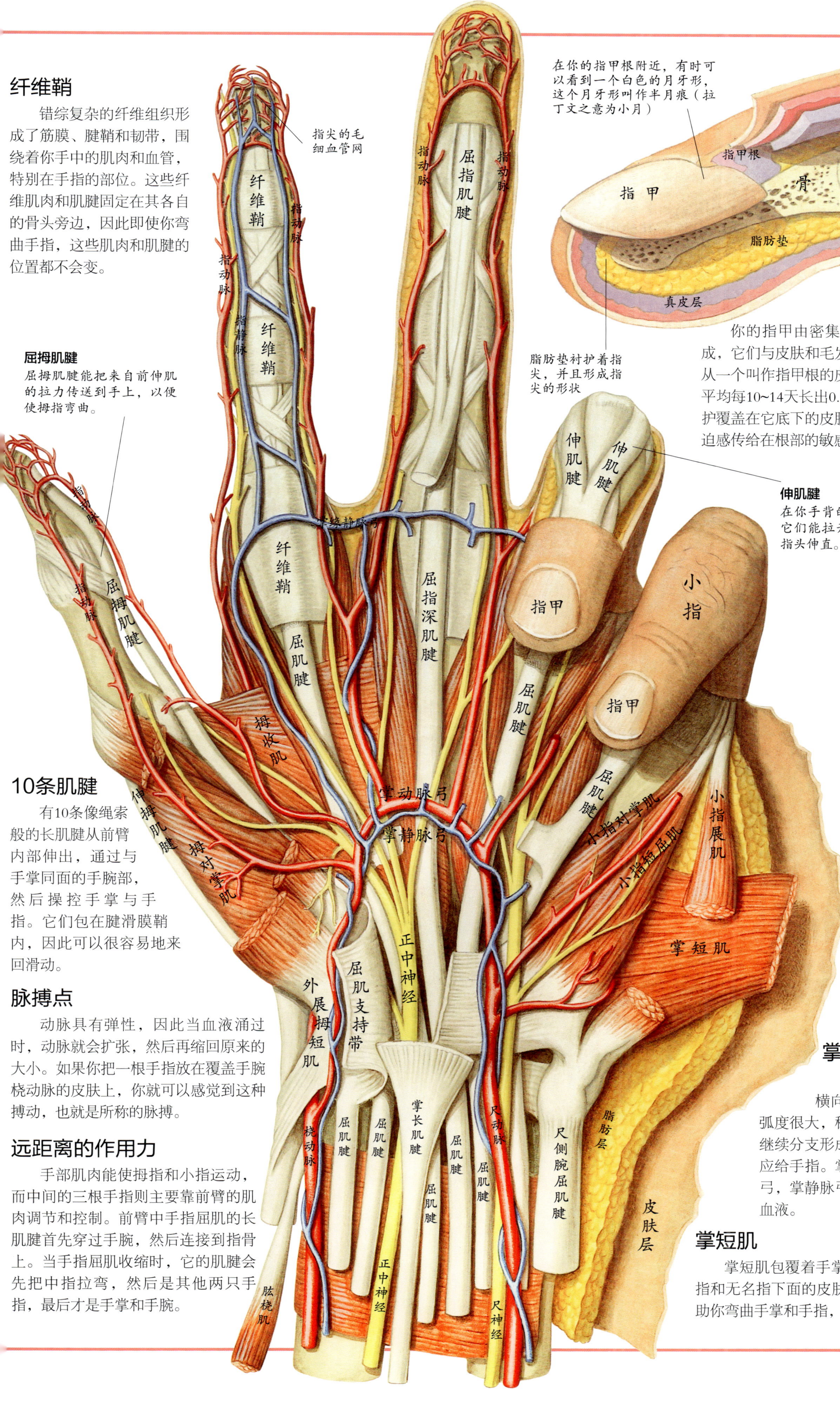

屈拇肌腱

屈拇肌腱能把来自前伸肌的拉力传送到手上，以便使拇指弯曲。

10条肌腱

有10条像绳索般的长肌腱从前臂内部伸出，通过与手掌同面的手腕部，然后操控手掌与手指。它们包在腱滑膜鞘内，因此可以很容易地来回滑动。

脉搏点

动脉具有弹性，因此当血液涌过时，动脉就会扩张，然后再缩回原来的大小。如果你把一根手指放在覆盖手腕桡动脉的皮肤上，你就可以感觉到这种搏动，也就是所称的脉搏。

远距离的作用力

手部肌肉能使拇指和小指运动，而中间的三根手指则主要靠前臂的肌肉调节和控制。前臂中手指屈肌的长肌腱首先穿过手腕，然后连接到指骨上。当手指屈肌收缩时，它的肌腱会先把中指拉弯，然后是其他两只手指，最后才是手掌和手腕。

指甲

你的指甲由密集而坚韧的角蛋白所组成，它们与皮肤和毛发的蛋白相同。指甲是从一个叫作指甲根的皮肤皱褶里长出来的，平均每10~14天长出0.1厘米。指甲不但能保护覆盖在它底下的皮肤，而且能把触觉和压迫感传给在根部的敏感皮肤。

伸肌腱

在你手背的是伸肌腱，它们能拉开骨头，使手指头伸直。

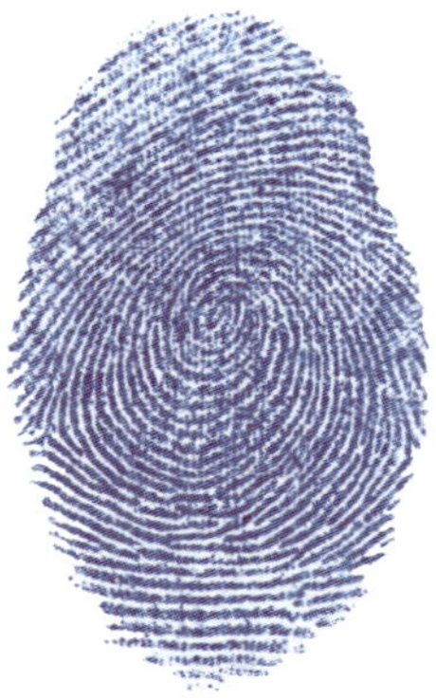

当你的手指触碰到一个既光滑又坚硬的表面时，你的指纹就会留在上面，如上图所示。这些纹路是由指尖皮肤上数百条汗腺分泌出的发黏汗纹所形成的。

小指对掌肌

有了小指对掌肌，你就可以把小指伸向拇指，与拇指接触。

掌动脉弓

在你的手掌里，有一条横向延伸的动脉，它延伸的弧度很大，称为掌动脉弓，掌动脉弓继续分支形成指动脉，负责把血液供应给手指。掌动脉弓旁边的是掌静脉弓，掌静脉弓负责收集手指内用过的血液。

掌短肌

掌短肌包覆着手掌上小指的侧面，使得小指和无名指下面的皮肤产生皱缩。掌短肌能帮助你弯曲手掌和手指，让你能握住东西。

下躯干

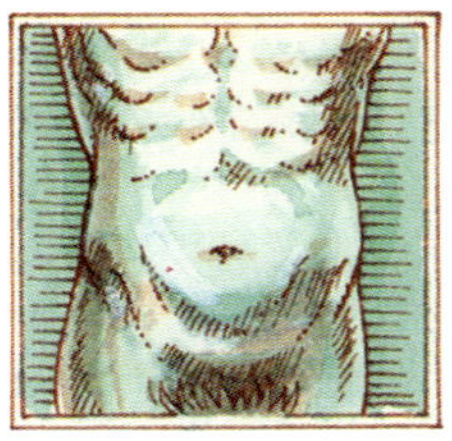

你的身体内有成千个化学工程在进行，这些工程统称为新陈代谢。你的下躯干内装满了负责新陈代谢的组织。消化系统主要包括胃脏和肠，它们占据了腹部大部分的空间。这些器官盘绕在你的下躯干内，消化和吸收富含能量和营养的物质，使你能不断生长和自我修复。食物虽然已被吞进你的身体，但是只有在胃脏和肠的内壁把它吸收到体内组织后，它才真正算是你身体的一部分。

你的肝脏位于下躯干的顶部，左、右各有一片肝叶。肝脏很像一座化学工厂，靠着它的两片肝叶执行几百项工作。下躯干的底部有两个出口：肛门和尿道。你的消化系统把来自肠道未经消化的食物和其他剩余物排出肛门，你的泌尿系统则把从血液里过滤出来的废物通过尿道排到体外。

肠道迷宫

如果你把下图和右图做一个比较，会发现：在右边的图里，肠子已经被向外移开，并且稍微偏向两侧，以便把动脉和静脉所组成的复杂血管网展现出来，这些动脉和静脉网负责把血液供应给腹部器官。在正常情况下，这些网络其实是藏在小肠和大肠的后面。在这个肠道迷宫后面，肾脏隐约可见，它就紧贴在腹部的后壁。

腹部的主要器官

如果你把腹部前面的皮肤和脂肪剥开，你就可以看到一些器官在腹部盘绕、蜷蜿和填塞的情形，它们形成一条新陈代谢的输送带。腹部的顶部被圆顶形的横膈膜包围，后部被脊柱、髋骨和背肌阻隔，两侧和前面包覆着大片纤维板状肌组成的腹壁，底部则被骨盆包围起来。

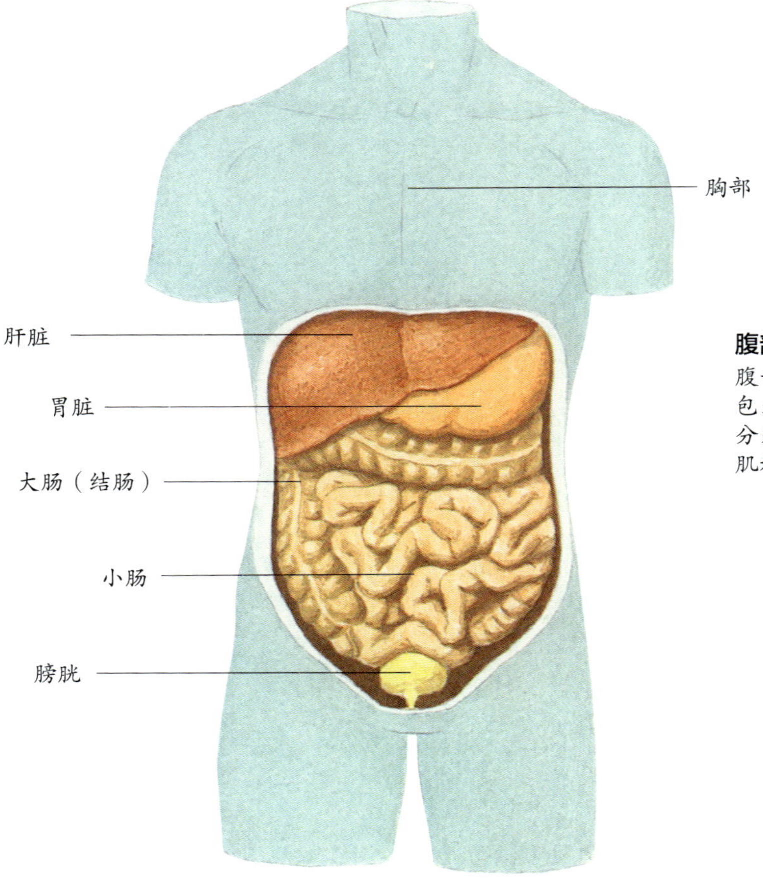

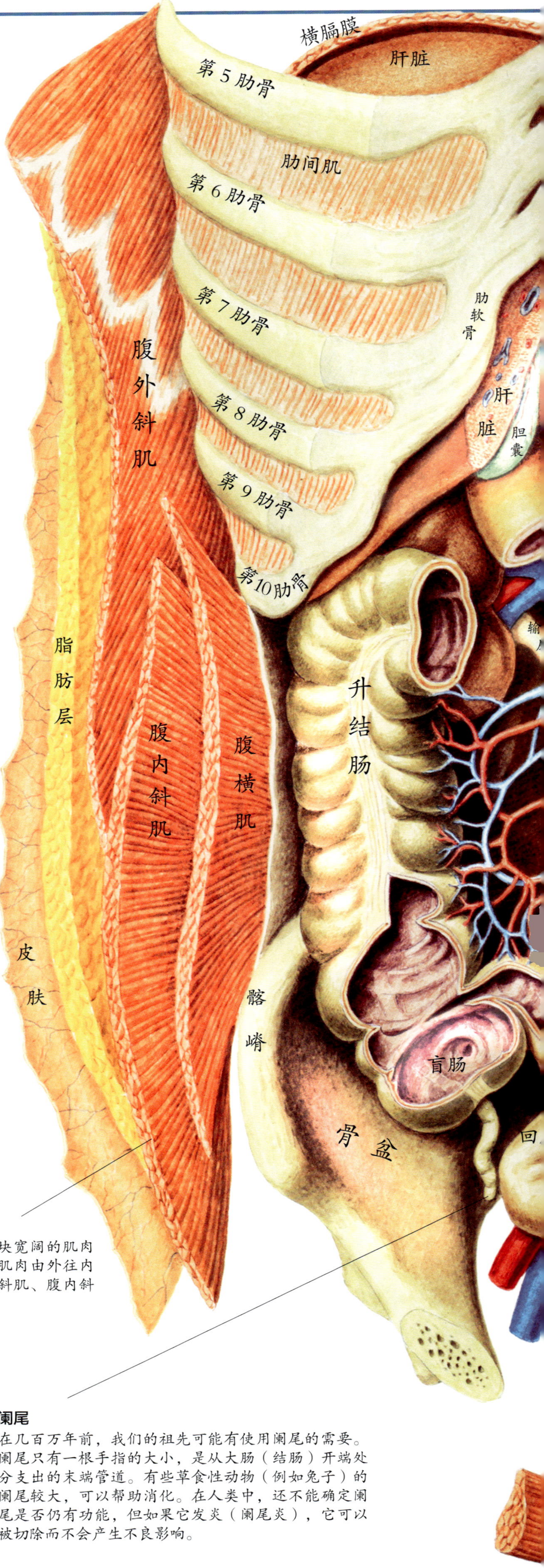

腹部侧壁
腹部两侧被三块宽阔的肌肉包着，这三块肌肉由外往内分别是：腹外斜肌、腹内斜肌和腹横肌。

阑尾
在几百万年前，我们的祖先可能有使用阑尾的需要。阑尾只有一根手指的大小，是从大肠（结肠）开端处分支出的末端管道。有些草食性动物（例如兔子）的阑尾较大，可以帮助消化。在人类中，还不能确定阑尾是否仍有功能，但如果它发炎（阑尾炎），它可以被切除而不会产生不良影响。

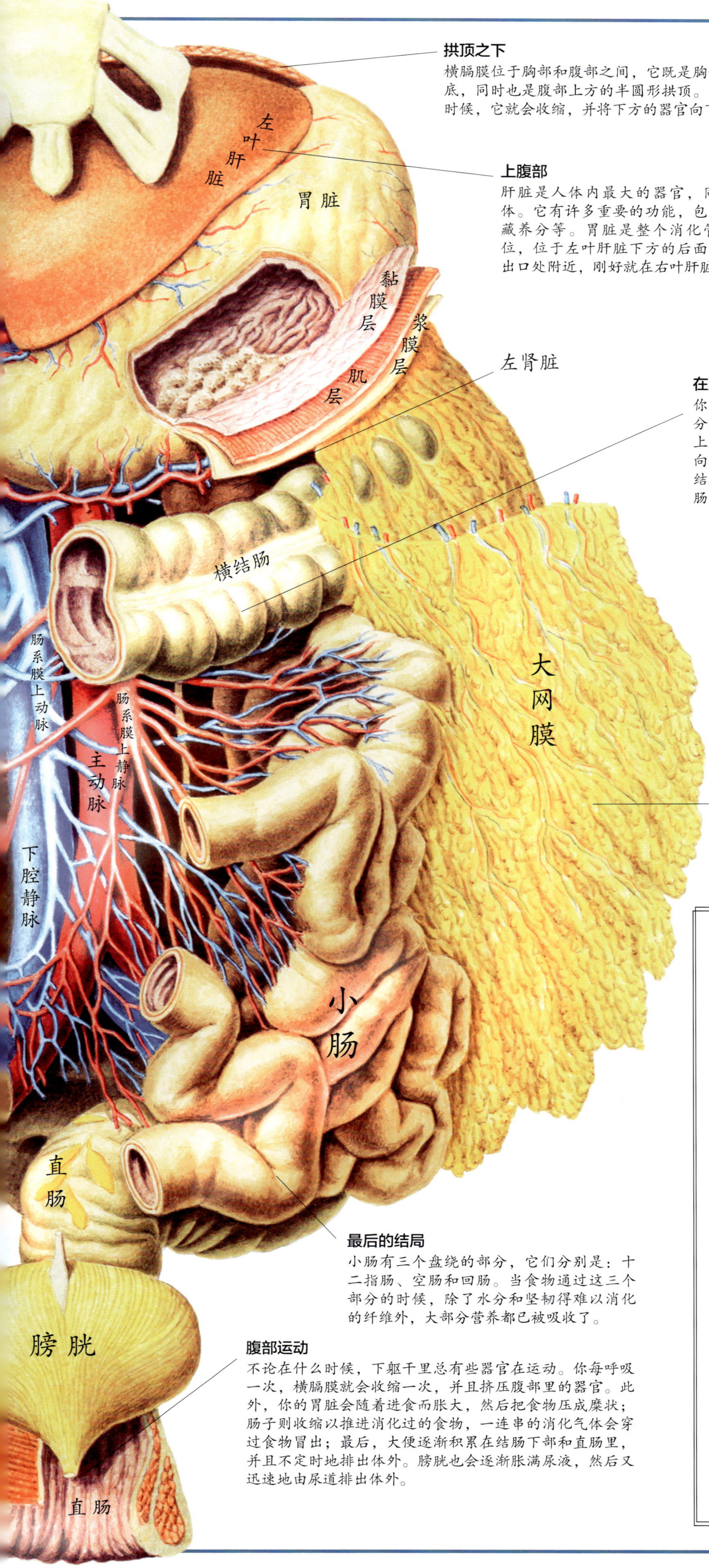

拱顶之下

横膈膜位于胸部和腹部之间，它既是胸部的肌肉基底，同时也是腹部上方的半圆形拱顶。当你吸气的时候，它就会收缩，并将下方的器官向下推。

上腹部

肝脏是人体内最大的器官，同时也是最大的腺体。它有许多重要的功能，包括分解、处理和储藏养分等。胃脏是整个消化管道中最宽阔的部位，位于左叶肝脏下方的后面。胆囊位于胃脏的出口处附近，刚好就在右叶肝脏的底下。

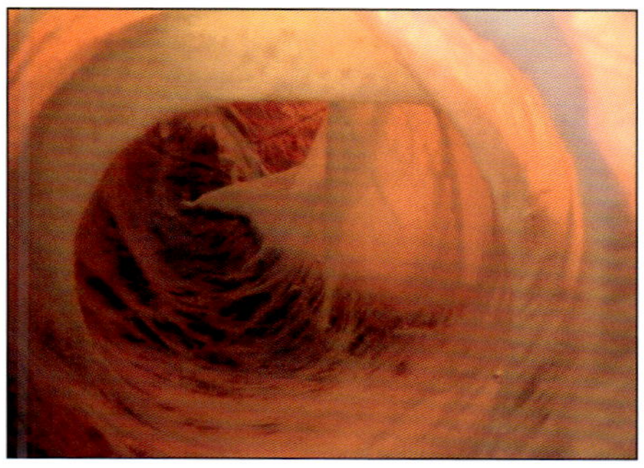

这是一张小肠内壁的照片，是用内腔镜摄得。内腔镜是一种管状仪器，专门用来检视人体内的管腔。内腔镜能用来检视食道、胃部、小肠、大肠和膀胱等管腔的内部。

在肝脏处向右转

你的结肠，即大肠，在你的下躯干内蜷蜿成一个拱形。它可以分成4段：它的上升段称为升结肠，从腹部的右下方开始，向上延伸到肝脏；它在那里向左弯，形成横结肠，然后沿着胃脏向上延伸，最后又向下弯曲，形成降结肠绕在腹部的左侧；降结肠一直下行到腹部的底部，在骨盆顶部附近，又形成乙状结肠，与直肠连接起来。

大网膜

腹膜是衬在腹部内里的膜层，由4层膜褶形成，就像一条围裙般垂挂在肠子的前面。这块腹膜褶叫作大网膜，包括脂肪细胞垫和对抗传染病的淋巴结。对于过胖者而言，他们的大网膜上和腹部器官之间，累积了过多的脂肪，因此便显得“大腹便便”。

大网膜包含淋巴管、脂肪团和一些血管

最后的结局

小肠有三个盘绕的部分，它们分别是：十二指肠、空肠和回肠。当食物通过这三个部分的时候，除了水分和坚韧得难以消化的纤维外，大部分营养都已被吸收了。

腹部运动

不论在什么时候，下躯干里总有些器官在运动。你每呼吸一次，横膈膜就会收缩一次，并且挤压腹部里的器官。此外，你的胃脏会随着进食而胀大，然后把食物压成糜状；肠子则收缩以推进消化过的食物，一连串的消化气体会穿过食物冒出；最后，大便逐渐积累在结肠下部和直肠里，并且不定时地排出体外。膀胱也会逐渐胀满尿液，然后又迅速地由尿道排出体外。

一条肠子通到底

如果你想把一条很长的绳子装进一个袋子，你一定不会用一个又长又窄的袋子来装。为了节省空间，你一定会把绳子卷起来。同理，你的小肠和大肠都相当长，所以必须被卷在腹部内，腹部就是为节省空间设计的，这样才有足够的内部表面积和足够的时间让食物通过和被消化，从而高效率地吸收食物内的养分。换句话说，如果你的肠子很短，食物就会很快地通过消化道，所有的养分可能就来不及被吸收了。因此，这些肠子便一圈一圈地盘绕起来，全部挤在腹部紧密的空间里。

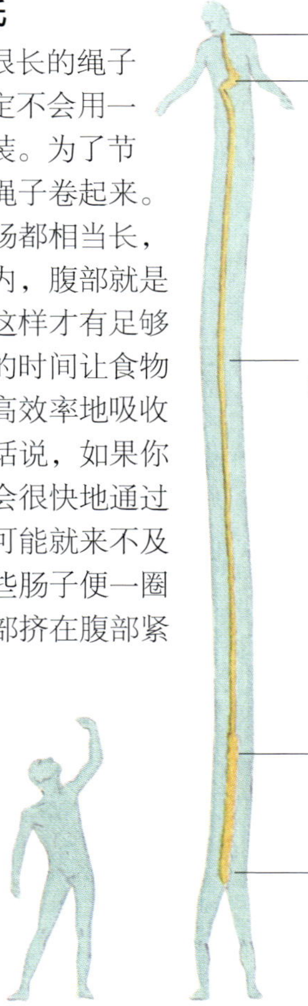

人体若跟着肠子拉直，身高大概得10米。

胃脏

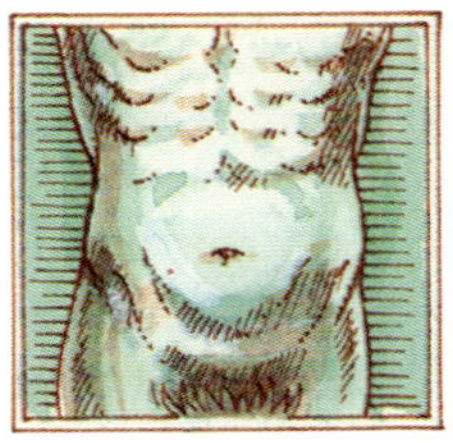

你是否曾有一顿饭吃得太饱，以至于感觉到肚子快要胀破的经历呢？如果真的这样，当时你的胃脏可能被撑得很大，里面可能容纳了大约 2 升的食物。这也就难怪你会指着自己的肚脐，抱怨肚子痛了。胃脏在人体内的位置其实比大多数人想象的要高得多。它位于左下肋后面，底部大约与最低的肋骨一般齐。

胃脏是食物和饮品离开口部之后的第二站，它是一个由肌肉层组成的“J”形囊，主要功能是挤压和研磨食物，把食物压碎成糊状的流质。胃脏对食物也可进行化学分解，它的内壁能分泌胃酸和一种叫作消化酶的物质。胃脏能把食物与这些物质混合起来，使食物产生化学分解。由于几乎没有任何细菌能抵抗这些化学物质，因此胃脏对吃进来的食物具有杀菌作用。

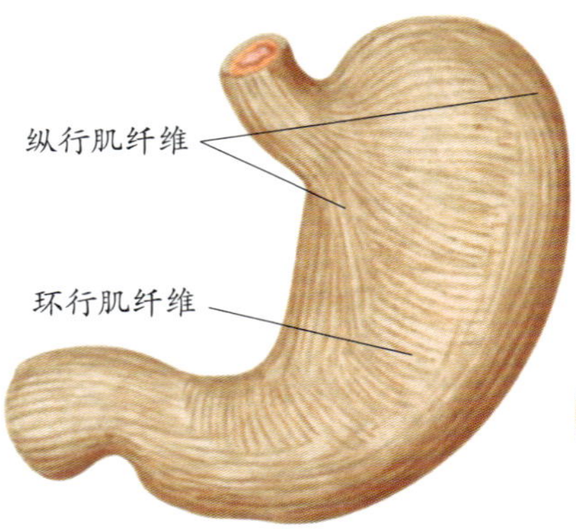

外肌肉层

胃脏的表面是一层平滑的浆膜，底下则有几层肌肉层。纵行肌有两组，沿着胃脏的两侧延伸；环行肌位于纵行肌之下，环绕整个胃脏。

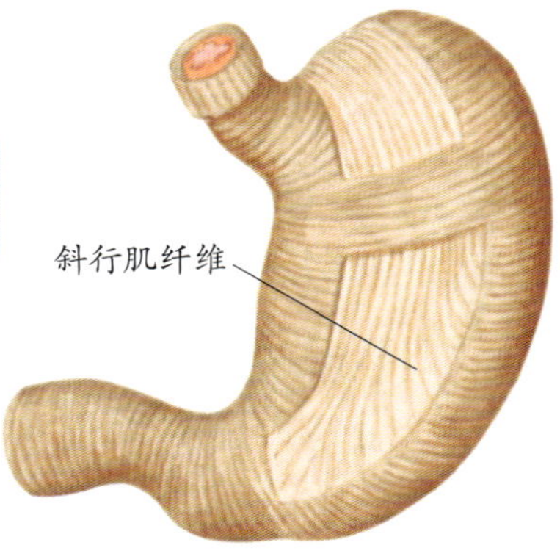

内肌肉层

位于环行肌下面的是斜行的肌纤维——斜肌。这三组肌肉纤维在胃脏里交错重叠，使胃脏能做几乎任何方向的收缩，以磨碎里面的食物。

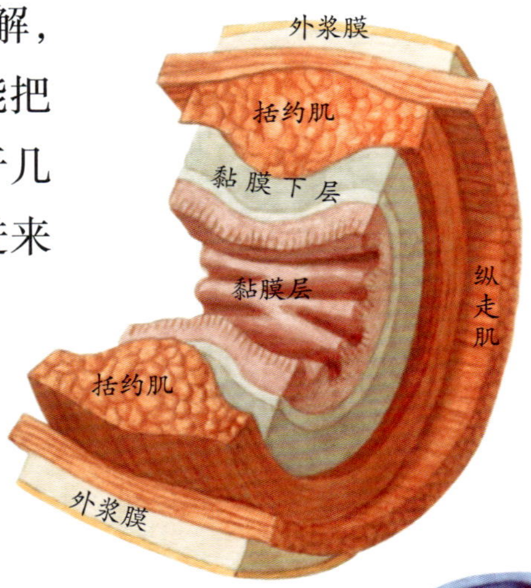

幽门

胃脏与小肠间的闸门叫作幽门，它是由环行肌里的环状增厚部分所形成。这个闸门通常关闭着，以留住胃脏里的东西，只有在消化的过程中才张开几秒钟。胃脏肌肉收缩所产生的压力，迫使食糜从胃脏里喷出，经由幽门进入小肠。

充盈和排空

每一餐的食物平均需要6个小时才能通过胃脏流到小肠内，富含碳水化合物的淀粉食物需要2~3小时才能完全消化，含高蛋白的食物则需要较长的时间，脂肪类食物的消化时间最长：在你吃进脂肪类食物约7~8小时后，这些食物可能才慢慢地从胃脏里流出来。

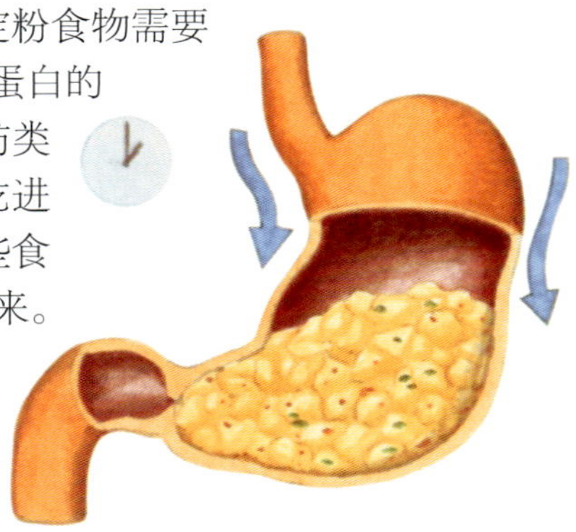

食物经过唾液的润泽，变成一堆堆柔软的团块——食物团，然后逐渐到你的胃脏。你每吞咽一口，食物就会累积在你的胃脏里，把胃脏撑得像一个气球。

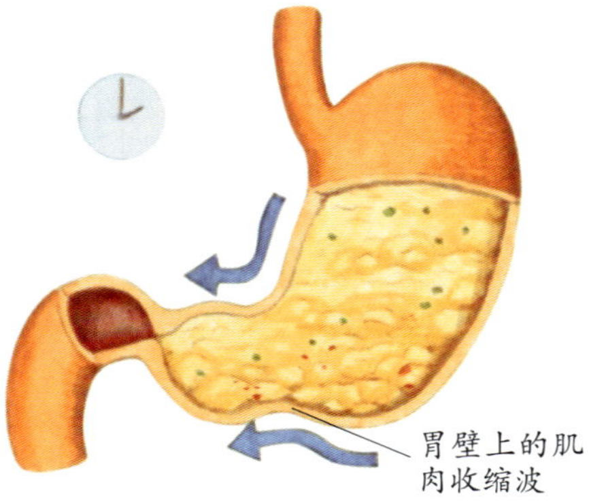

在1~2小时后，这些食物团已被搅碎，并与胃酸和消化酶混合，形成一种叫作食糜的糊状液体。这时，食糜可随时被挤进小肠。

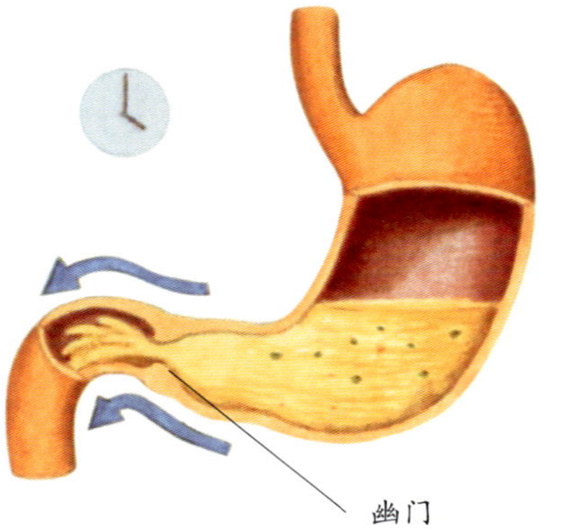

几个小时以后，有一些食物已经流过胃脏的出口——幽门，但是大部分食物还在胃脏里翻腾搅拌着。胃脏现在已经不再那么大和坚硬了。它开始慢慢缩小，像一个正在漏气的气球。

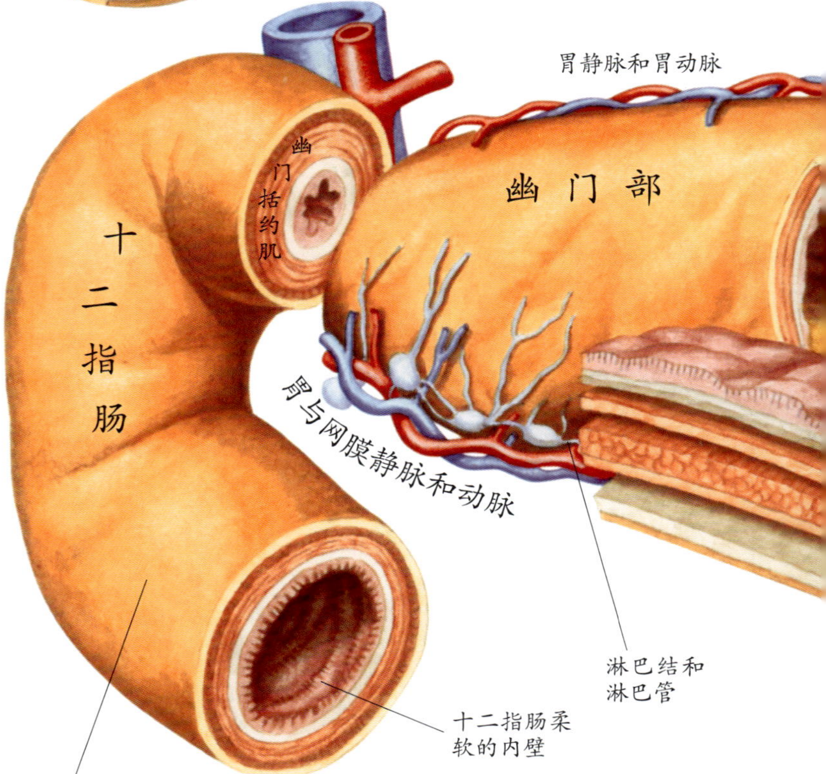

强大的推动力

胃脏靠近小肠的部分愈变愈窄，那一段窄管部称为幽门部，与十二指肠相接。当食物准备离开胃脏，进入十二指肠时，幽门部肌肉就会产生强大的挤压波，称为蠕动收缩，来挤压食物，把食物推出胃脏。

动脉和静脉

胃脏像身体的所有器官一样，有专门为它供应血液的血管系统。有一组动脉从腹部主动脉分支出来，负责把含氧丰富的新鲜血液送到胃脏里。静脉负责把使用过且含氧低的血液送回心脏，但是有一部分血液却沿着门静脉的分支流到肝脏，这部分的血液中含有一些吸自胃壁的物质，例如酒精和糖等。这些血液进入肝脏后，肝脏就会对这些物质进行处理。

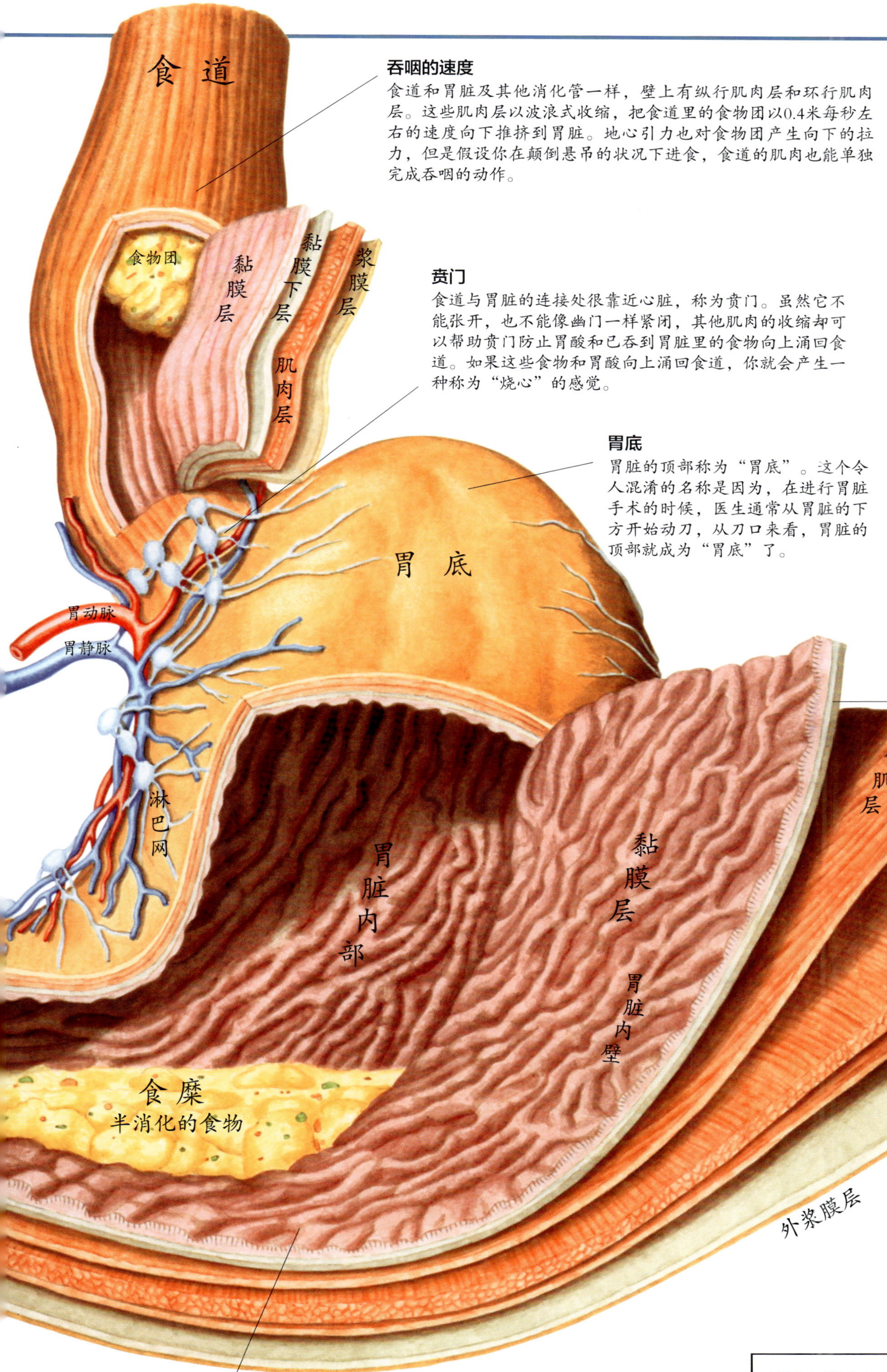

吞咽的速度

食道和胃脏及其他消化管一样，壁上有纵行肌肉层和环行肌肉层。这些肌肉层以波浪式收缩，把食道里的食物团以0.4米每秒左右的速度向下推挤到胃脏。地心引力也对食物团产生向下的拉力，但是假设你在颠倒悬吊的状况下进食，食道的肌肉也能单独完成吞咽的动作。

贲门

食道与胃脏的连接处很靠近心脏，称为贲门。虽然它不能张开，也不能像幽门一样紧闭，其他肌肉的收缩却可以帮助贲门防止胃酸和已吞到胃脏里的食物向上涌回食道。如果这些食物和胃酸向上涌回食道，你就会产生一种称为“烧心”的感觉。

胃底

胃脏的顶部称为“胃底”。这个令人混淆的名称是因为，在进行胃脏手术的时候，医生通常从胃脏的下方开始动刀，从刀口来看，胃脏的顶部就成为“胃底”了。

观察胃脏内部

胃镜是一柔软的管状仪器，属于一种内腔镜，医生可以用它直接察看胃脏的内部。内腔镜是专为进入身体孔道察看的仪器。医生使用胃镜时，会十分小心地让它通过喉咙和食道，然后穿过贲门到胃脏。胃镜包括一套能照亮胃脏内部的照明系统、一套进行察看的光纤系统和一条使胃脏充气膨胀的空气管，胃脏充气膨胀以后，能让医生观察得更清楚。以下的两张图片就是借助胃镜拍得的。

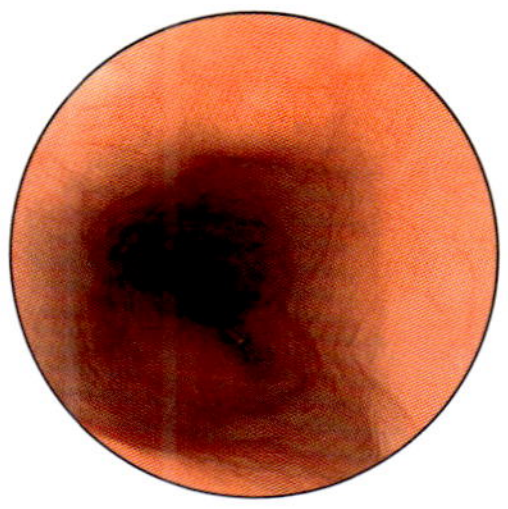

上面这张图片是由食道向下望的景象，位置刚好在贲门上面。

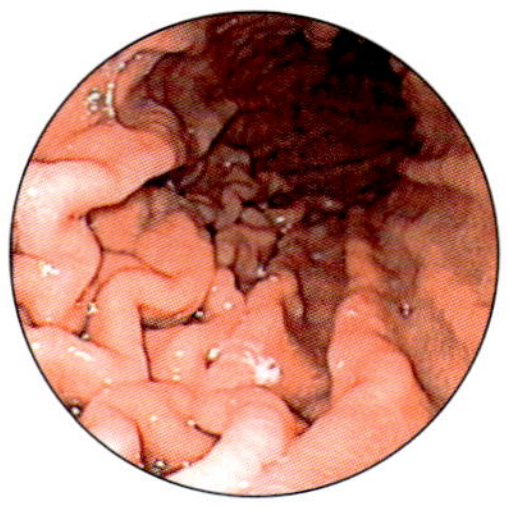

底下的图片是胃脏内衬上的皱褶。

黏膜下层

这是一层疏松的海绵组织，为位于内层的黏膜层与外层的肌肉层间提供了一个缓冲垫。黏膜下层包含有血管和神经。

为什么会打嗝

有的时候，如果你吃得太快，或者喝下汽水等冒泡的饮料，空气就会连同食物一道吞进胃脏里。这些空气会被推出胃脏，然后借助打嗝的形式向上回到食道，排出体外。

4层壁

胃脏壁可分为4层，它们由内到外分别是：棕红色的黏膜层、黏膜下层、肌层和浆膜层。这4层组织延伸及大部分的消化管。内浆膜和外浆膜鳞状的扁平细胞包住了整个胃脏。

胃脏的内壁

胃脏黏膜层的组织柔软，主要是因为它的黏膜上有成千上万个微小的凹陷，这些小凹陷叫作胃小凹。胃小凹内有些特化的细胞群，能产生和释放盐酸。其他细胞则能释放如胃蛋白酶等消化酶和胃肠激素。胃蛋白酶可以软化坚韧的肉纤维，促进消化，胃肠激素则在食物要进入胃脏，把胃脏胀大的时候，促使胃脏产生更多的胃液。当胃脏收缩的时候，它的黏膜就会出现皱褶，这些皱褶称为襞。

黏液防御线

胃脏里含有对肉食有强烈消化作用的化学物质，是什么使这些化学物质不会把胃脏本身也消化掉呢？原来胃脏内壁有一层黏液，能提供胃脏自我保护的能力。胃脏衬膜上的细胞群会持续分泌这种黏液，从而保护胃脏的内部。

足够维持一生的食物

若要保持身体健康，一个成年人的胃脏平均每年要消化和处理掉相当于500千克重的食物。以一个70岁寿命的人来说，他一生中吃进的食物，包括幼年吃的小量食物在内，总质量可以达到30,000千克以上，相当于6头没有象牙的大象的总重量！

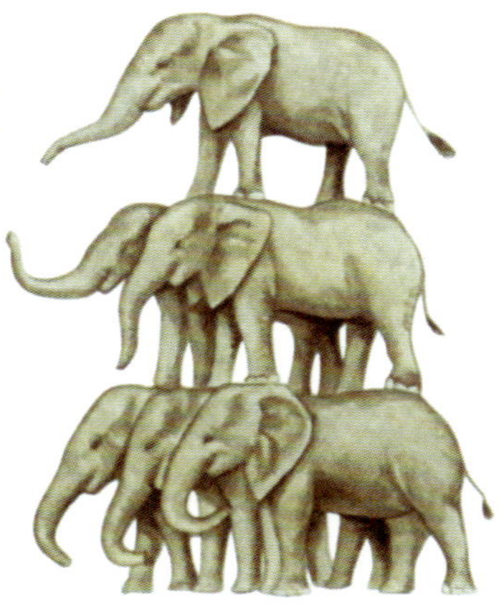

肝脏、胰脏和脾脏

西方人都相信，爱和勇气发自肝脏，并非来自心脏。在中国人的说法里，则把没有勇气的人称为“胆小鬼”。但是现在我们都知道，脑部才是控制情绪和感情的中心。肝脏对身体的健康非常重要，它就像一座复杂的化学工厂，在人体新陈代谢

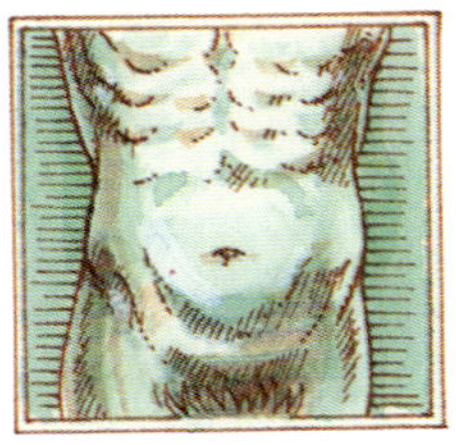

的过程中执行着 600 多种工作：它负责处理和贮存建造身体的养分和供应能量的糖分；它能过滤血液，循环利用血液的某些成分；它具有解毒的作用，能把危险的化学物质变为无害的；它能制造有消化作用的胆汁；它还能贮存维生素和矿物质。

胰脏位于左叶肝脏的下面，它有两个独特的功能。一个功能是制造一种称为胰酶的消化性化学物质。胰酶通过一条小管流入小肠，在小肠里帮助消化食物。另一个功能则是制造胰岛素和胰高血糖素，这两种激素控制着身体细胞使用能量的方式。脾脏位于你的上腹部，它执行着抵抗入侵细菌、过滤血液和保持血液健康的任务。

肝叶

肝脏重约1.4千克，是人体里最大的器官。肝脏是由一个较大的右叶和一个较小的左叶组成，中间由镰状韧带隔开。

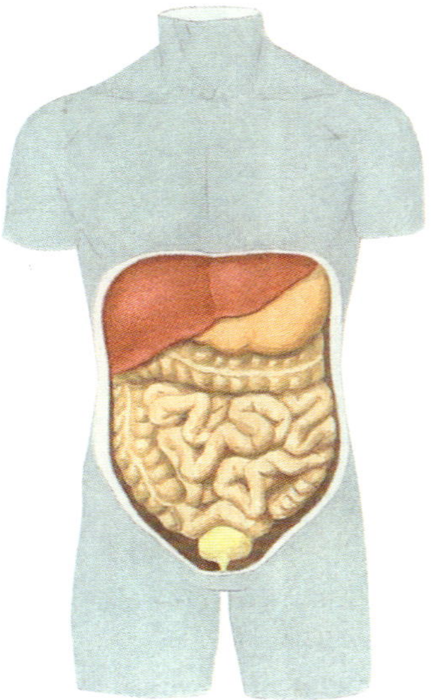

位置

肝脏像胃脏一样，在人体内的位置比许多人所认为的要高。实际上，它的最顶端就在你右乳头的后面，横膈膜的圆顶之下。胰脏位于你身体的左边，正好在胃脏的下面。脾脏则藏在左半部胃脏的后面。这些器官都被你的下方肋骨保护着。

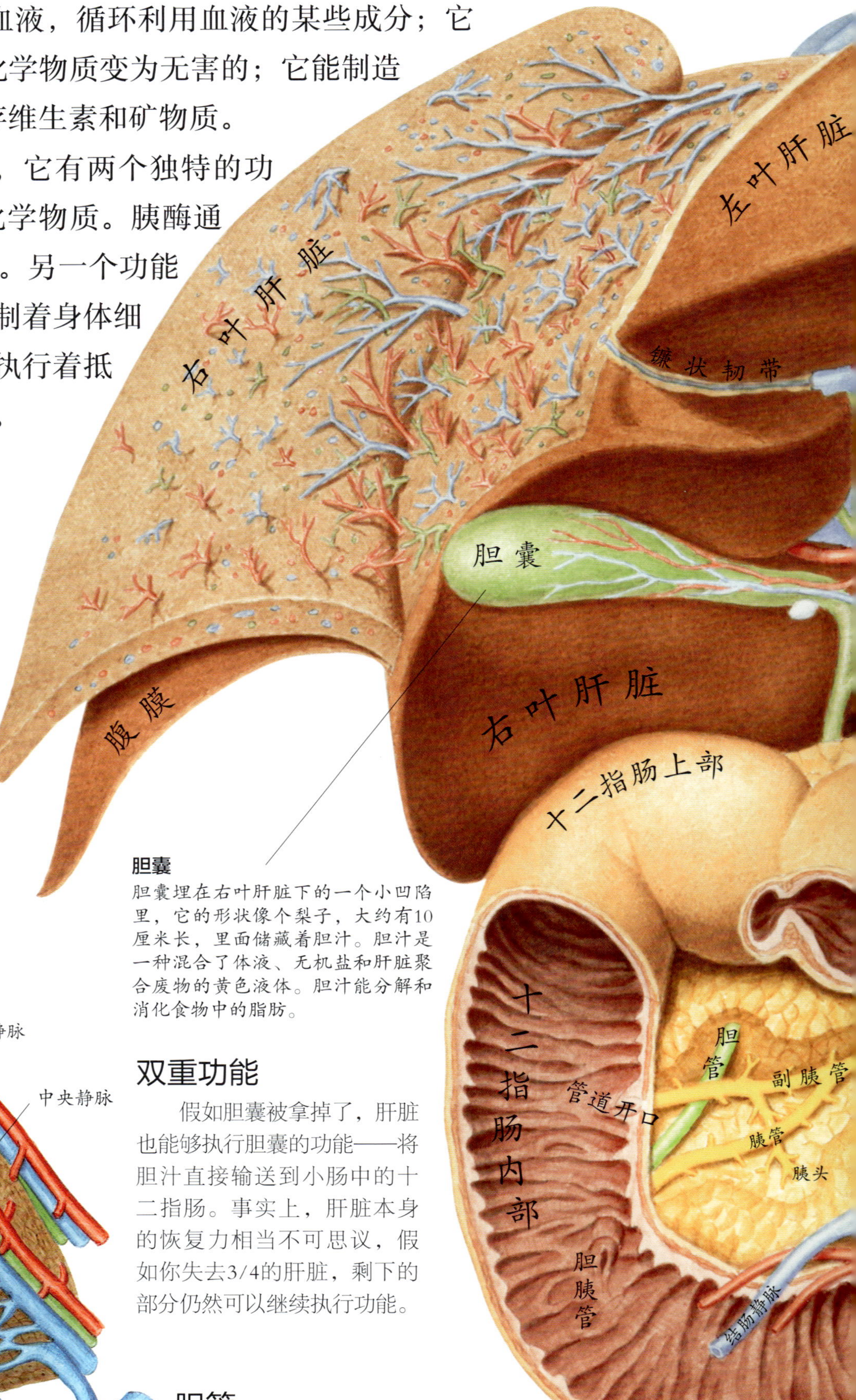

胆囊

胆囊埋在右叶肝脏下的一个小凹陷里，它的形状像个梨子，大约有10厘米长，里面储藏着胆汁。胆汁是一种混合了体液、无机盐和肝脏聚合废物的黄色液体。胆汁能分解和消化食物中的脂肪。

肝小叶内部

肝脏的外部看起来光滑而稍有弹性，但是，它实际上包含了大约50万~100万个称作肝小叶的微细团块。肝小叶的直径约0.1厘米，形状像一个六面的多角体，中心贯穿着一条小静脉——中央静脉，肝细胞板层呈扇形展开围绕着它。这些细胞之间的空隙称为窦状隙，那里一直充满含氧量丰富的血液，以供辛勤的肝细胞工作之需。肝动脉、门静脉和肝管都有分支围绕在肝小叶的外面。

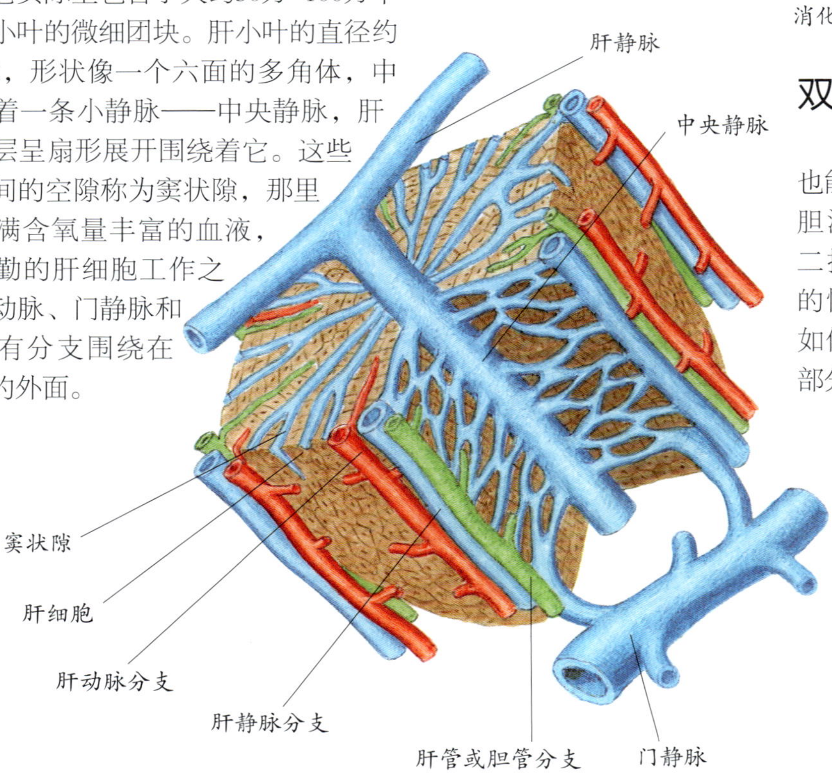

双重功能

假如胆囊被拿掉了，肝脏也能够执行胆囊的功能——将胆汁直接输送到小肠中的十二指肠。事实上，肝脏本身的恢复力相当不可思议，假如你失去3/4的肝脏，剩下的部分仍然可以继续执行功能。

胆管

肝脏每天能够产生大约1升的胆汁。一部分胆汁沿着肝管，然后经过胆总管，直接从肝脏流到小肠里，其余的胆汁则储存在胆囊里。当胃脏把食物挤压进十二指肠时，有一种激素就会释放出来，刺激胆囊的肌肉收缩，从而把胆汁射入十二指肠。

维生素贮存库

我们从食物里吸收的部分维生素和矿物质，例如维生素A、维生素D、维生素E、维生素K和铜、铁，都是贮存在肝脏内，需要的时候才会被释放到血液中。

淋巴的供应

肝脏渗出的淋巴液的蛋白质含量特别高，这些淋巴液一部分进入淋巴系统，通过淋巴管和淋巴结进行循环，其余的淋巴液则回流到血液系统，进入心脏附近的一条主动脉内。

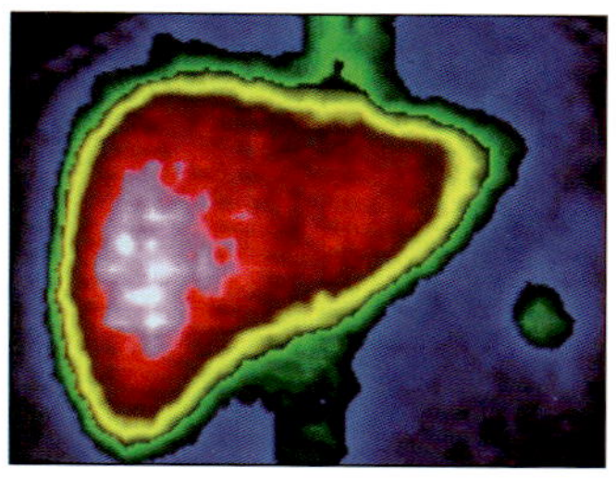

这是一张经过人工加色的肝脏扫描图片，在肝脏后面的脊柱（呈绿色）也显示了出来。

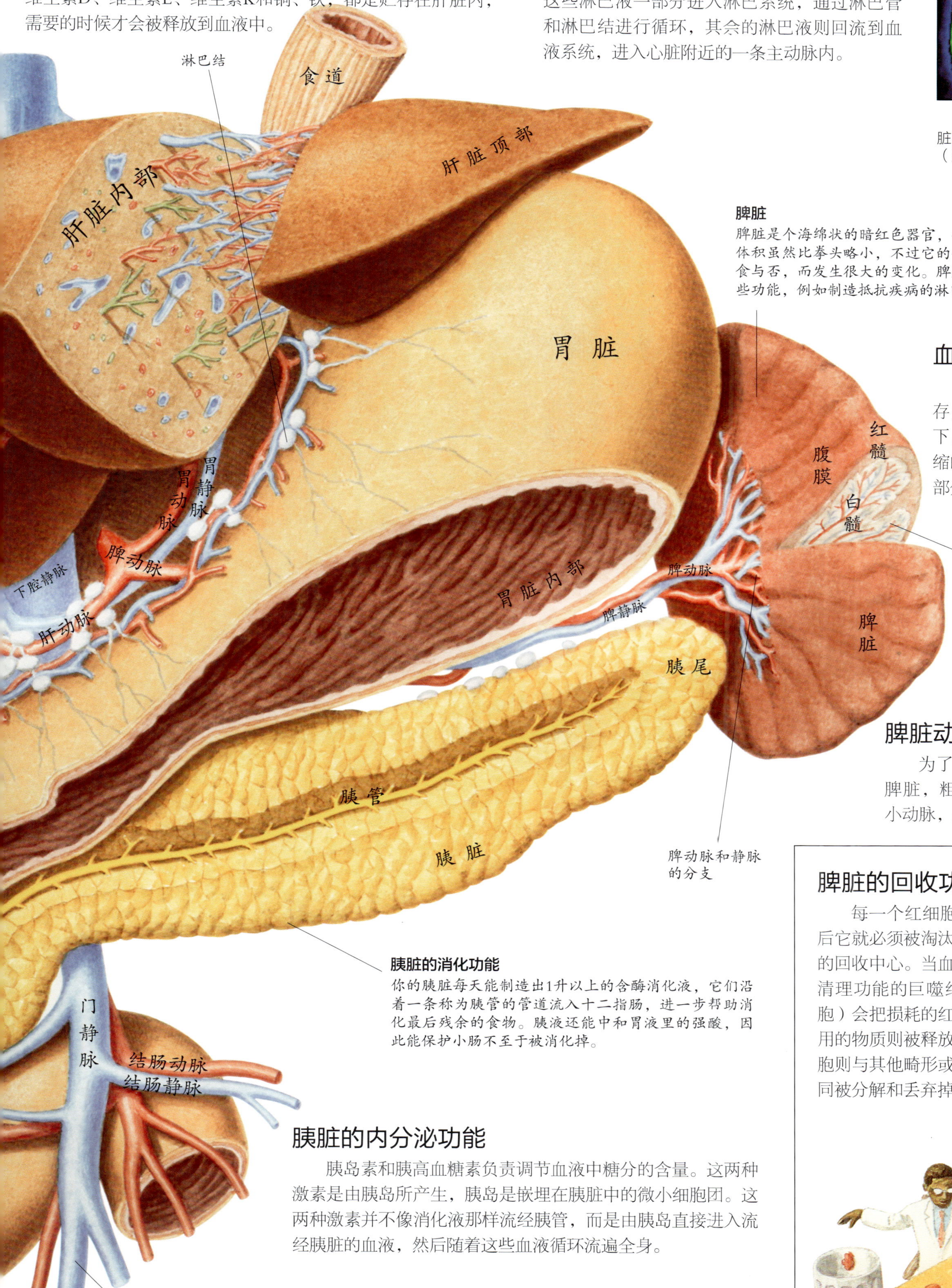

脾脏
脾脏是个海绵状的暗红色器官，位于胃脏的后面。脾脏平时的体积虽然比拳头略小，不过它的体积会因为你的健康状况和进食与否，而发生很大的变化。脾脏和其他淋巴系统共同分担某些功能，例如制造抵抗疾病的淋巴细胞。

血液储藏

脾脏与肝脏一样，能够贮存多余的血液。在紧急情况下，神经系统会向脾脏发出收缩的信号，促使它把储藏的大部分血液释放进循环系统。

红髓和白髓
脾脏的内部有两种不同的脾髓：白髓和红髓。白髓呈斑块状，里面充满白细胞；红髓则呈团块，是已磨损的红细胞被分解以及再利用的地方。

脾脏动脉

为了供应血液给含血丰富的脾脏，粗大的脾动脉先分成5条小动脉，然后才进入脾脏。

胰脏的消化功能
你的胰脏每天能制造出1升以上的含酶消化液，它们沿着一条称为胰管的管道流入十二指肠，进一步帮助消化最后残余的食物。胰液还能中和胃液里的强酸，因此能保护小肠不至于被消化掉。

脾脏的回收功能

每一个红细胞的寿命大约是120天，之后它就必须被淘汰掉。脾脏就是你体内血液的回收中心。当血液流过脾脏的时候，具有清理功能的巨噬细胞（就像肺脏的巨噬细胞）会把损耗的红细胞除去，而像铁这类有用的物质则被释放回血液中。其余的旧红细胞则与其他畸形或不能正常工作的细胞，一同被分解和丢弃掉。

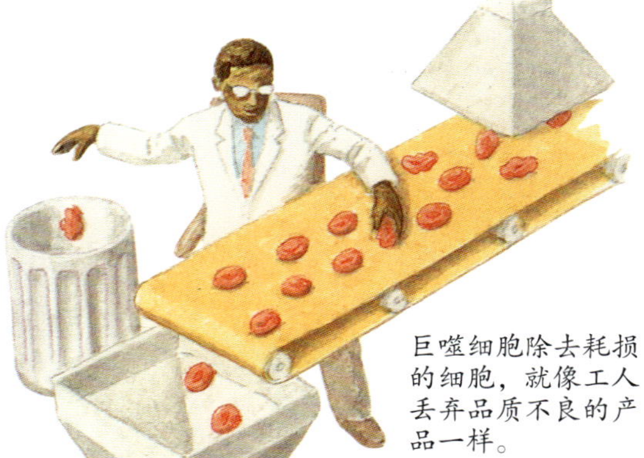

巨噬细胞除去耗损的细胞，就像工人丢弃品质不良的产品一样。

胰脏的内分泌功能

胰岛素和胰高血糖素负责调节血液中糖分的含量。这两种激素是由胰岛所产生，胰岛是嵌埋在胰脏中的微小细胞团。这两种激素并不像消化液那样流经胰管，而是由胰岛直接进入流经胰脏的血液，然后随着这些血液循环流遍全身。

门静脉
肝脏与身体的其他器官不同，它有两套不同的血液供应系统。肝动脉是主动脉的一条分支，负责把含氧丰富的血液供给肝脏。但是另外还有一条来自胃脏和小肠的血管，则专为肝脏提供丰富的养分，这条血管叫作门静脉。

肠

对于你的每一口食物，牙齿大约要花 1 分钟嚼碎，碎食物通过食道则要花 10 秒钟，最后才能进入胃，然后在胃里花 2~4 个小时磨成糜状。经过了这些过程，食物就随时可以进入你的小肠和大肠。在这里，几乎所有身体能利用的养分都会被萃取和吸收。

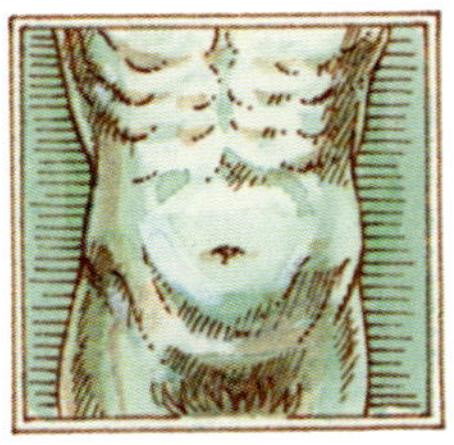

肠子一圈圈地盘绕在腹腔里，占了消化道全长的大部分。小肠又窄又长，全长大约 5~6 米，食物要通过全程得花上 1~6 个小时。小肠在口腔和胃脏之后，继续对食物进行化学消化。它会用更多的酶和消化液来处理食糜，分解过的大部分养分便由小肠壁里的血管和淋巴管吸收。大肠只有 1.5 米长，比小肠短，但是却比小肠粗。它的主要功能是吸收食物中的水分和有用的矿物质，并且准备排出肌肉环的残留物。这个肌肉环构成消化道的最后部分，也就是肛门。

肠系膜

肠系膜是腹膜的一部分。腹膜是衬在腹部内壁的一层薄膜。肠系膜的较窄端固定在腹部后壁，由此它再呈扇状展开，把盘绕的小肠包了起来。肠系膜负责运送血液和淋巴进出肠子。它还能固定肠的位置，使肠不打结。

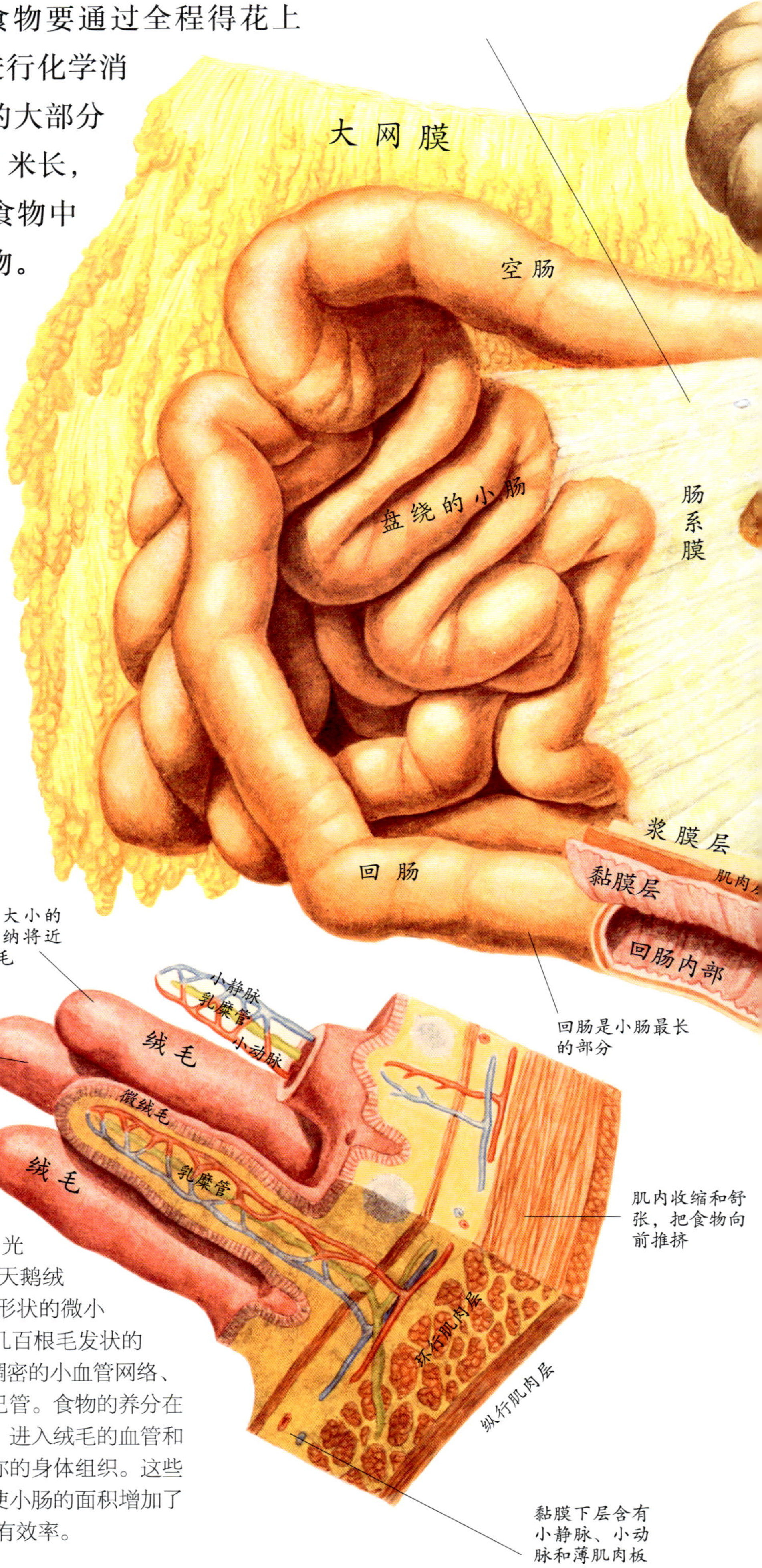

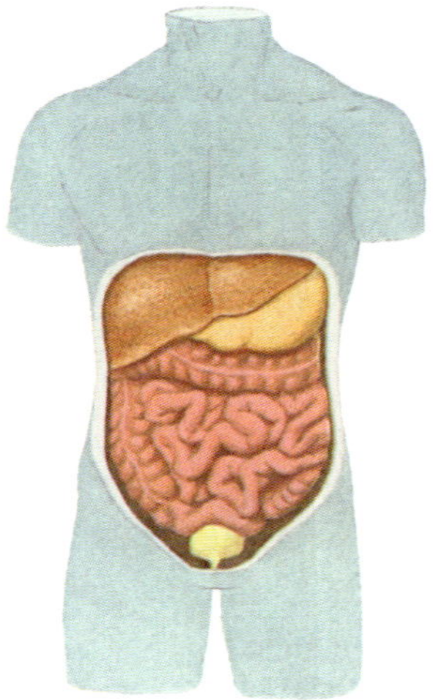

消化管的内部

右边是小肠和大肠的图，胃脏和肝脏并没有画上去。小肠和称为大网膜的脂肪垫被拉向左边，它们后面的肠系膜因而伸展开来。这使得大肠的结肠袋及其上面丰富的血管网暴露了出来。

人体的肠

你的小肠就折叠、缠绕在腹部的中央，它的位置在胃脏、肝脏和胰脏的下面。大肠从腹部的右边向上行，然后在肝脏和胃脏的下面横跨腹部，并在身体的左侧开始往下行。它构成一个像画框的形状，把小肠框在里面，这个画框叫作结肠环。

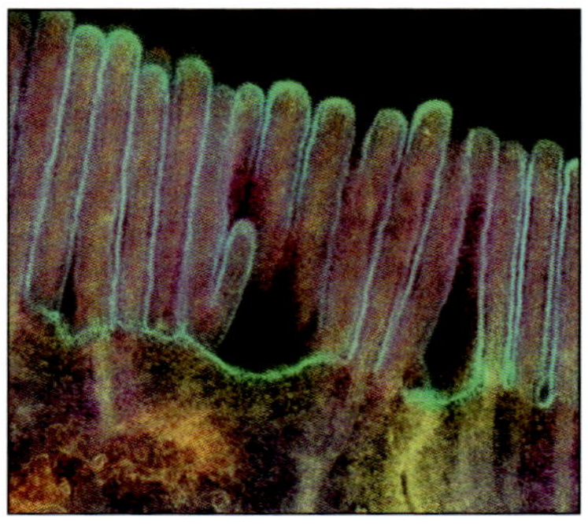

这是一张经过人工加色的显微图片，它把十二指肠壁上的微绒毛用红色衬托了出来。这张图片大约放大了2万倍。

吸收食物的指状物

你的小肠内壁并不像水管那么光滑，它上面布满突起与皱褶，质感如天鹅绒般光滑。这些皱褶里有数千根呈手指形状的微小结构，每根绒毛的表层细胞上都伸出几百根毛发状的微绒毛。每根绒毛的内部包含了一个稠密的小血管网络、小动脉、小静脉和称为乳糜管的小淋巴管。食物的养分在经过肠子时会渗进薄薄的微绒毛表面，进入绒毛的血管和淋巴管内。在那里，它们被送去滋养你的身体组织。这些突起、皱褶、绒毛和微绒毛的构造，使小肠的面积增加了8倍，小肠的消化速度也因此更快且更有效率。

小肠

十二指肠是小肠的起始部分，你可以在本图中看到，它就像个潜望镜似的从横结肠的后面伸出来。它大约有20厘米长。空肠是紧接着十二指肠的部分，它大约有2米长。小肠的最后一段叫作回肠，它是小肠中最长的一段，大约有3.5米长。小肠的平均直径为3~4厘米。

大肠

被消化吸收的食糜离开回肠后，在盲肠的地方进入大肠。像手指大小的阑尾就悬在盲肠的正下方。结肠紧接在盲肠的后面，它总共分成4段：升结肠、横结肠、降结肠和乙状结肠。大肠的最后一部分是直肠，紧接着就是肛门。

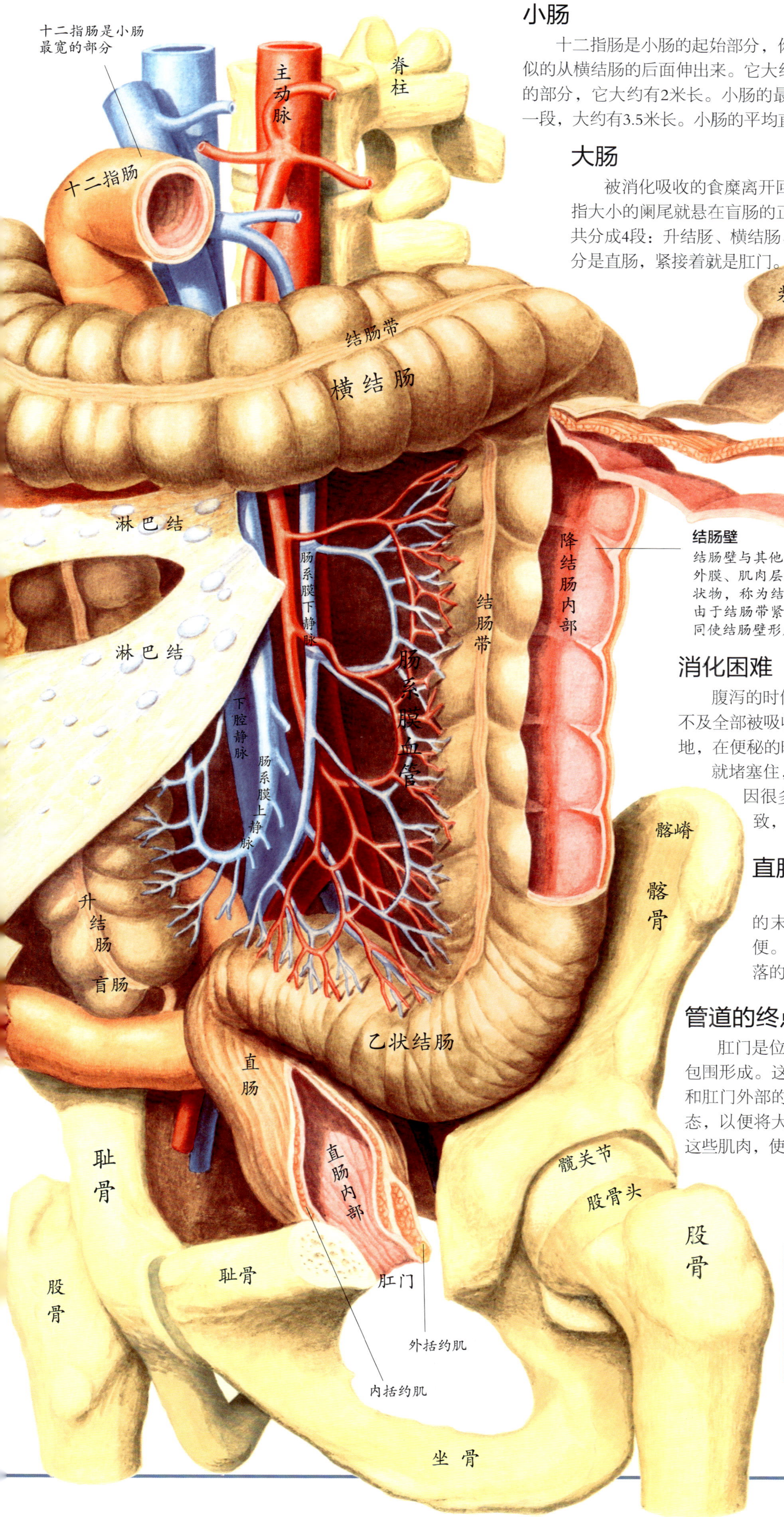

结肠壁

结肠壁与其他消化管一样，包括了3个部分：称为浆膜的坚韧外膜、肌肉层和润滑的黏膜层。结肠中的纵行肌包括了3条带状物，称为结肠带，看起来像沿着结肠延伸的肋条或长带。由于结肠带紧缩，长度短于结肠，于是它与结肠的环行肌共同使结肠壁形成了节状的鼓胀结构，叫作结肠袋。

消化困难

腹泻的时候，食物在肠子里移动快速，食物里的水分来不及全部被吸收，于是大便变得松散，而且充满水分。相反地，在便秘的时候，肠道内的物体则移动得很慢，或者根本就堵塞住，所以大便变得干且坚硬。这些问题形成的原因很多，可能是吃了不健康的食物或饮食不正常所致，但也可能是消化系统感染所引起。

直肠

直肠是一段短短的肌肉管道，后面紧接着肠道的末端，它负责收集在其他肠道里逐渐形成的大便。大便包括坚韧得难以消化的食物纤维、肠壁脱落的死细胞、细菌、胆汁和水分。

管道的终点

肛门是位于直肠底部的管道，长约4厘米，由两个肌肉环包围形成。这两个肌肉环分别是：肛门内部的肛门内括约肌和肛门外部的肛门外括约肌。这两个肌肉环通常处在收缩状态，以便将大便留在直肠内。当你要排便的时候，可以放松这些肌肉，使肛门的末端张开。

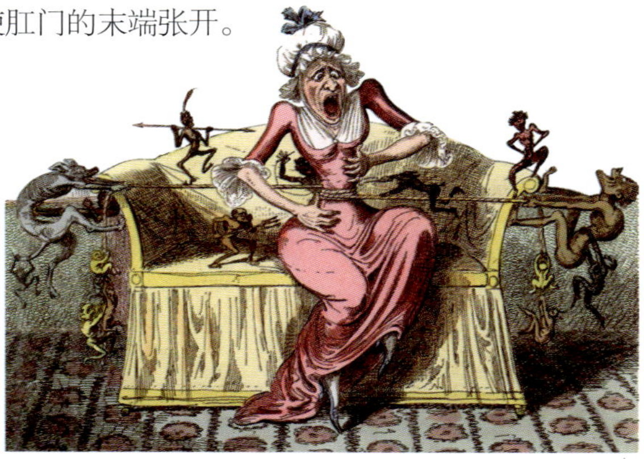

腹痛是一种痉挛性的肠痛，起因于肠道感染或肠堵塞。这是一张1819年时的版画，画上的女人正受到腹痛的折磨，不过那可能是她的衣服过紧所引起。

肾脏和膀胱

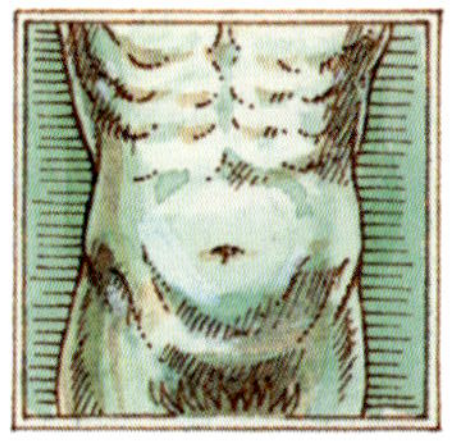

处理消化剩余物是肠子的工作，但是经由化学反应产生的数十种废物却累积在你身体的细胞内。这些废物会渗进你的血液，随着血液在身体内流动，最后到达专门负责过滤血液的一对肾脏里。肾脏能过滤出废物、不要的矿物质和多余的水分，并准备把它们自体内排出。流质的废物叫作尿液，尿液不分昼夜地从肾脏渗出，沿着两条输尿管流到膀胱。膀胱位于腹部底部的附近，是一个可以伸张的贮存囊。当膀胱胀到如拳头般大时，膀胱壁上的感受器就会告诉大脑：排尿的时间又到了。这时候你就会放松膀胱出口的肌肉环，即尿道括约肌，膀胱壁的肌肉就把尿液挤到尿道，最后将它排出。

应付紧急情况的腺体

两个肾脏的顶部各有一个肾上腺，当我们面临紧急情况的时候，这两个腺体就会产生一种激素，加速我们的反应。这种激素叫作肾上腺素。

肾脏上各个部分的名称是根据紧贴在它上面的各个器官来命名的。

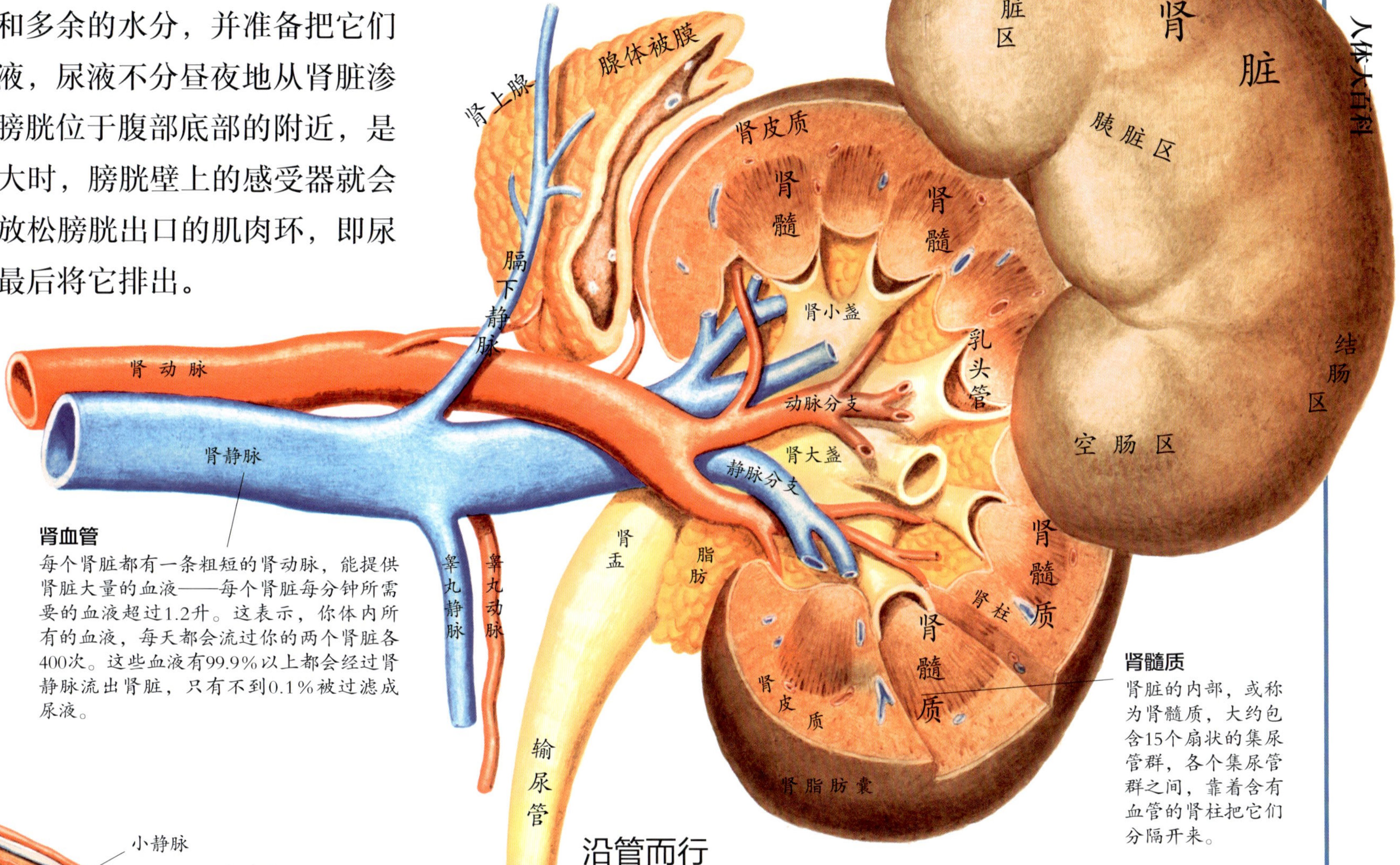

肾血管

每个肾脏都有一条粗短的肾动脉，能提供肾脏大量的血液——每个肾脏每分钟所需要的血液超过1.2升。这表示，你体内所有的血液，每天都会流过你的两个肾脏各400次。这些血液有99.9%以上都会经过肾静脉流出肾脏，只有不到0.1%被过滤成尿液。

肾髓质

肾脏的内部，或称为肾髓质，大约包含15个扇状的集尿管群，各个集尿管群之间，靠着含有血管的肾柱把它们分隔开来。

肾脏的位置

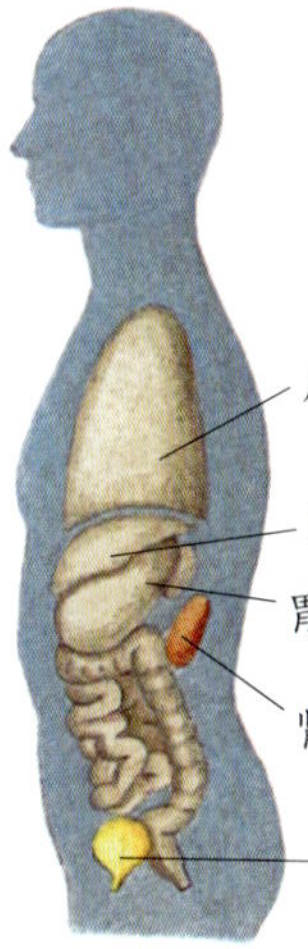

肾脏有两个，它们在人体内的位置比许多人所认为的要高，它们位于上腹部的后部，离肺脏底部的尖端不远；它们也在肝脏和胃脏下后方，同时被最低的肋骨保护起来。肾脏并不完全左右对称：右边的肾脏通常比左边的低1~2厘米。

肾脏内部

肾脏内约有100万个微小的过滤器，称为肾单位，专门负责净化血液。当血液流经肾单位里的微血管结（肾小球）时，废物和水分就会被迫进入周围的杯状囊里。随后，它们沿着一条“U”形小管流动，在这条小管里，大部分水分和有用的矿物质会重新被吸收到血液里，剩余的部分会流到收集管系里。

肾脏也有维持体内水分平衡的功能。你每天都必须补充失去的水分，包括汗液、尿液和呼吸时呼出的水蒸气。如果你无法从食物和饮料中获得足够的水分，肾脏就会减少制造尿液；如果获得水分太多，肾脏就会加速尿液制造。

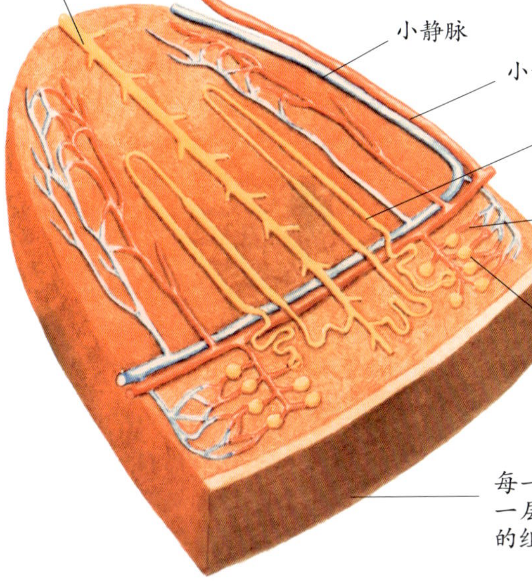

沿管而行

肾脏的底部有些小孔，称为乳头管，尿液即由此流进肾小盏。肾小盏再结合成较大的管道，即肾大盏。尿液通过肾大盏，最后流进一个更大的腔体——肾盂。

输尿管

每条输尿管大约有30厘米长，大部分与圆珠笔的笔芯差不多粗细。但是它并非一根松弛的空心管子，尿液也不能像水管里的水一样顺势而下。实际的情况，是输尿管厚壁上的肌肉不断收缩，使尿液一小股一小股地往下流入膀胱。

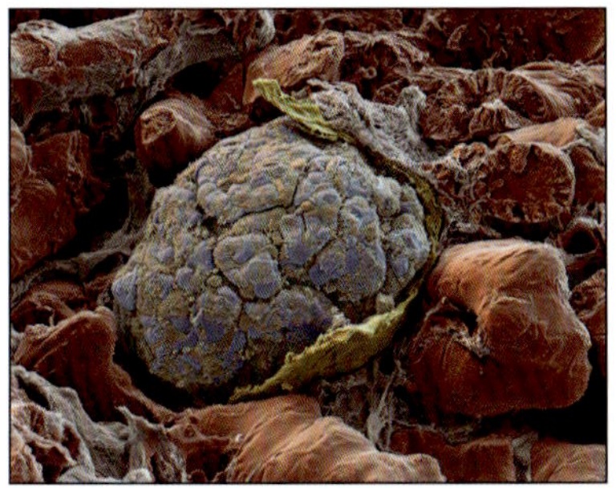

这是一张经过电脑加色的肾单位显微摄影图。橙色部分是球结状的肾小球，外围的金色部分则是肾小囊。

膀胱

尿液排空的时候，膀胱的形状像梨子，大小则像核桃。但是当它充满尿液的时候，则会向上和向前扩张，变得更接近椭圆形。当膀胱内贮存的尿液达到大约150毫升的时候，膀胱肌肉壁上的牵张感受器就会告诉你快去排尿。膀胱能容纳400毫升以上的尿液，不过到了这个地步，排尿的需要就十万火急了！

由于膀胱与生殖系统紧密结合，所以女性的膀胱（右图）与男性的膀胱（下图）有一些不同。这两张图都是从后面的角度来看的。

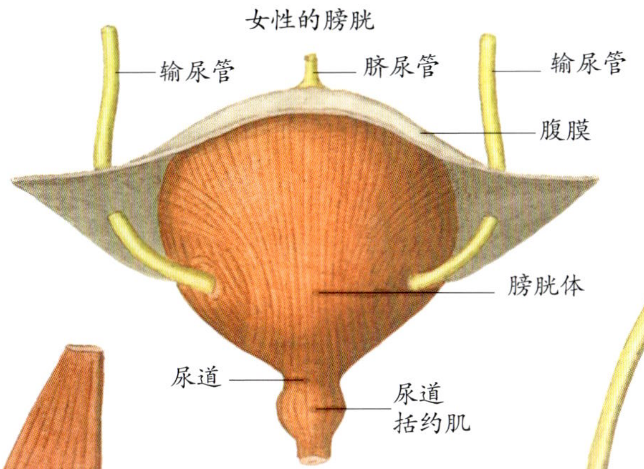

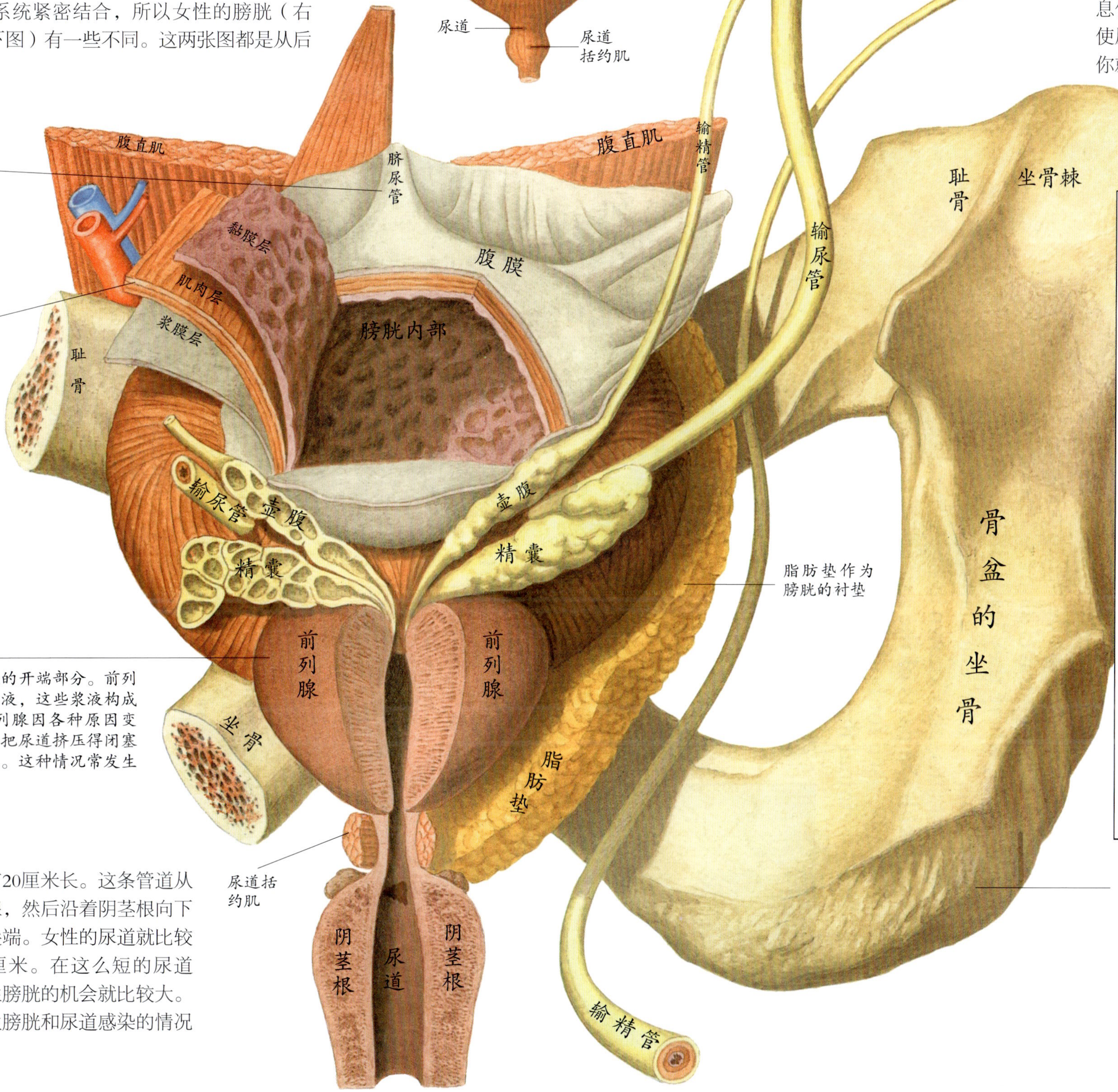

从膀胱到肚脐
在膀胱到肚脐之间有一条韧带连接，脐尿管便是其中的一段。

膀胱壁
与大多数柔软的内脏一样，膀胱壁也可分为3层，它们分别是：坚韧的浆膜（或称鞘膜）、肌肉纤维交织而成的厚膜、黏膜内衬。膀胱的黏膜不透水，可以防止尿液渗出膀胱壁，所以能避免四周的器官受损。膀胱壁上覆盖着很深的皱褶，因此能扩张。

前列腺
这个腺体包围着男性尿道的开端部分。前列腺会分泌一种乳白色的浆液，这些浆液构成了30%的精液。如果前列腺因各种原因变大，它就会压迫到膀胱，把尿道挤压得闭塞起来，因而引起排尿困难。这种情况常发生在老年男性身上。

尿道

男性的尿道大约有20厘米长。这条管道从膀胱伸出，穿过前列腺，然后沿着阴茎根向下延伸，一直到阴茎的尖端。女性的尿道就比较短了，全长大约为4厘米。在这么短的尿道里，细菌活着进入女性膀胱的机会就比较大。这就是为什么女性发生膀胱和尿道感染的情况比男性多的主要原因。

控制排尿

虽然排尿紧迫感是一种反射动作，但是放松膀胱底部的尿道括约肌，让尿液排出的过程却是由你的意识控制。当你还是婴儿的时候，每当膀胱里装的尿液，足以引起膀胱壁上的伸展感受器警觉时，感受器便把这个信息传送到脊髓的神经中枢，神经中枢就会使尿道括约肌放松并使膀胱壁收缩，于是你就把尿液排到体外了。等你逐渐长大以后，你就能学会如何控制这些肌肉，在最方便的情况下，才把尿液排出。

浓缩的尿液

在肾小球里，每天大约有200升的水分和废物从血液里过滤出来。但是，当这些水分和废物流经“U”形小管时，几乎所有的水分都会渗回血液中。这样一来，每天平均的尿液就只有1.5升了。尿液中大约95%是水分，其余的成分包括无机盐和多余的矿物质。

这么多液体通过肾脏

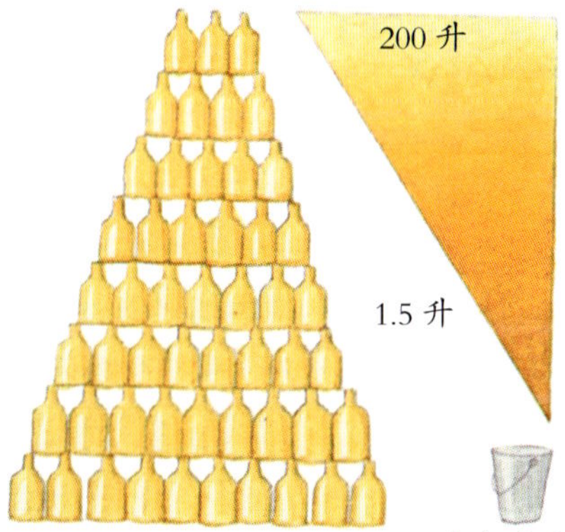

出来的尿液

坐下来
在你骨盆每一块坐骨的底部，都有一个骨质的隆起，称为坐骨结节。当你坐下来的时候，你上躯体的大部分质量全靠这两个隆起来支撑。

男性生殖系统

男女身体最明显的不同之处在于下腹部的生殖器官。男性的性器官专门制造和输送精子。精子是一种蝌蚪状的细胞，非常的微小，能使女性的卵子受精。

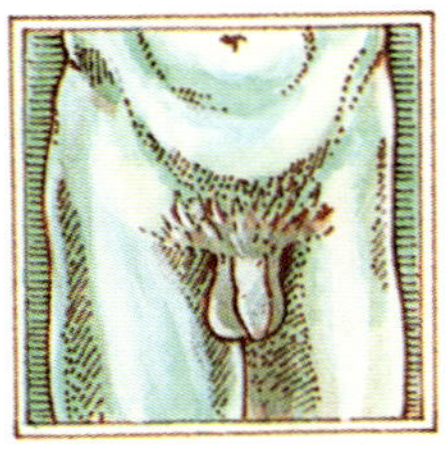

当男孩子进入青春期，性器官逐渐成熟时，他的性器官就会开始制造精子，一直到年老为止。精子在睾丸内产生，在性交的时候，它会沿着一条管子移到阴茎，这条管子叫作输精管。精子从阴茎处离开男性的身体，并且进入女性的身体，这个过程叫作射精。

生殖器官与部分泌尿系统非常靠近，而且关系密切。在男性这方面，精液和尿液都共同使用尿道这条通道。

繁衍的象征

在许多民族的文化里，男女的生殖器官都被视为繁衍、丰收、力量和权力的象征。这样的例子很多，包括男性夸大的阴茎（如右图中的绘图），以及女性夸大的胸部和臀部轮廓。但是，在某些社会当中，这些由来已久的自然形象却遭到禁止和抵制。

精子移动的路线

在勃起和射精的过程中，精子行经一条弯曲的路线（下图蓝色的部分）。它首先从它生长发育的基地——睾丸出发，经过阴茎，然后离开男性的身体。在精子移动的途中，有一些腺体共同制造了精液，它们包括位于膀胱后面的2个精囊、环绕尿道的前列腺，以及位于阴茎基部的2个尿道球腺（或称为库伯氏腺）。这些腺体的分泌物与精子共同组成了精液。精液中的养分和化学物质，能帮助精子向前移动。

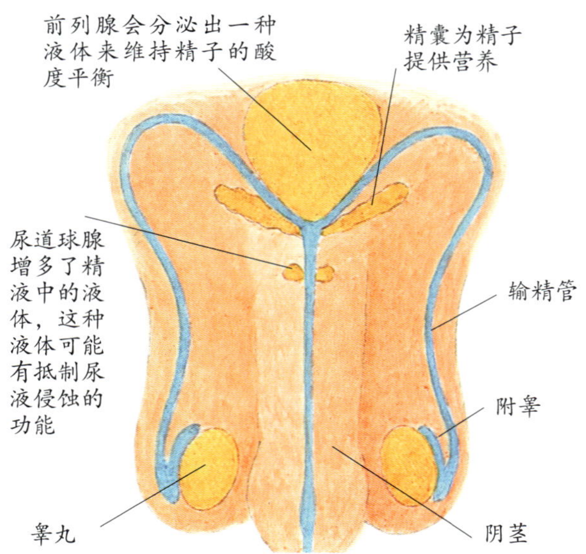

内生殖器和外生殖器

男性的生殖系统，有一部分位于下腹部的内部，而另一部分则垂悬在下腹部的下面。体内的生殖器包括一些腺体和管道，前者如核桃状的前列腺，后者则如与生殖器官连接的输精管。体外的生殖器包括阴茎和悬垂在阴茎后面的皮肤囊——阴囊。阴囊内有一对卵状的睾丸，它们是制造精子细胞的地方。

输精管

输精管的长度为40厘米，负责把来自各个睾丸和附睾（一条盘绕起来的长管，位于输精管的基部，是精子发育成熟的地方）的精子输送到阴茎里。输精管首先沿着膀胱向上弯曲，再绕到膀胱的后面，然后朝着尿道向下延伸。在前列腺底部的正后方，输精管与来自精囊的管道合并起来，形成了射精管，射精管最后便与主尿道会合。

阴茎

在性交的时候，阴茎把精子从男性体内输送到女性体内。阴茎的主要部分包括3个海绵状圆柱，即2条阴茎海绵体（在上图中可以看见其中1条）和1条尿道海绵体。在发生性冲动时，这些海绵体都会充血，使得阴茎勃起，即阴茎变长、变粗和变硬。

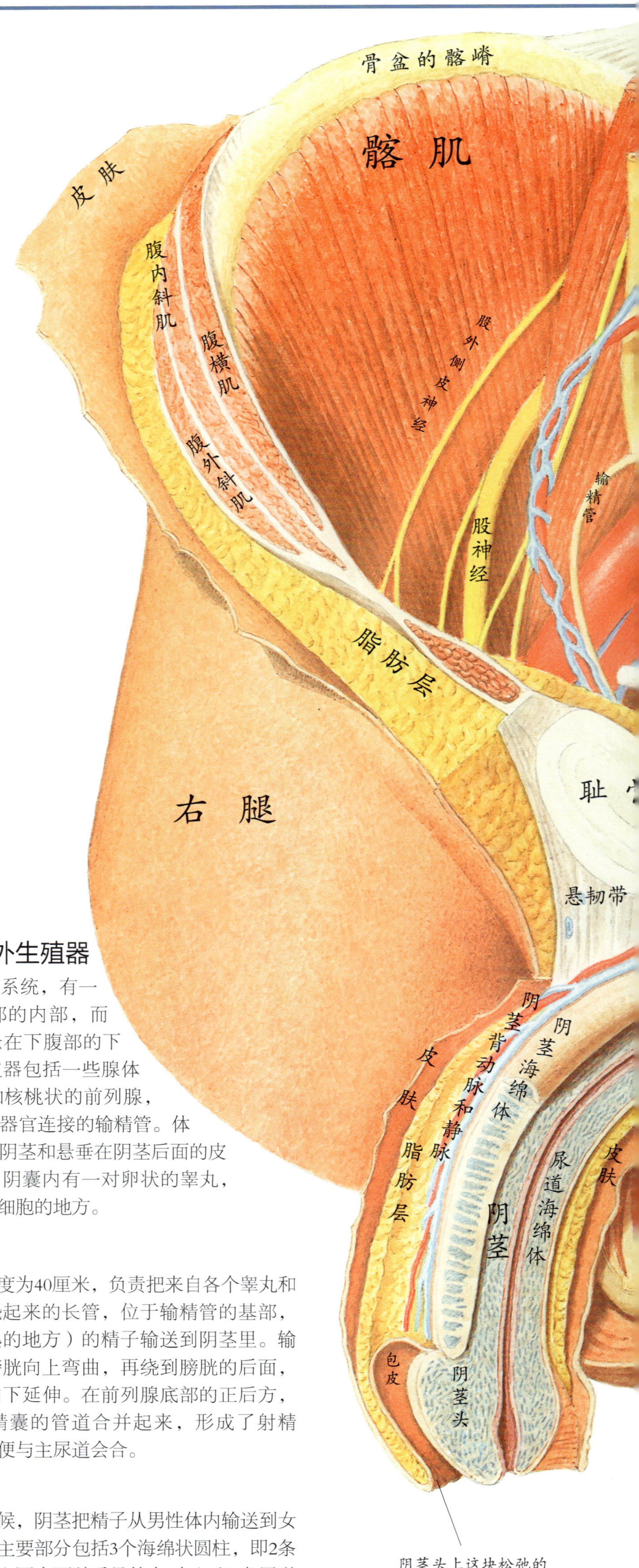

阴茎头上这块松弛的皮瓣叫作包皮

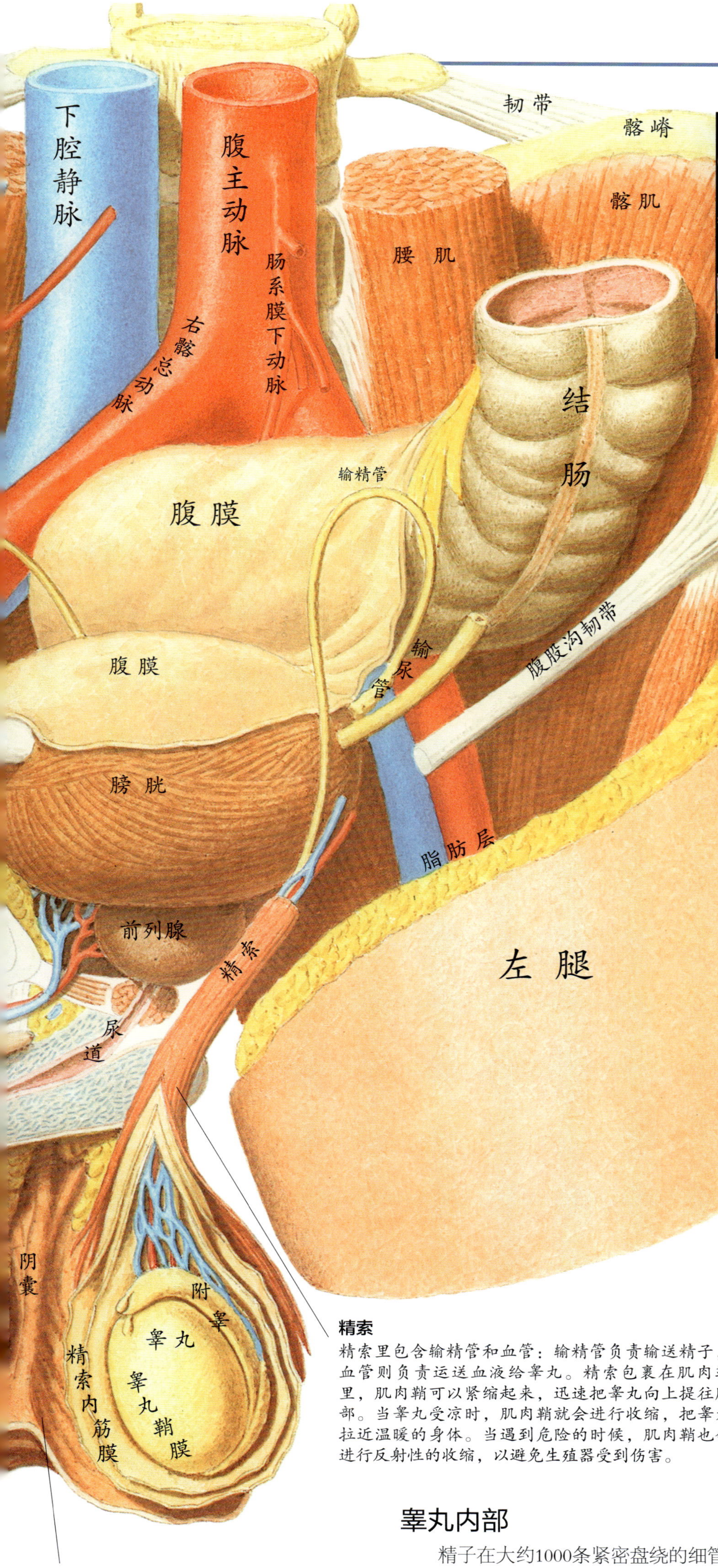

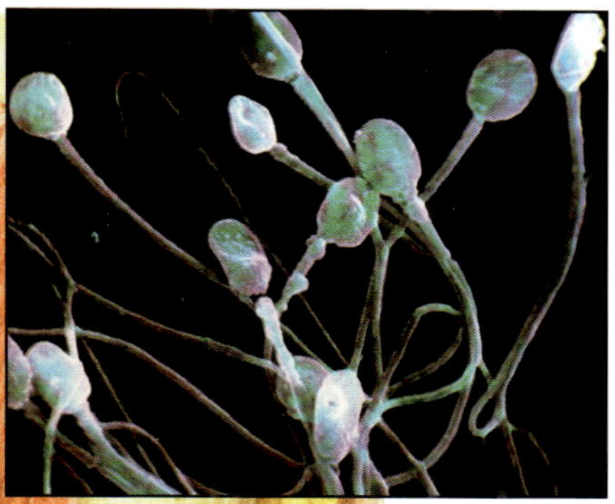

每个精子都是一个独立的细胞，形状就像一只小蝌蚪：它有个椭圆形的头、管状的身体和长鞭似的尾巴，总长度大约为0.005厘米。精子能够摆动尾巴向前游动，速度大约每分钟0.2厘米。在移动的过程中，输精管壁的肌肉收缩波也能帮助精子向前推进。

比体温凉的精子

每一个精子细胞大约需要10周发育成熟。虽然人体的体温通常维持在37°C，但是精子最佳的发育温度却比人体的正常体温要低2～3°C，这就是为什么睾丸会位于温暖的身体之外的原因。

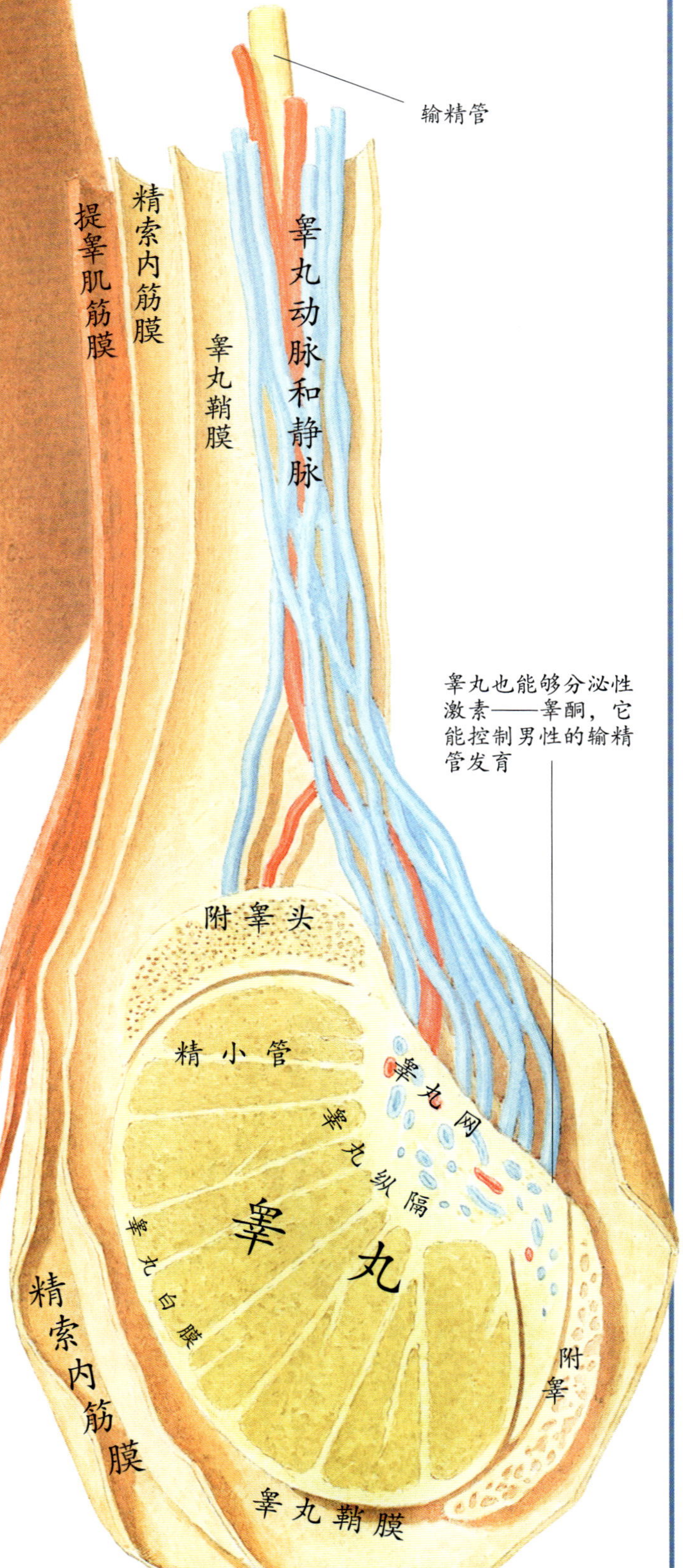

睾丸也能够分泌性激素——睾酮，它能控制男性的输精管发育

精索

精索里包含输精管和血管：输精管负责输送精子，血管则负责运送血液给睾丸。精索包裹在肌肉鞘里，肌肉鞘可以紧缩起来，迅速把睾丸向上提往腹部。当睾丸受凉时，肌肉鞘就会进行收缩，把睾丸拉近温暖的身体。当遇到危险的时候，肌肉鞘也会进行反射性的收缩，以避免生殖器受到伤害。

阴囊内部

每个睾丸都是悬挂在一条粗纤维“绳索”上，即精索上（见右边详图）。睾丸的外面覆盖着一层坚韧的白鞘膜，即睾丸白膜，而睾丸白膜又被一个双层膜所包裹，即睾丸鞘膜。睾丸的发育其实在男性胎儿的腹部内就开始了。一直到婴儿出生前8个星期，睾丸才缓慢地下降到阴囊里。

睾丸内部

精子在大约1000条紧密盘绕的细管里产生，这些细管称为精小管。如果我们把这些细管拉直并连接，它们能延伸达500米的长度。精子从精小管流进较粗大而蜷蜿的附睾里。附睾管有6米长，精子就在那里发育成熟，并且贮存起来。一名成年男子体内每天大约有5亿个精子发育成熟，它们如果没有被射出，就会死亡并且分解，它们的残骸会被重新吸收。

女性生殖系统

从外表看来，女性生殖器官与男性生殖器官完全不同，但是它们之间却有许多重要的对称物。例如，男性有制造精子的睾丸，女性则有制造卵子的卵巢；精子沿着输精管移动，卵子则沿着输卵管移动。但是女性有一个特有的器官，使她们能够保护成长中的受精卵，并且供给它养分，让它发育成婴儿。这个器官就是形状像梨子，且有肌肉壁的子宫。

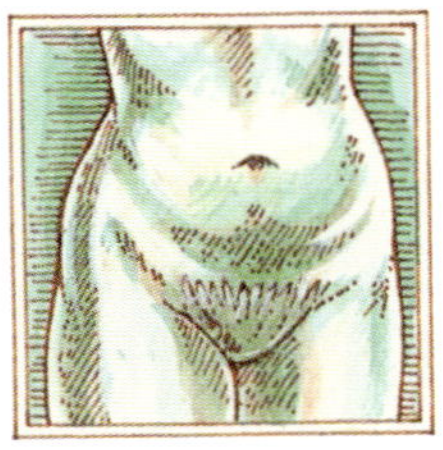

每隔4个星期左右（时间长短依照月经周期而有不同，见下一页的解释），两个卵巢之中就有一颗卵子发育成熟。这个卵子随即从卵巢里被排出，然后输卵管喇叭状末端的束状手指就会接住它。由于有输卵管管壁肌肉的推动，加上衬膜内微小发状纤毛的摆动，卵子于是沿着输卵管移动。这时如果输卵管内有精子，受精通常就在输卵管里发生。受精卵会继续向前行，最后进入子宫。如果卵子没有受精，它就会自行分解，在月经期间被排出体外。

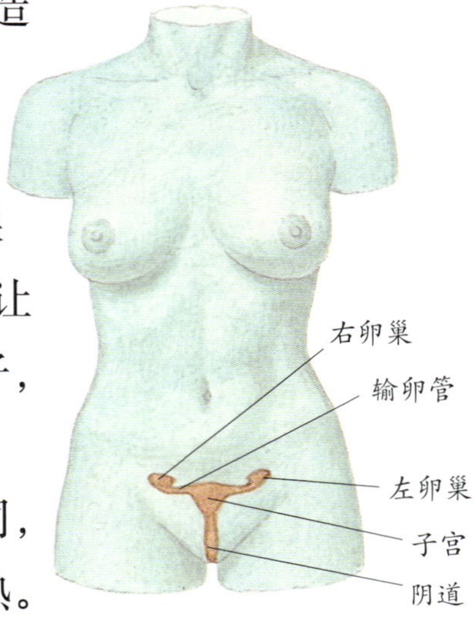

生殖器官

女性生殖系统的主要器官包括子宫、卵巢和阴道，这些器官全部位于女性体内，与男性生殖系统有部分在外的情形不同。子宫长约7厘米，宽5厘米。不过在怀有胎儿的时候，它的体积就会有很大的改变。

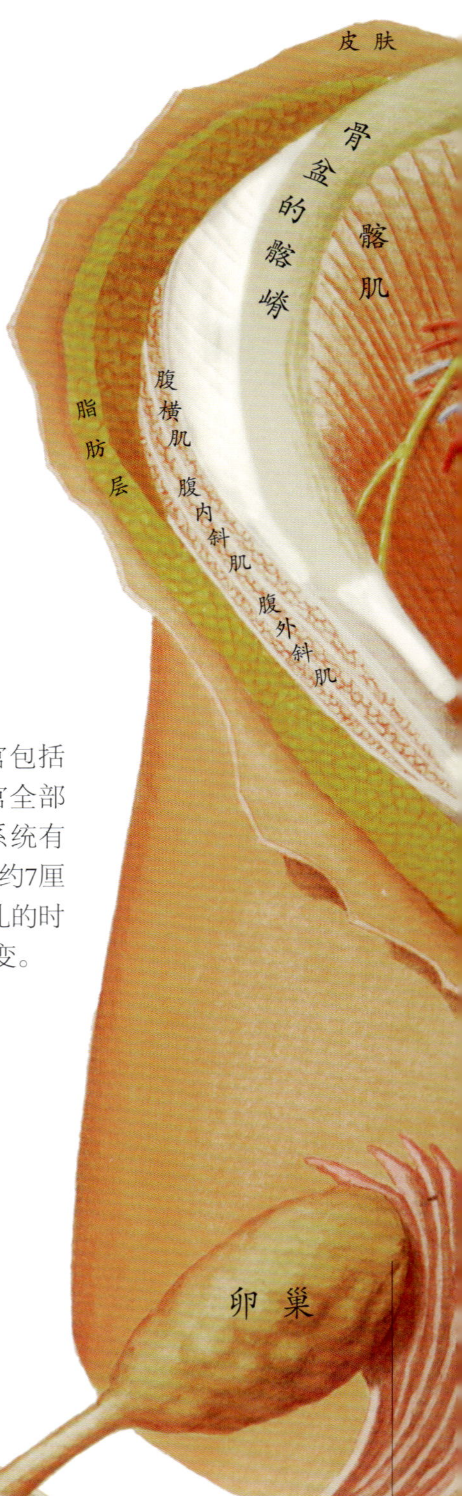

女性的腹部内

女性生殖器官深藏在腹部，实际位置在肠子的底下、腰椎（下部脊椎）的前面和膀胱的正后面。这些器官全部位于骨盆之中，受周围深碗状的骨骼保护着。这些骨骼包括身体两侧的髂嵴和前面的耻骨等。

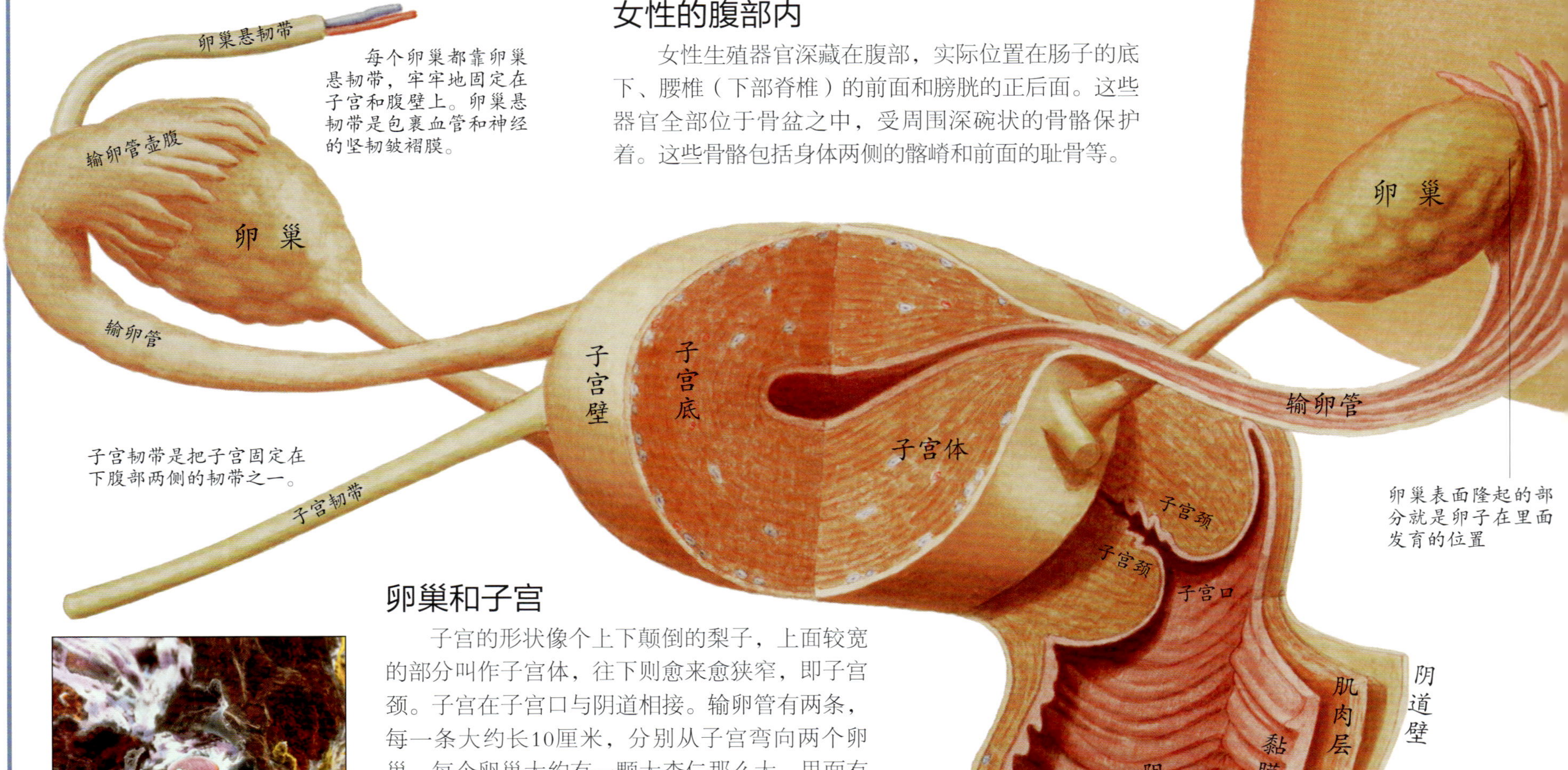

卵巢和子宫

子宫的形状像个上下颠倒的梨子，上面较宽的部分叫作子宫体，往下则愈来愈狭窄，即子宫颈。子宫在子宫口与阴道相接。输卵管有两条，每一条大约长10厘米，分别从子宫弯向两个卵巢。每个卵巢大约有一颗大杏仁那么大，里面有大量的卵泡，一颗卵泡比英文字母“i”上的点还要小，它们在卵巢内的滤泡囊中发育成熟。一个女婴一生下来，体内就存有数十万个卵泡，但是在她的一生中，只有400~500个卵泡能发育成熟。卵巢还会制造雌激素和孕激素。

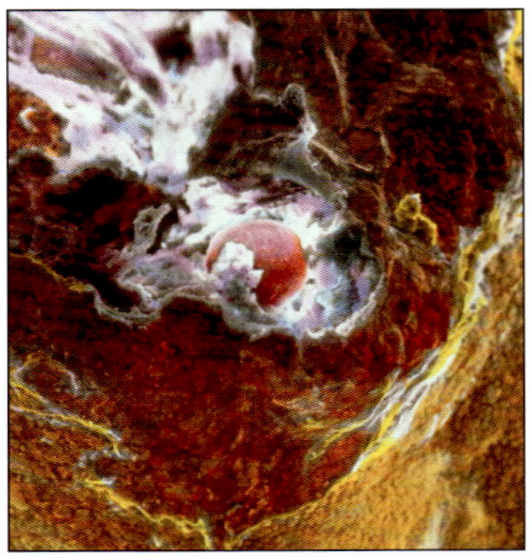

这是一张经过电脑加色的电子扫描显微图。它显示了一个成熟的卵子（呈红色）正从卵巢内的滤泡囊里冲出来。

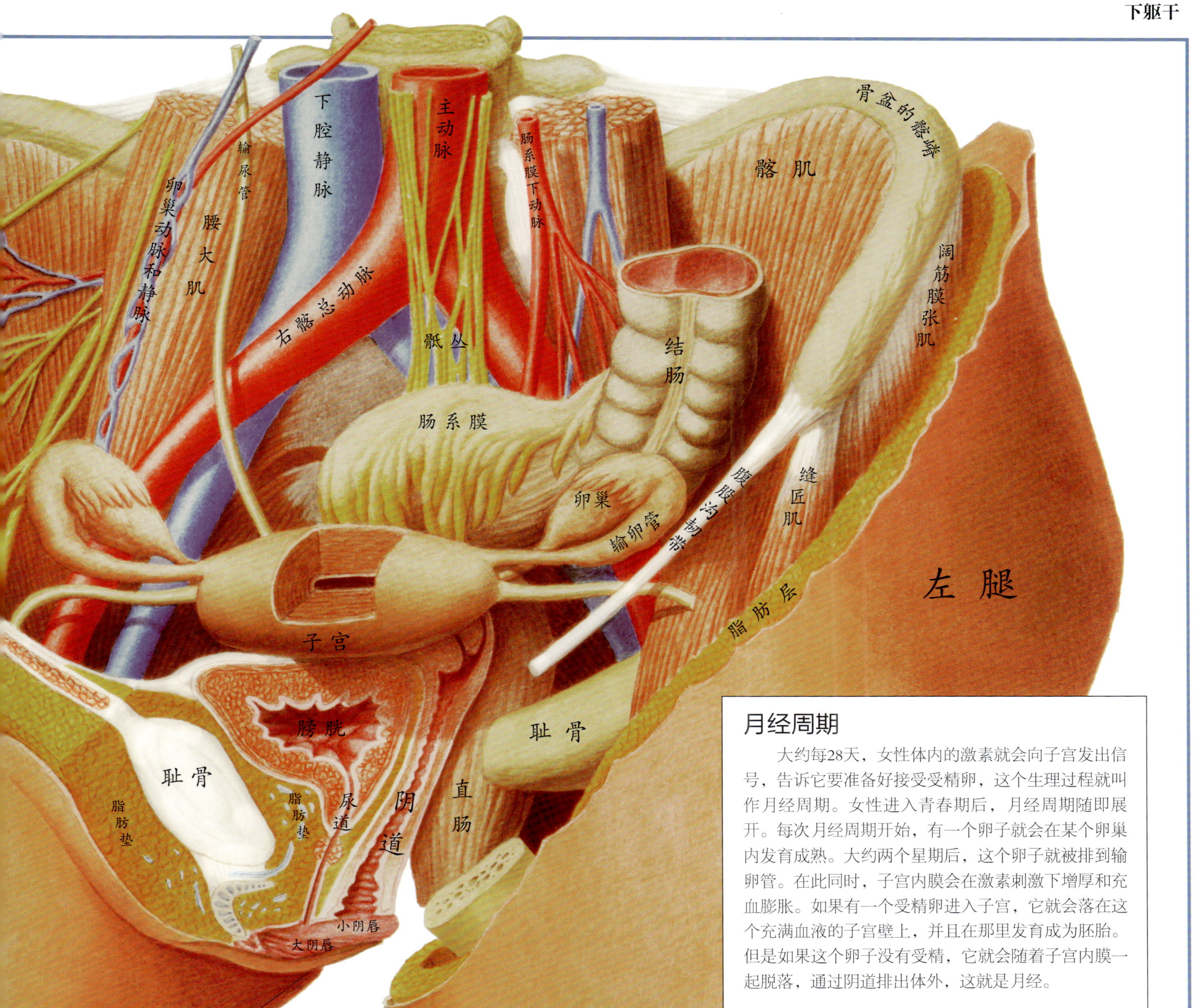

外阴

女性的外生殖器官位于覆盖着耻骨的脂肪垫下面，统称为外阴。外阴有大小两片皮肤褶瓣，大的称为大阴唇，小的称为小阴唇。大阴唇在外，包围着小阴唇。小阴唇负责保护阴道入口和尿道入口。这些褶瓣同时也遮护阴蒂。阴蒂是一个很小的器官，里面充满血管和神经。它和男性的阴茎一样，在性冲动的时候会充血膨胀，并且变得非常敏感。

分工合作

男性的尿道有两个功能，就是排尿和输送精液。女性的尿道就不同了，它只用于排尿而已。这条管道很短，从膀胱出口到外阴出口只有4厘米长，大约只是男性尿道全长的1/5。

精子与卵子的结合

在性交的时候，精子进入了女性的生殖系统。在这个过程中，女性的阴道会舒张，阴道壁会分泌液体，使男性勃起的阴茎较容易进入。当男性达到性交高潮时，他就会射出带有精子的精液。这些精液流到阴道的上端，然后渗过子宫颈，进入子宫腔，最后进到狭窄的输卵管里。精液里的精子便在这里与卵子相遇。

月经周期

大约每28天，女性体内的激素就会向子宫发出信号，告诉它要准备好接受受精卵，这个生理过程就叫作月经周期。女性进入青春期后，月经周期随即展开。每次月经周期开始，有一个卵子就会在某个卵巢内发育成熟。大约两个星期后，这个卵子就被排到输卵管。在此同时，子宫内膜会在激素刺激下增厚和充血膨胀。如果有一个受精卵进入子宫，它就会落在这个充满血液的子宫壁上，并且在那里发育成为胚胎。但是如果这个卵子没有受精，它就会随着子宫内膜一起脱落，通过阴道排出体外，这就是月经。

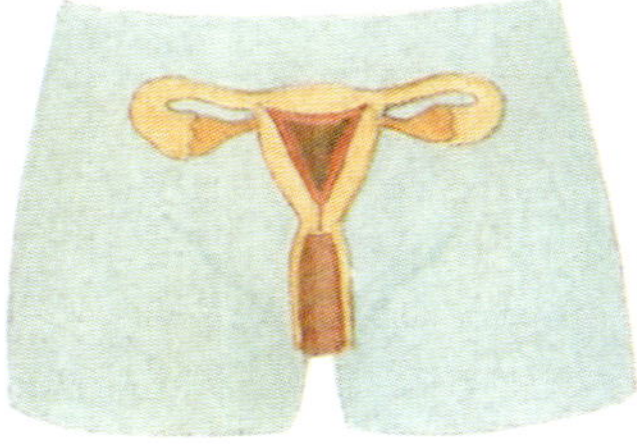

周期的开始

在卵子被排到输卵管前，子宫内膜大约厚0.1~0.2厘米。

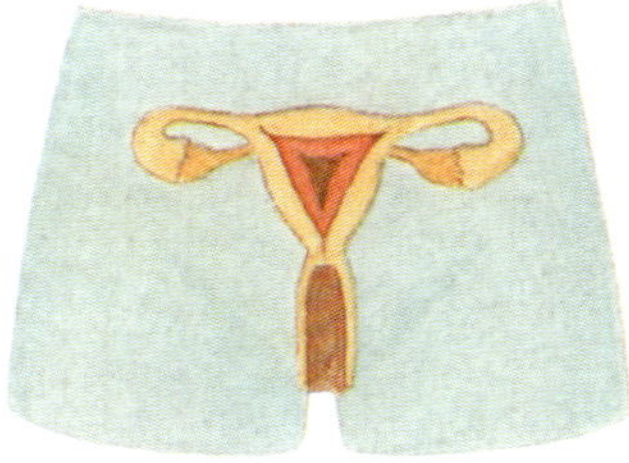

周期中

黄体酮激素使子宫内膜因充满血液和其他液体而膨胀，这时子宫内膜的厚度增加到0.5~0.8厘米。

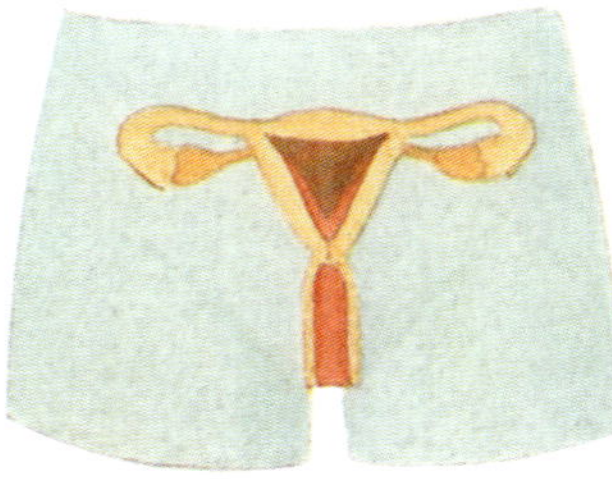

周期末

如果卵子没有受精，子宫的内膜就会破裂、脱落，然后由阴道渗出，此即经期从阴道流出的经血。月经的出血期为5~7天。

胎儿的发育

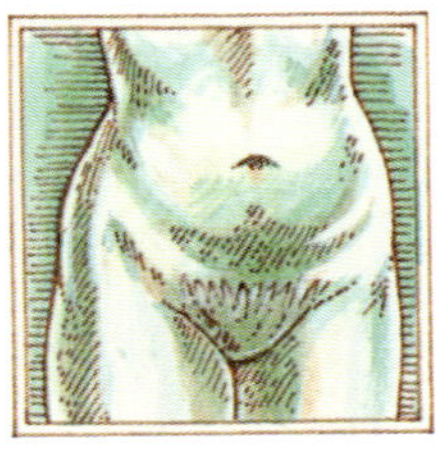

当来自父亲体内的精子与母亲体内的卵子结合并受精时，胎儿就开始发育了。这个受精后的单细胞马上展开一系列奇妙的细胞分裂，经过一段时间，它逐渐形成一个微小的人体。在受精一个星期后，逐渐成长的细胞团会自己嵌入子宫的内膜里。在随后的6~7天内，这个空心的细胞球就分裂为两个主要的部分。胚胎在其中一个部分发育，另一个部分则发育成胎盘和脐带，胚胎稍后就经由这个部分，吸收来自母亲血液中的营养。

一般来说，胎儿的发育从“头”开始。脊柱和脑出现得很早，接着是头的其他部分、心脏和躯干的重要器官，最后才是四肢。大约在受精后的两个月，胎儿会发育成如拇指般大小，但是身体所有的主要部位都已具备。

胎儿在母亲子宫内发育的过程叫妊娠。整个过程从母亲受孕开始，到婴儿出生为止，大约需要38周。

受精

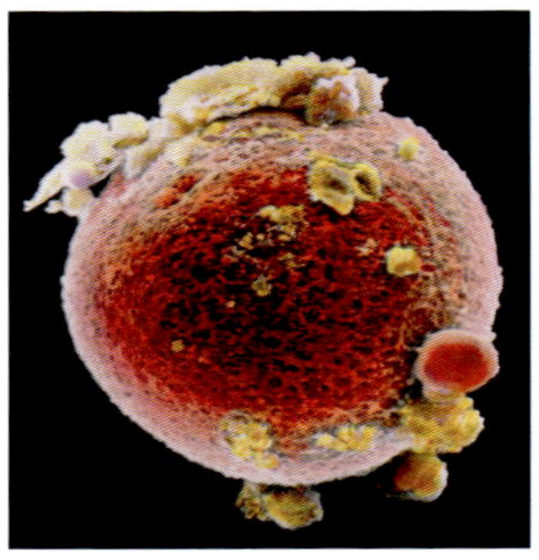

这是一张显微摄影图。它呈现出一个精子细胞的头（即出现在左图右下的粉红球），这个细胞正准备嵌入一个比它大得多的卵细胞内。几个小时以后，这个受精卵就会分裂成两个细胞，这两个细胞随即又各自再分裂成两个细胞。如此持续下去，经过5天后，这些细胞会形成一个称为“胚泡”的空心球，胚泡会在子宫内自由地浮动。

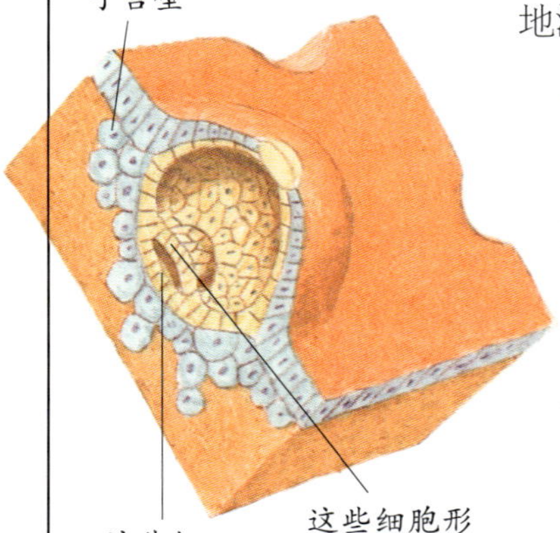

植入

在卵子受精后大约第7~10天，像针尖般大小的胚泡的外层已经分裂，并且开始向子宫壁“钻孔”。这个阶段叫作植入。因为子宫内膜布满大量的血管，胚泡就会被营养物质包围起来。胚泡内部拱起的细胞层将逐渐发育成胎儿。

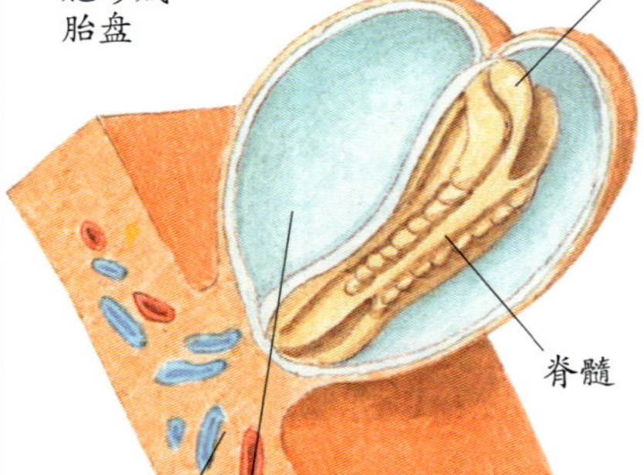

胚胎的发育

细胞持续分裂繁殖和移动，并且开始发展成不同种类和形状的细胞，例如神经细胞和血球等。在受精后约3个星期，有两个大的隆起显示出发育中脑的位置。到了受精后第8个星期，发育的胎儿就成为所谓的胚胎。

从胚胎到胎儿

在受精后2个月，发育中的胎儿有了很大的变化。胎儿已经具备人的雏形，有一张脸、一双眼、一对耳和一张口，还有所有的主要器官。这个胎儿漂浮在装满羊水的“游泳池”里，羊水保护它不受震荡和撞击。从这时起，发育中的细胞团就称为胎儿，直到它出生为止。

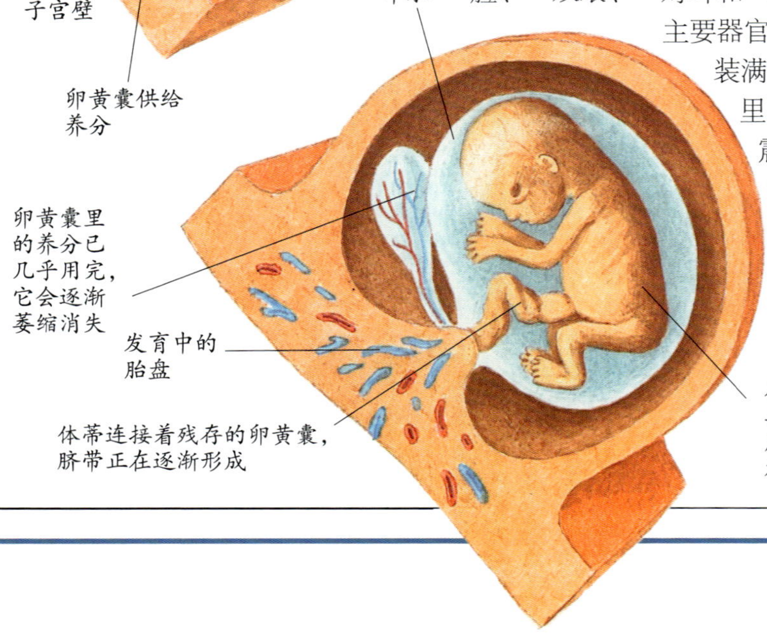

胎盘

这个器官的大小和形状与一只盘子差不多。这个比喻很贴切，因为它负责把母亲体内的食物输送给胎儿。胎儿使用过的含氧低、缺乏养分的血液（蓝色部分），从胎儿的心脏流出，沿两条脐动脉流到胎盘。这些血液在胎盘里吸收氧气和养分，并且排除废物。当它们又恢复新鲜、变成红色后，就会沿脐静脉流回胎儿体内。

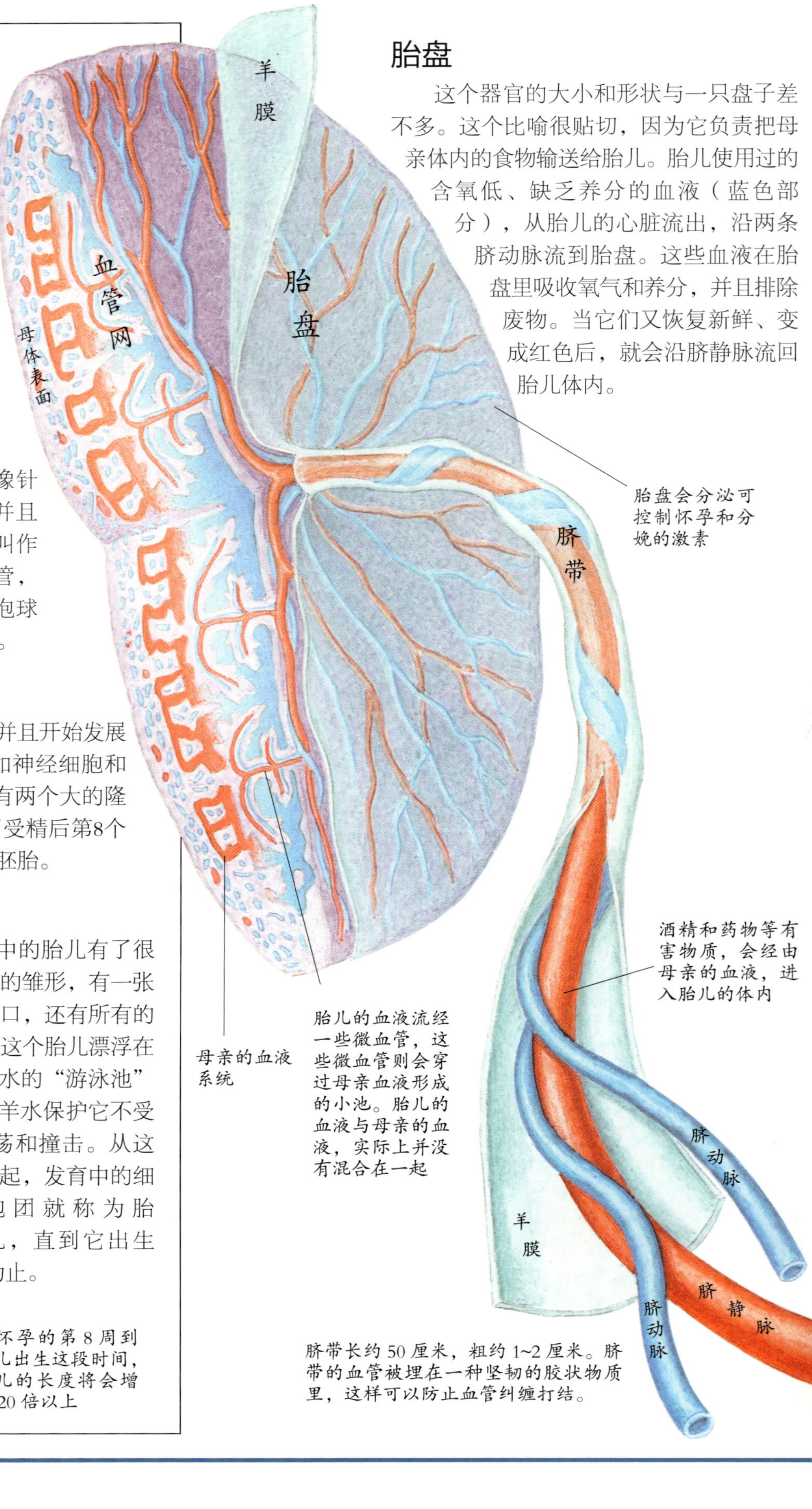

等待出生

受精后第9个月，这个发育完全的胎儿就只等待出生了。它仍然拥有脐带生命线，接收来自胎盘的氧气和养分。在出生后的几秒钟里，婴儿会放声大哭，这能使他开启肺部，排出肺脏内的羊水。此时，婴儿才开始了他的第一次呼吸。

子宫的变化

随着胎儿逐渐长大，子宫的肌肉壁会跟着扩张。这时候，它就是母体内最巨大的肌肉了。在分娩的时候，它会进行强烈且周期性的收缩，把胎儿推过子宫颈和阴道，最后降临世界。

胎膜和胎液

胎儿在子宫内被两层薄而半透明的“袋子”或膜包住。内层膜称为羊膜，里面大约装有1升的羊水。羊水里含有少量的蛋白质、脂肪、糖类、矿物质、激素和酶类。胎儿会吞饮羊水，同时把尿液排在羊水里。外层膜称为绒毛膜，是由形成胎盘的同种细胞发育而来。

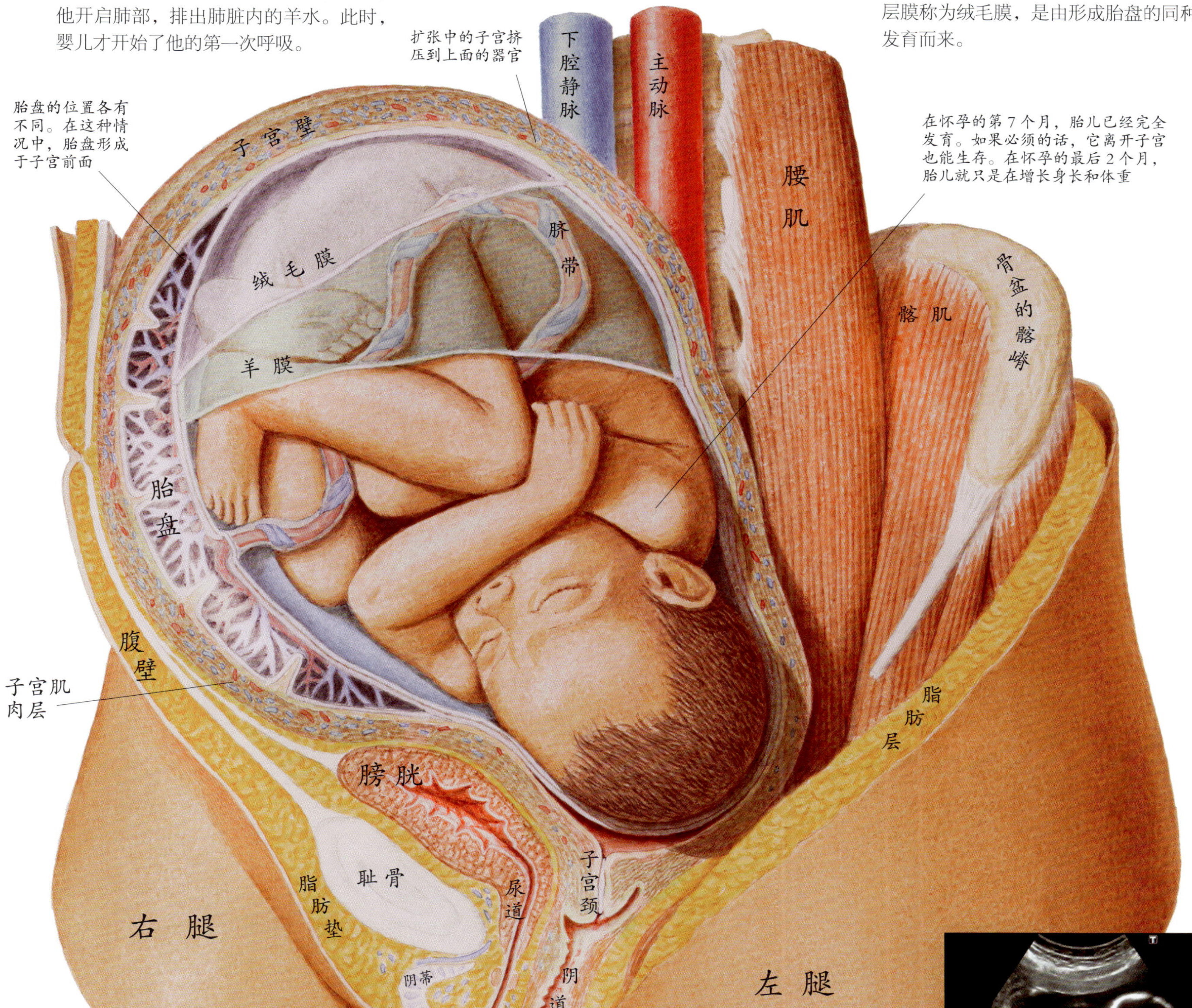

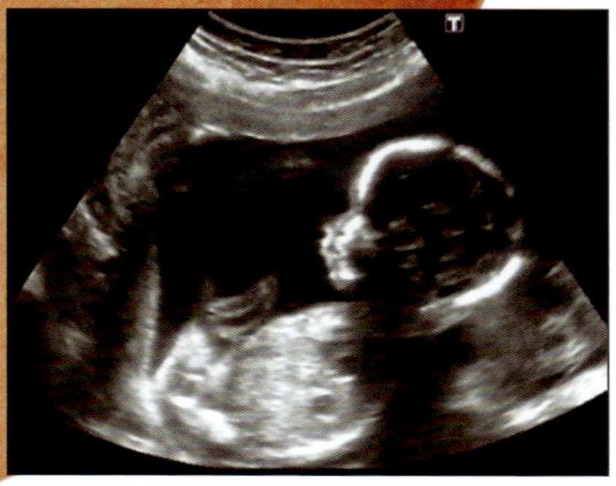

这种超声扫描是通过将无害的高频声波通过母亲的腹部，检测回声并在电脑屏幕上显示出来。扫描显示胎儿的侧视图，头部位于图像的右中部。这种超声扫描通常会在怀孕的多个阶段运行，以检查胎儿的健康状况。

挤压变扁

怀孕使待产母亲的腹部发生很大的变化，你不妨翻回第52~53页，看看有什么差别。由于待产胎儿占据的空间很大，因此把母亲腹部的器官挤压得扁扁的。这个时期，由于母亲的膀胱不再有空间扩张，于是可能会常常跑厕所排尿，同时因为她的胃脏也被挤压，所以吃的东西也较少了。

扭动和翻身

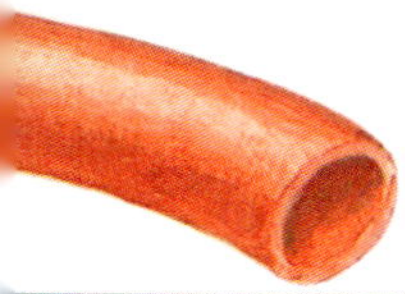

胎儿在子宫里非常活跃，它经常改变位置，踢踢腿，或者挥挥手臂等。母亲在胎儿大约4个月大时，就可以感觉到胎儿的这些动作。胎儿在一天当中，也有部分时间在安静地睡觉。

从子宫娩出

在怀孕期间，子宫颈总是紧紧关闭，而且被黏液堵塞起来。等接近分娩时，子宫颈的肌肉开始放松，黏膜形成的阻塞也开始滑出，婴儿的头和身体就可以从子宫颈通过了。在子宫颈变宽的同时，子宫壁肌肉的收缩就会把婴儿的头往下推送。分娩是一件非常艰苦的工作。当婴儿出生后，医生会先夹住婴儿的脐带，然后再把它剪断。

下背部

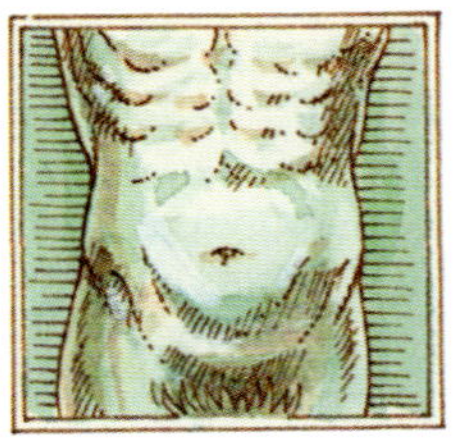

每个人几乎都不时会有关节扭伤、肌肉疲劳和骨盆脱臼等下背部的毛病，部分因素可能与我们直立的姿势有关。直立的姿势是人类所特有的，我们的近亲（猿类和猴子）都不采用。当我们行走和站立时，脊柱几乎呈垂直姿态，这使得下背部承受极大的负担。这个部位必须撑住躯干、头、颈和手臂的重量。当身体向前靠、左右扭动或者弯腰提重的东西时，下背部受到的压力也特别的大。

背痛能够预防吗？如果你经常锻炼身体，并且使图中所示的肌肉和关节保持健康，它们就能稳当地支撑和固定你的下脊柱。正确的举重物姿势也很重要：弯曲膝部和髋部，并且把躯干伸直，对保持躯干姿势的端正，也很有帮助。

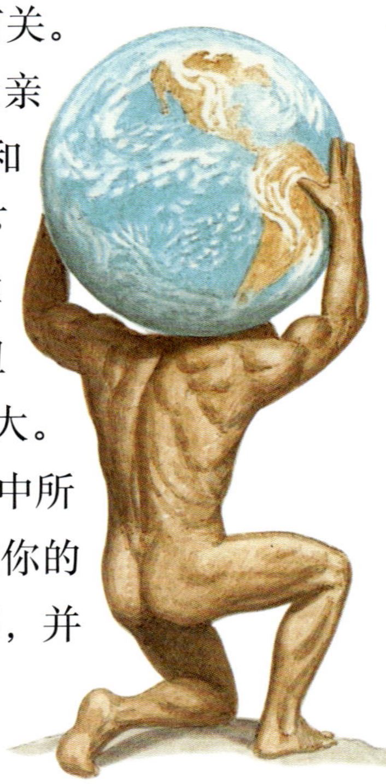

地球的质量

在古希腊神话里，阿特拉斯是泰坦族之一，为乌拉诺斯（天空之神）和盖娅（大地女神）的子孙。泰坦向主神宙斯和奥林匹亚人发动一场战争，结果被打败了。阿特拉斯为此被罚永远扛着天空。阿特拉斯经常被画成一个肌肉发达的人，他上下背部的力量使他把整个地球扛在肩上。脊柱最顶端的骨头的学名就叫“阿特拉斯”，就是根据他的名字命名，也就是指“寰椎”，因为它支撑着如地球般的头骨。收集图片或地图的书，如这本《人体大百科》，也称为“阿特拉斯”，这是因16世纪时出版的一本地图集的封面上绘有阿特拉斯的图像。

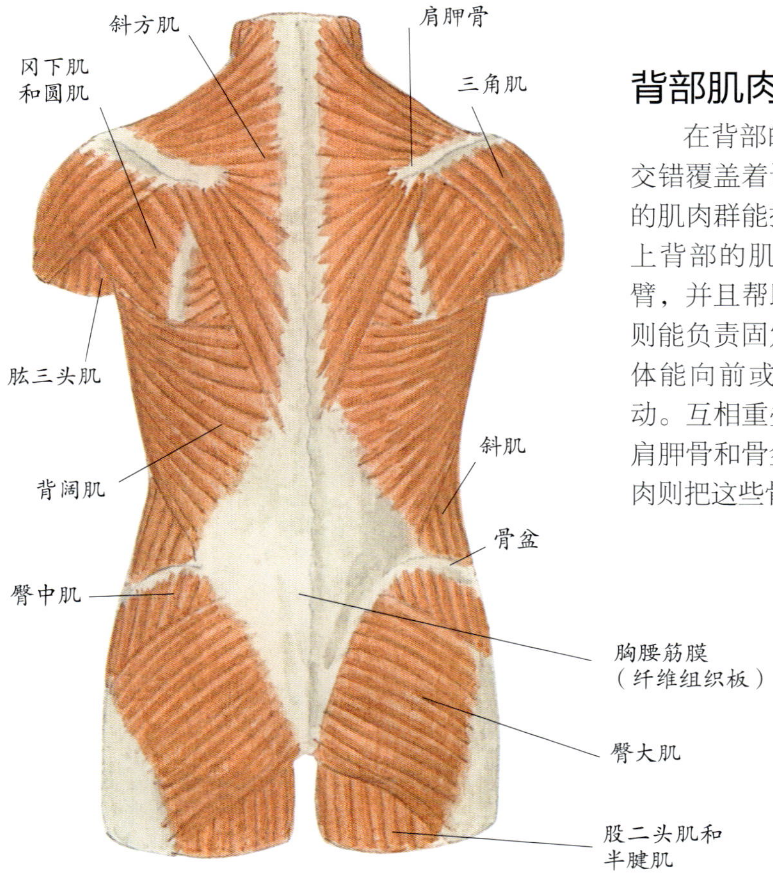

背部肌肉群

在背部的皮肤和皮下脂肪层下面，交错覆盖着许多宽阔的肌肉群。下背部的肌肉群能提供挺直身体的支撑力，而上背部的肌肉群则负责移动肩膀和手臂，并且帮助你呼吸。中背部的肌肉群则能负责固定你的脊柱，并且使你的身体能向前或向后弯曲，向左或向右扭动。互相重叠的带状肌肉将中央区域与肩胛骨和骨盆的突起连接起来，其他肌肉则把这些骨头连接到手臂和腿上。

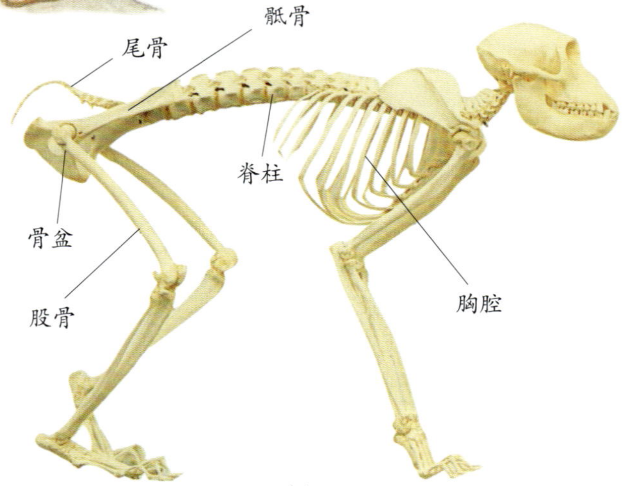

猕猴的骨架结构

有4条腿的“亲戚”

猴子如同大多数人类的近亲——哺乳动物一般，是用4条腿走路的。它的脊柱与股骨彼此约成直角。这样的结构使它无法像人类一样用2条腿行走。在500万年到1,000万年的进化过程中，人类的脊柱下部、髋骨和髋关节逐渐向上倾斜，使双腿直接位于身躯的正下方，以均衡支持身躯的质量。这种姿势不但不会使我们摇摇晃晃，还使我们空出双手和双臂抓握东西和使用东西。

骨盆

位于下躯干基部的盆状骨头环称为骨盆（英文名称来自拉丁文，是“水盆”的意思）。骨盆是由2块髋骨所组成，它们左右对称，分别从它们之间的骶骨出发，绕过身体的两侧向前弯曲，然后在前面的耻骨联合处相接。每块髋骨都由3块独立的骨头组成，它们在儿童时代即逐渐密合。这3块骨头是：髂骨、坐骨和耻骨。女性骨盆中央的腔比男性的更大更圆。这样在分娩的时候，婴儿就比较容易通过这个腔道出生。这个腔道称为产道。

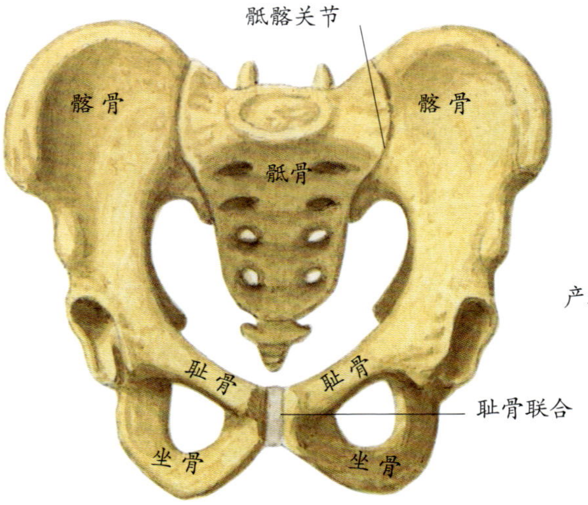

男性的骨盆通常较大较强壮，承受更大的体重。

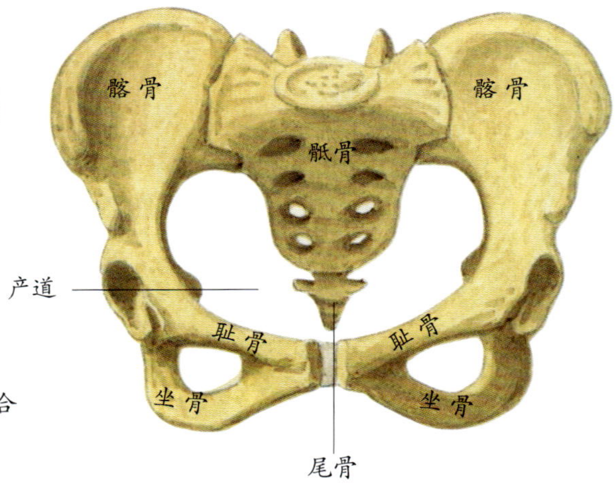

女性的骨盆则较浅较宽，以便于进行分娩。

背部的基部

这幅图所展示的是下躯干的背部。在本图的右边，我们可以看到皮肤底下的主要肌肉和坚韧的筋膜鞘，本图的左边就把这部分省略了，只显露出脊柱的椎骨和它的脊神经网，以及连接在脊柱底部的髋骨。我们还可以看见左肾脏和输尿管，它们紧贴在前面肠子的后部表面。

背部各处

腰髂肋肌上有一些带状组织，它们把腰椎和骶骨与胸腔最后6对肋骨连接起来。腰髂肋肌属于竖脊肌群之一，后者是一组长而复杂的肌群。

向后折腰

竖脊肌群沿着背部的两侧分布，从头骨基部开始，向下一直延伸到髋部和臀部。这组肌肉群由7块肌肉组成，其中包括最长的一块——胸最长肌，所以你才能扭动身体、倾斜、躬背，甚至向后折腰。

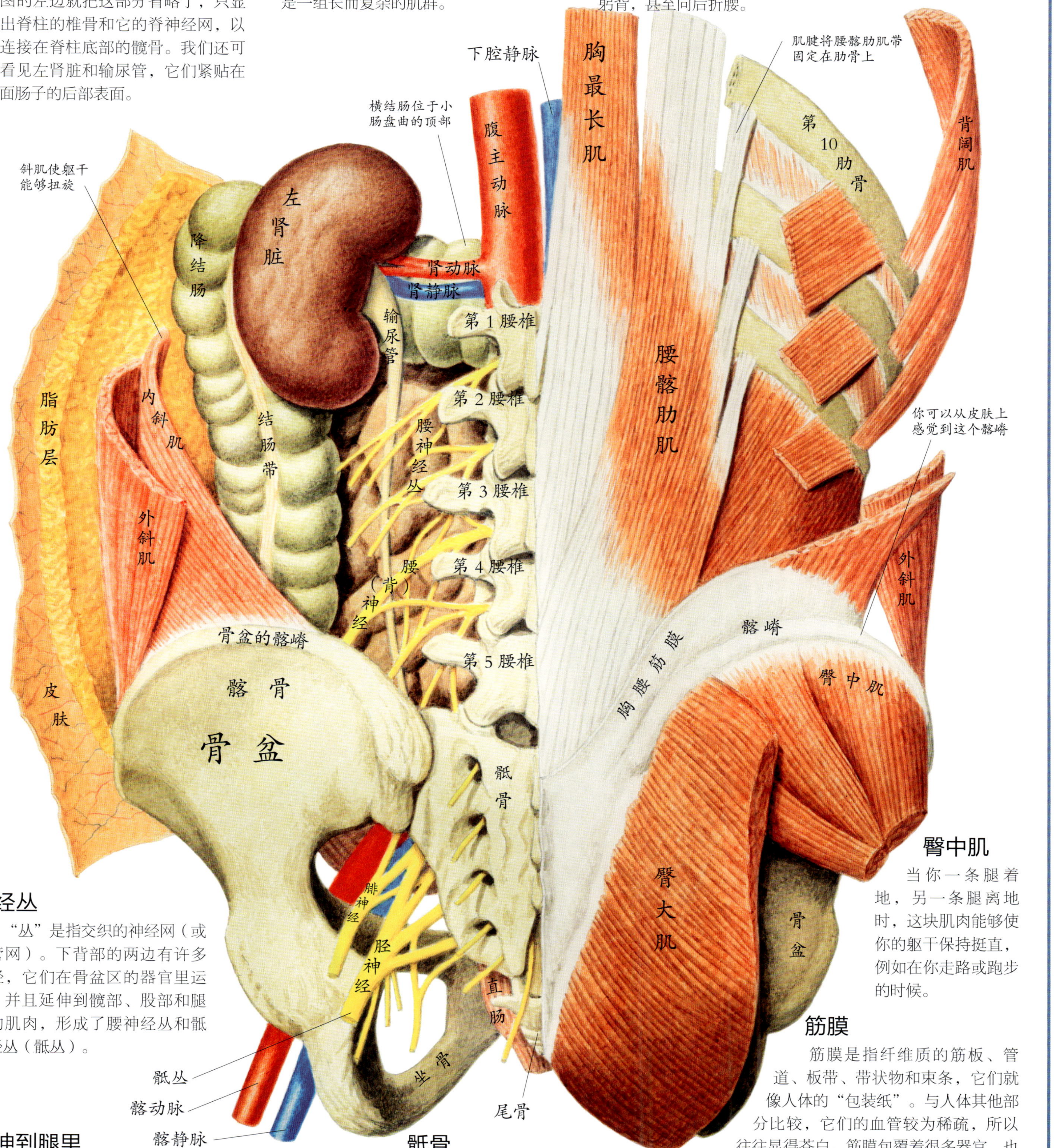

臀中肌

当你一条腿着地，另一条腿离地时，这块肌肉能够使你的躯干保持挺直，例如在你走路或跑步的时候。

神经丛

“丛”是指交织的神经网（或血管网）。下背部的两边有许多神经，它们在骨盆区的器官里运作，并且延伸到髋部、股部和腿部的肌肉，形成了腰神经丛和骶神经丛（骶丛）。

筋膜

筋膜是指纤维质的筋板、管道、板带、带状物和束条，它们就像人体的“包装纸”。与人体其他部分比较，它们的血管较为稀疏，所以往往显得苍白。筋膜包覆着很多器官，也填满这些器官之间的空隙。有些个别的肌肉或肌肉群被装在筋膜鞘里。这些筋膜鞘能把肌肉集中在一起，并且帮它们固定到附近的骨头上，例如在骨盆上面的胸腰筋膜。

延伸到腿里

骨盆区是人体内的主要接合点之一。血管、神经和淋巴管都在这里延伸出分支，分布到腹部内的组织里。这些血管、神经和淋巴管继续分支，延伸到每条腿里。髂动脉是腹主动脉的分支，髂静脉则汇合形成下腔静脉。

骶骨

身体上部和下部产生的力量在骶骨处相遇。骶骨由5块骨头接合而成，是一个坚强的三角楔形结构。它是人体内唯一连接脊柱和骨盆的骨头。

腿和脚

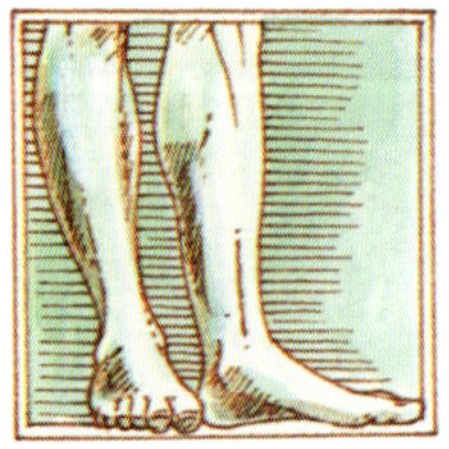

对你来说，走路和站立似乎是个既容易又自然的动作，但是如果你观察孩子学走路，你会发现他们总是步履蹒跚、站立时摇摇晃晃的，这时候你就会意识到原来那是一件艰难的事。两条腿的步伐其实生来并不稳定。如果你在一个地方连续站上 1~2 个小时，你的肌肉就会开始酸痛，因为它们必须不断调整姿势来保持身体的平衡。

人类在还未进化到可以直立行走前，手臂和腿非常相似，即使到了现在，两者的骨头和肌肉结构也几乎相同：髋部与肩膀相对应，膝部与手肘相对应。但是经过数百万年的进化，我们的腿已经适应了支撑全身的质量，我们的手臂则更能做出各种灵活的动作了。

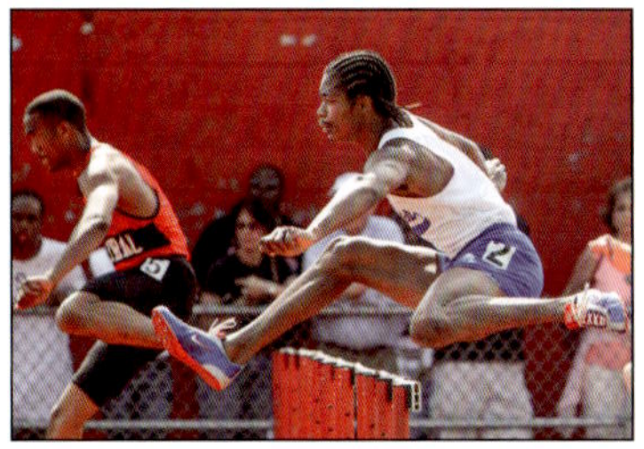

每一秒钟，跨栏运动员都需把每条腿前后摆动数次，并且必须使双腿跨过栏杆。

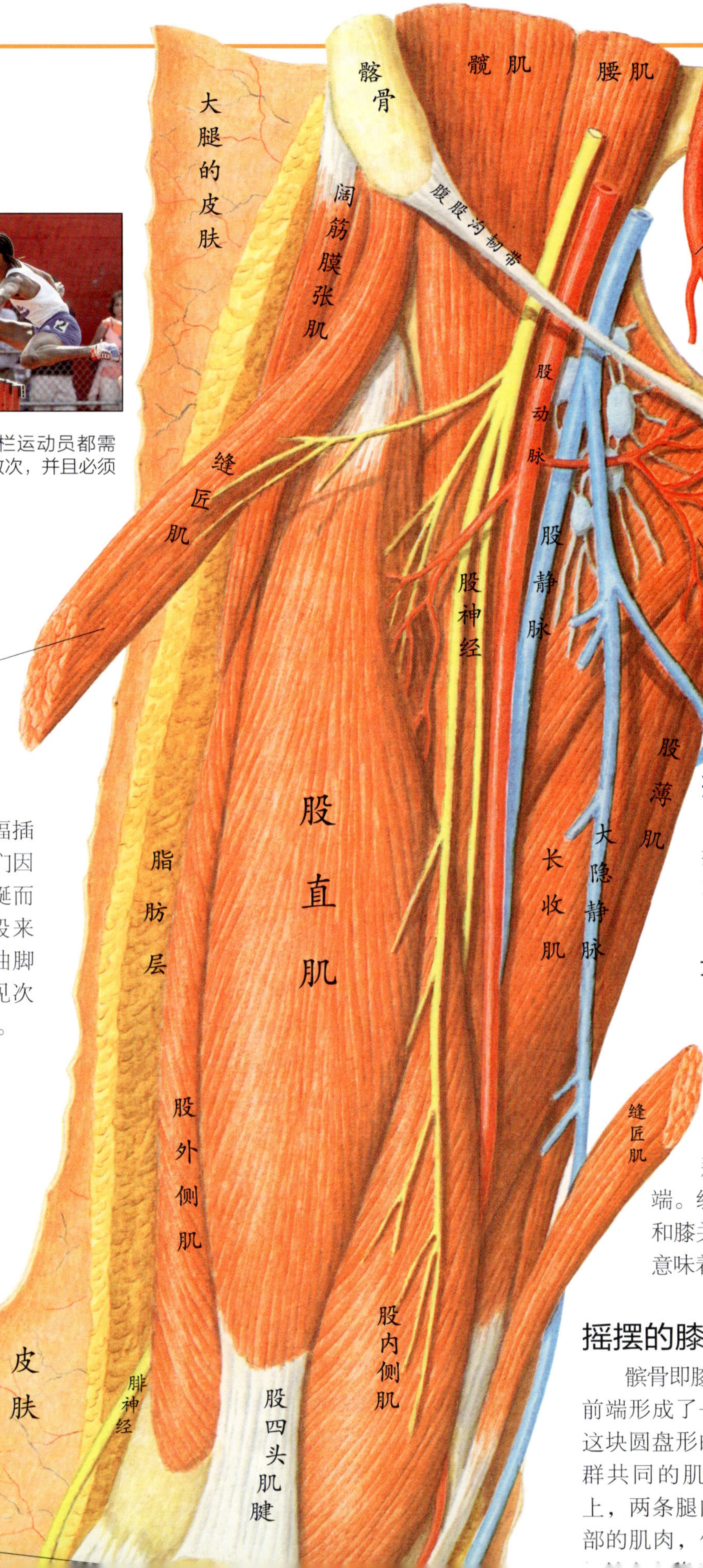

抬膝

股薄肌能把膝部往上提，并且将它拉到对侧，朝身体的中央拉动。

最长的肌肉

缝匠肌是你身体内最长的肌肉，它像一条斜带，从髂嵴向下斜跨过你的大腿，然后沿着膝部的内侧延伸，最后在那里固定在胫骨的上顶端。缝匠肌能帮忙弯曲髋关节和膝关节，并且扭动腿部。这意味着，你可以盘膝而坐。

装木头腿的水手

从前，水手们总是处于失去生命和肢体的危险中。许多老练的水手常常失去腿，原因不乏是被鲨鱼咬掉，或被滚落的圆木压断，或被快速盘紧的绳索绞断，等等。腿部虽然没有重要的器官，却有提供大量血液给强壮肌肉的血管。因此当腿部受伤时，第一件事就是为伤口止血。当伤口愈合后，接着就得装上一条假腿。

在赫尔曼·麦尔维尔所著《白鲸》中，亚哈船长是一个装着木头腿的人。

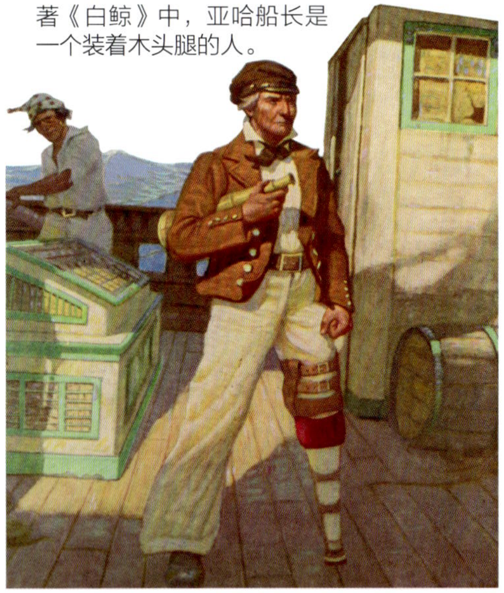

沿腿而下

这是一幅右腿的正面图。在这幅插图中，有一些肌肉已经被移开，我们因而能看到在肌肉下面和肌肉之间蜿蜒而行的各种动脉、静脉和神经。一般来说，腿前的肌肉负责伸直膝部、弯曲脚踝，并且蜷蜿脚趾；腿后的肌肉（见次页右下图）负责弯曲膝部和伸直脚踝。

踢

你大腿的前面和侧面有4块大型的肌肉覆盖，它们是股直肌和3块股肌——股外侧肌、股内侧肌和股中间肌。这4块肌肉组成一个肌肉群，叫作股四头肌，它们的功能是把屈曲的膝部伸直，像踢足球就是一个例子。

腿部的铰链

膝关节是你身体内最大的关节，主要位于股骨和胫骨之间。它的作用与手肘里的肘关节一样，因此你能屈曲双腿跪倒在地，或者迈开双脚向前跨大步。但它只能做轻微的旋转，让你转动脚掌，使脚尖朝外或朝内。

摇摆的膝盖

髌骨即膝盖骨，它与股骨下部的前端形成了一个奇特的滑动关节。这块圆盘形的骨块位于股四头肌肌群共同的肌腱上。如果你坐在地上，两条腿向前伸直，并且放松腿部的肌肉，你就可以用手把髌骨轻

行走的力学原理

行走向来被喻为“控制下的跌倒动作”。在走路的时候，你首先会把头和躯干向前倾斜，让身体到达将要失去平衡的状态。随后你向前伸出一条腿，使你的身体不至于倒下，然后不断重复这个过程。在你步行的过程中，当你蹬足离地、跨步迈前时，你的体重也从脚后跟转移到脚趾上。接着骨盆向另一边倾斜，使你的体重从一只脚转移到另一只脚上，另一条腿便能交替迈进。

随着你向前走动，腿部的肌肉非常迅速协调地收缩和舒张，但是你的躯干、手臂、头和颈部的肌肉也同时在努力工作。腿部迈步的主要动力来自臀部和大腿后部的肌肉。这些肌肉把你的股骨（大腿骨）向下和向后拉，因而使你能跨步向前。

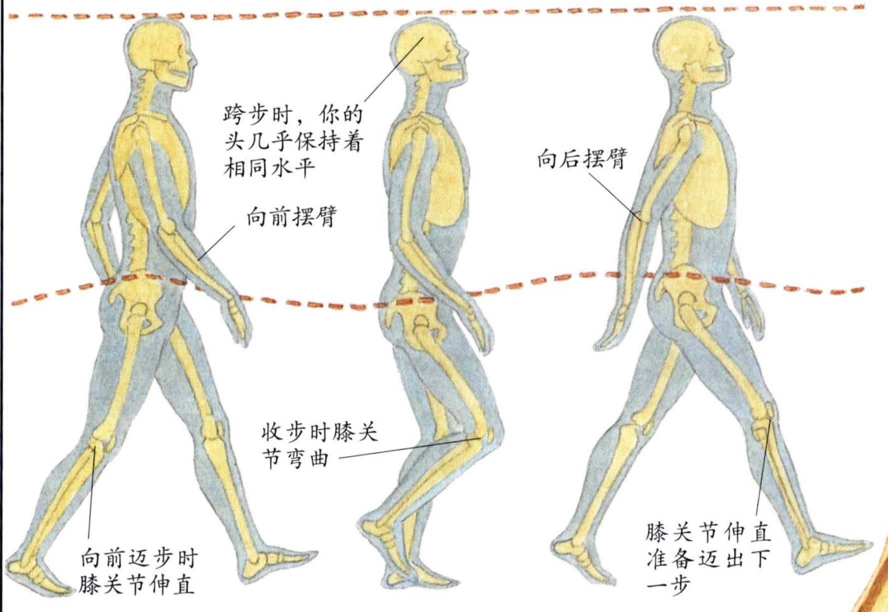

当你迈出一条腿时，你就必须伸出身体对侧的手臂，以保持平衡。

你每行走一步，骨盆就摆动一次。

摆动手臂和腿可以使你产生向前的动力。

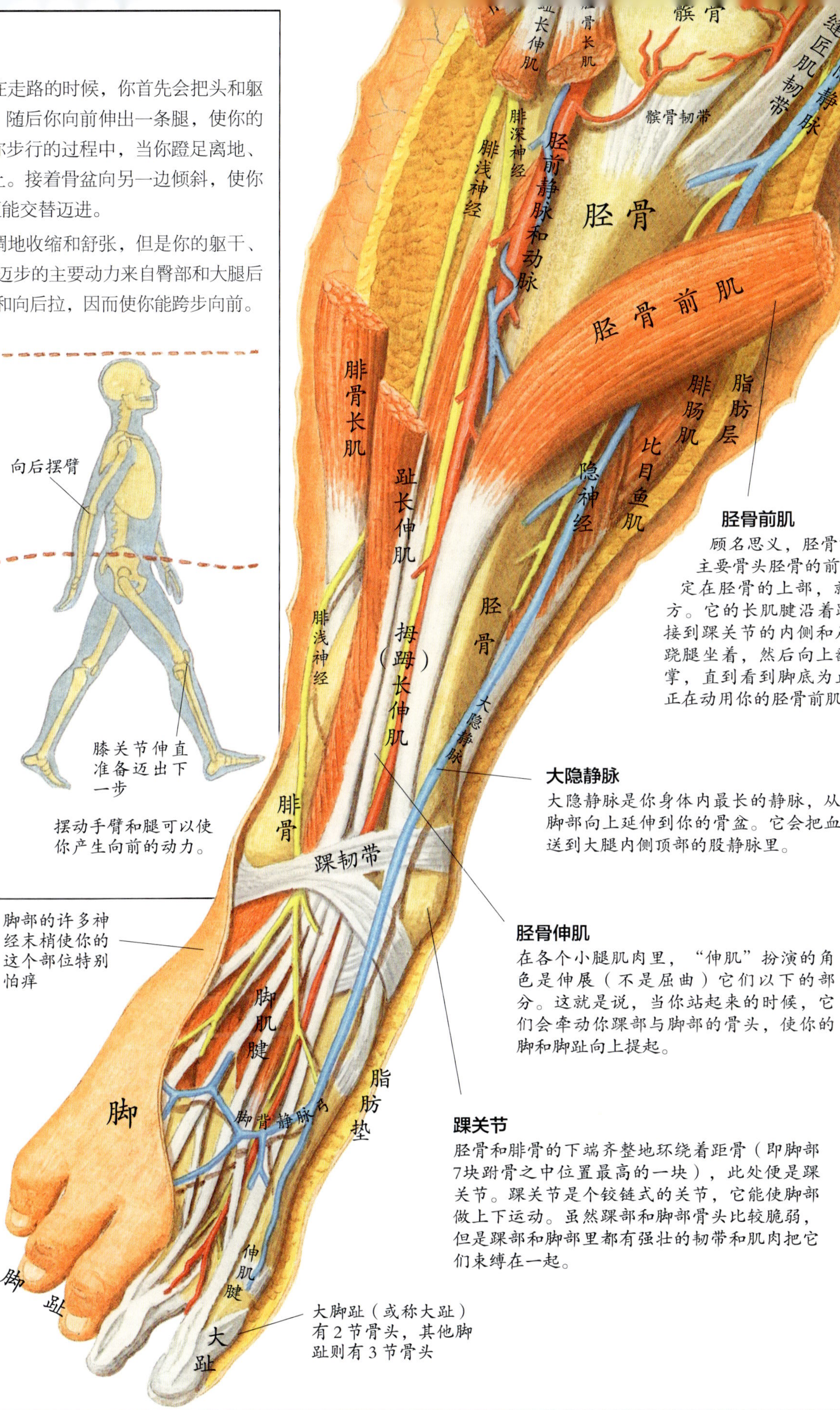

脚部的许多神经末梢使你的这个部位特别怕痒

胫骨前肌

顾名思义，胫骨前肌就位于小腿主要骨头胫骨的前面，它的上端固定在胫骨的上部，就在膝关节的下方。它的长肌腱沿着踝关节延伸，连接到踝关节的内侧和足骨上。如果你跷腿坐着，然后向上翻转其中一个脚掌，直到看到脚底为止，这时候，你正在动用你的胫骨前肌。

大隐静脉

大隐静脉是你身体内最长的静脉，从你的脚部向上延伸到你的骨盆。它会把血液输送到大腿内侧顶部的股静脉里。

胫骨伸肌

在各个小腿肌肉里，“伸肌”扮演的角色是伸展（不是屈曲）它们以下的部分。这就是说，当你站起来的时候，它们会牵动你踝部与脚部的骨头，使你的脚和脚趾向上提起。

踝关节

胫骨和腓骨的下端齐整地环绕着距骨（即脚部7块跗骨之中位置最高的一块），此处便是踝关节。踝关节是个铰链式的关节，它能使脚部做上下运动。虽然踝部和脚部骨头比较脆弱，但是踝部和脚部里都有强壮的韧带和肌肉把它们束缚在一起。

大脚趾（或称大趾）有2节骨头，其他脚趾则有3节骨头

轻快有力的步伐

脚部缺乏手的灵巧性，但它却是一个灵活的平台。在你走路的时候，它那有弹性的拱状结构，能够吸收地面凹凸不平所造成的颠簸和震动，并使你的步伐轻快而有力。你身体内最长的神经把你的脚趾与离它们又远又高的脑联系起来。

趾骨

脚趾骨使你在站立时能保持身体平衡。当你走路或跑步的时候，它们使你的脚具有抓地力，并且让脚有蹬离地面的力量。

腿的后部

腿的后部与前部一样，包裹在庞大的肌肉里。这些肌肉形成一些隆起，你可以透过皮肤和脂肪层感觉到。比目鱼肌是小腿的主要肌肉，它有2个主要部分，或2个头，它们是用2个普通的解剖学名词命名的：中头（朝向中央）和侧头（朝向侧面）。中头比较接近身体中央，而侧头则是位于外侧的那个部分。

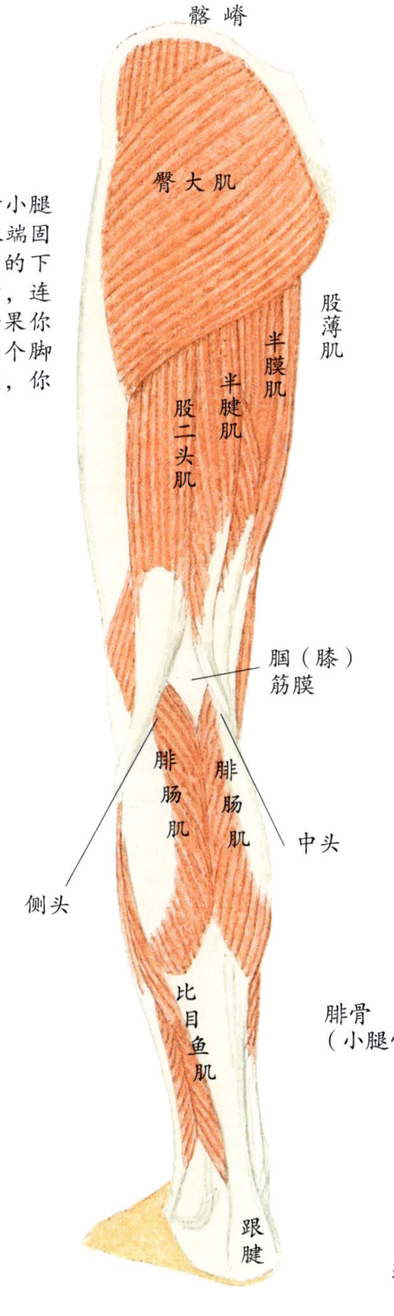

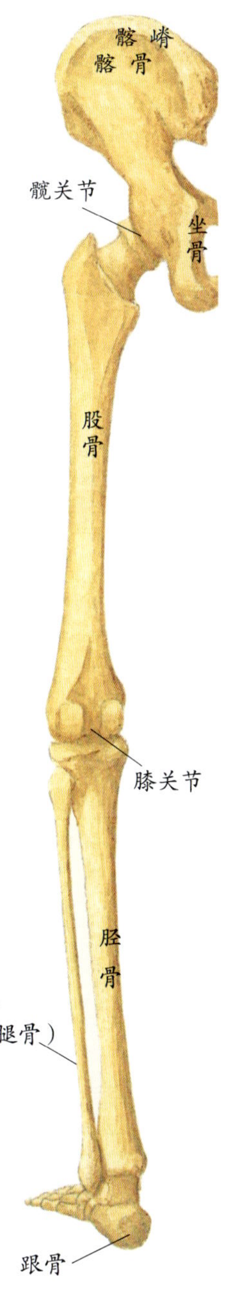

髋和膝

髋关节是一个球窝关节。股骨是你体内最大的骨头，它的圆头就刚好套在骨盆（髋骨）上一个杯状的窝里。腿上的髋关节就好比手臂上的肩关节，但是它要比后者强韧得多，因为它受韧带紧缚着，还有人体最强壮的肌肉围绕着。它也十分稳固，能够承受走路时的压力。但是，你一旦获得稳定性，相对就会失去活动性。你可以把腿向前抬得相当高，向侧面则稍微低一些，向后就更低了。如果要做一些大动作，例如往后缩腿准备做踢出的动作，这时骨盆得倾斜到对面的髋关节上才有可能。

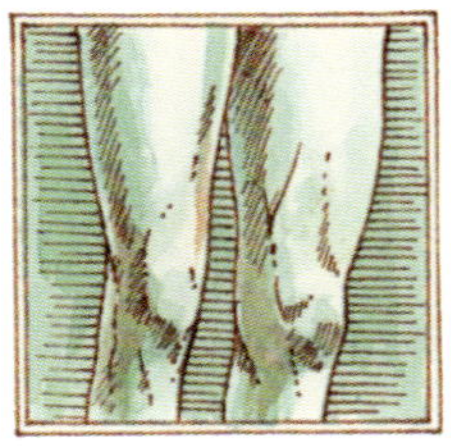

膝关节（见次页的详细图解）像一个铰链，能使你的胫部和脚部做前后运动。但是它与手肘的关节不同，它是两根骨头的会合处，而不是3块。在股骨下端有两个突节状隆起，刚好套入胫骨上部的两个凹槽里。

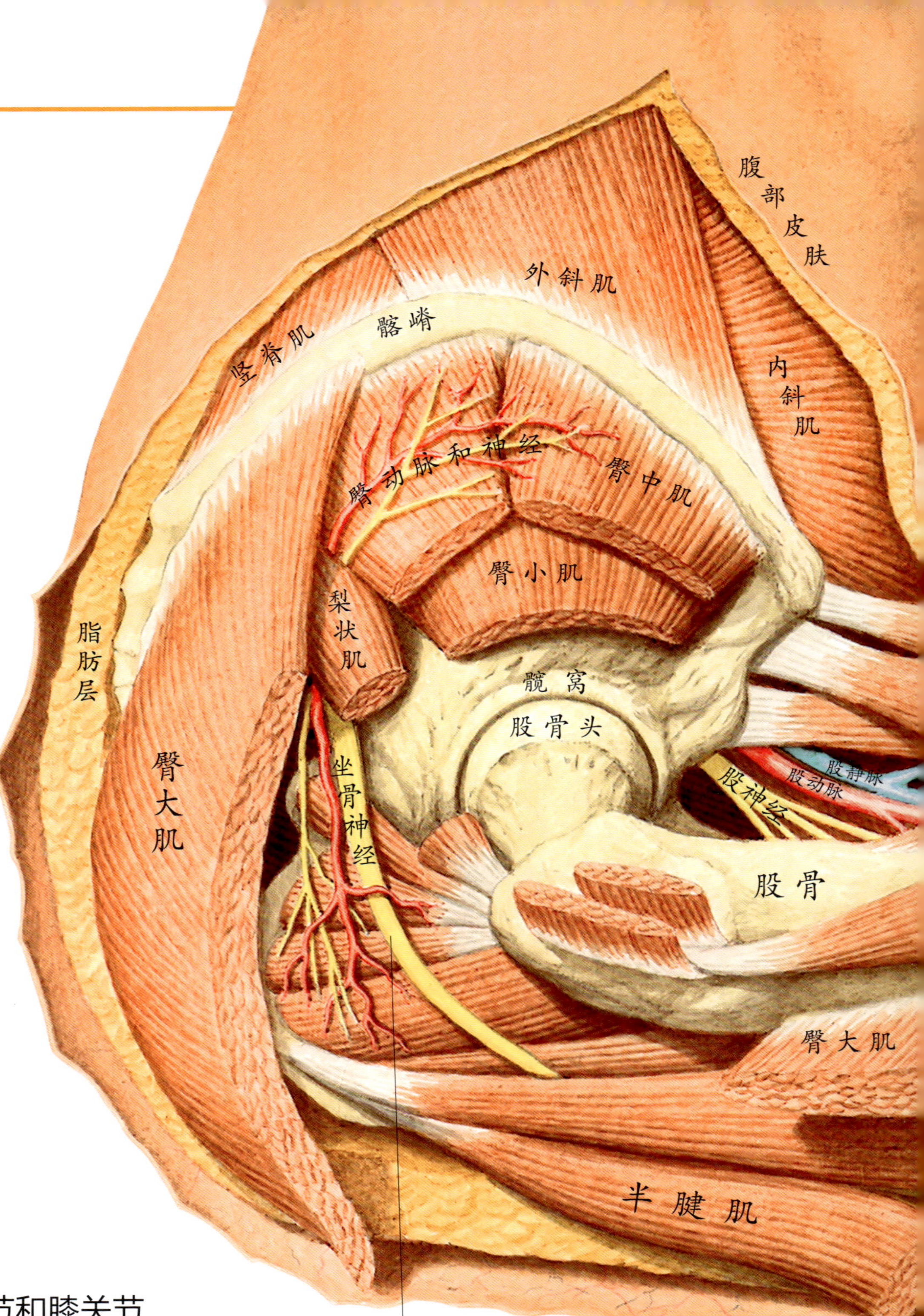

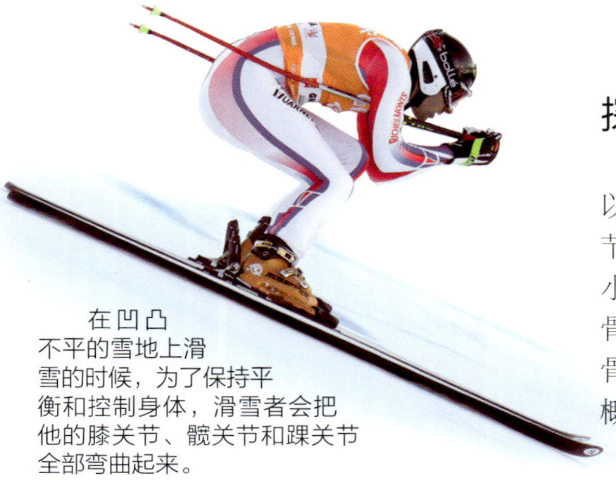

在凹凸不平的雪地上滑雪的时候，为了保持平衡和控制身体，滑雪者会把他的膝关节、髋关节和踝关节全部弯曲起来。

探索髋关节和膝关节

右图深入剖析腿部的构造，透视皮肤以下和许多的肌肉，揭开了髋关节和膝关节的各个细节。骨盆的窝比你握起的手略小，位于骨盆每边3块骨头的会合处，即髂骨、坐骨和耻骨的会合处。你大腿里的股骨是你体内最长且最强壮的骨头，长度大概是你身高的1/4。

坐骨神经

坐骨神经是你身体内最长的神经，从脊柱的骨一路往下延伸到大腿里的腿后腱肌。它负责传送往来小腿和脚部的所有肌肉的神经信息，同时也负责把神经信息提供给大腿后部。坐骨神经大约在膝部的位置分开，形成了腓总神经和胫神经。

膝跳反射

反射动作是一种自动反应，你的身体会“自己做”，不需要用头脑加以思考的动作。你的身体有几十种反射动作：有东西飞进你的眼睛，你的眼会迅速闭上；有东西刺激你的鼻时，你会马上打喷嚏。为了确定你的神经是否正常，医生会检查你的膝跳反射。检查的方法，是轻轻敲打膝盖骨的下方，使得前大腿的一条肌腱伸长，感受器探测出它的活动，然后向脊柱发出神经信号，脊柱里的中枢神经联结，把信号直接传送出去，而不“告诉”大脑。这些动作引起大腿肌肉收缩，使胫部向上跳起来。当你已站立很长的时间后，这种反射作用可能会帮助你继续站直。

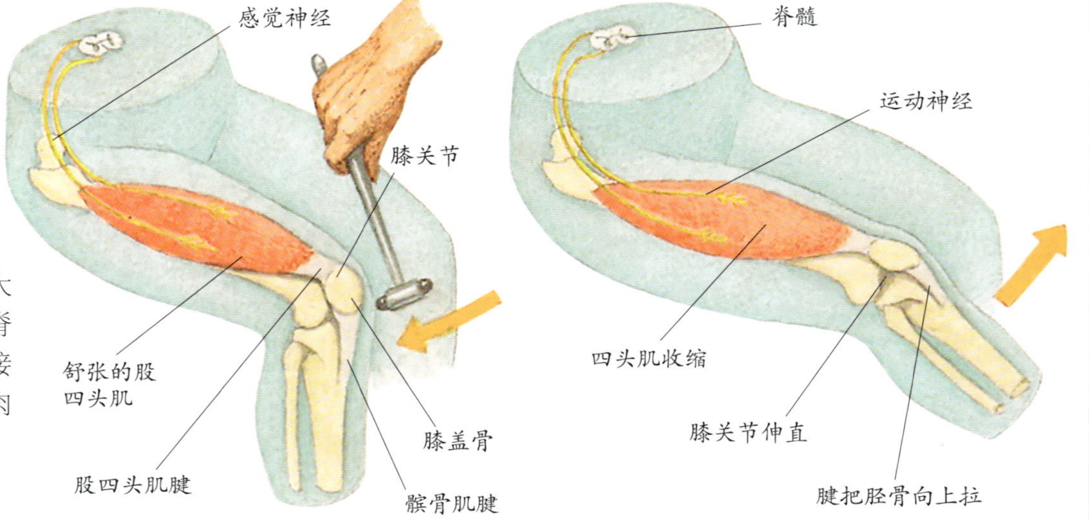

膝关节的内部

膝关节上有许多韧带和软骨，它们能固定和支持膝关节，使膝关节不会左右移动。关节的外部有坚韧的韧带束缚着。关节的内部有两条既短又富弹性的韧带，叫作交叉韧带，它们把股骨固定在胫骨之上。除了骨头末端一般的软骨外，膝关节内还有两块叫作半月板的半月形软骨，它们位于膝关节内侧，有助于减少活动时骨骼之间的摩擦。

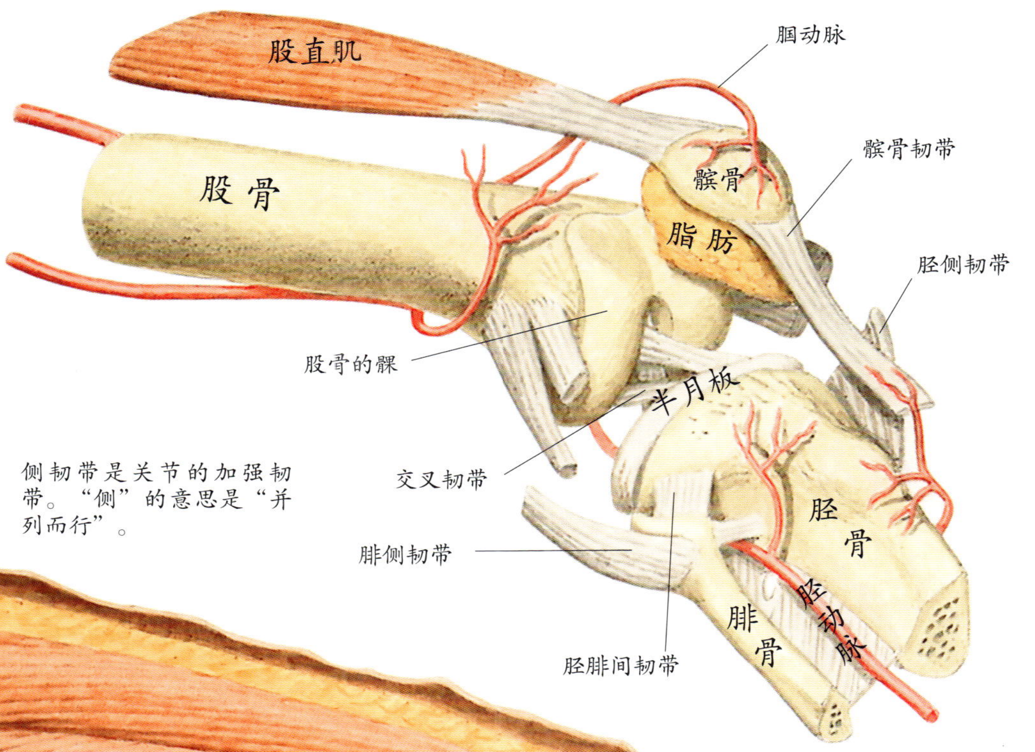

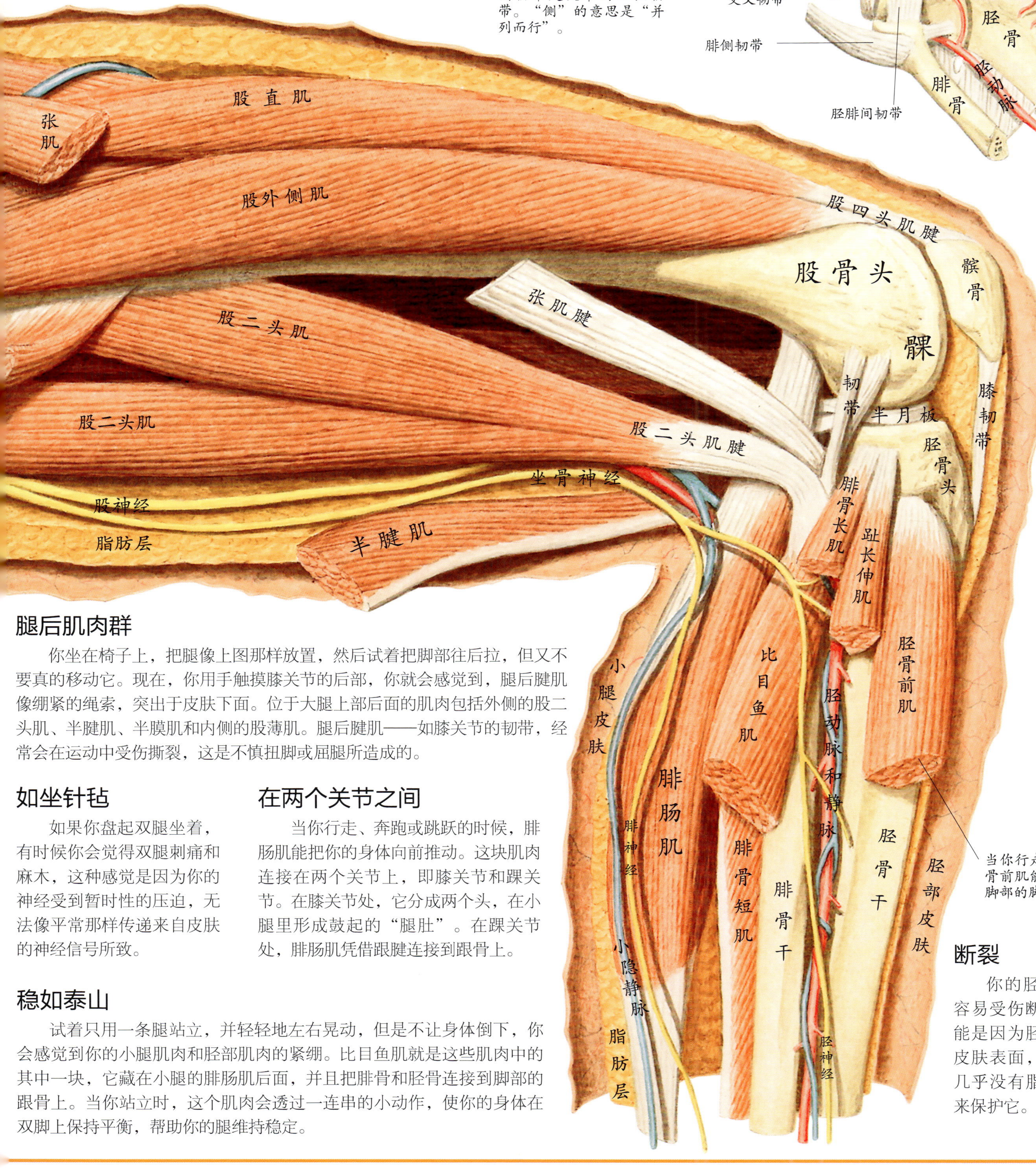

腿后肌肉群

你坐在椅子上，把腿像上图那样放置，然后试着把脚部往后拉，但又不要真的移动它。现在，你用手触摸膝关节的后部，你就会感觉到，腿后腱肌像绷紧的绳索，突出于皮肤下面。位于大腿上部后面的肌肉包括外侧的股二头肌、半腱肌、半膜肌和内侧的股薄肌。腿后腱肌——如膝关节的韧带，经常会在运动中受伤撕裂，这是不慎扭脚或屈腿所造成的。

如坐针毡

如果你盘起双腿坐着，有时候你会觉得双腿刺痛和麻木，这种感觉是因为你的神经受到暂时性的压迫，无法像平常那样传递来自皮肤的神经信号所致。

在两个关节之间

当你行走、奔跑或跳跃的时候，腓肠肌能把你的身体向前推动。这块肌肉连接在两个关节上，即膝关节和踝关节。在膝关节处，它分成两个头，在小腿里形成鼓起的“腿肚”。在踝关节处，腓肠肌凭借跟腱连接到跟骨上。

稳如泰山

试着只用一条腿站立，并轻轻地左右晃动，但是不让身体倒下，你会感觉到你的小腿肌肉和胫部肌肉的紧绷。比目鱼肌就是这些肌肉中的其中一块，它藏在小腿的腓肠肌后面，并且把腓骨和胫骨连接到脚部的跟骨上。当你站立时，这个肌肉会透过一连串的小动作，使你的身体在双脚上保持平衡，帮助你的腿维持稳定。

断裂

你的胫部骨头很容易受伤断裂，这可能是因为胫骨太接近皮肤表面，而且上面几乎没有脂肪和肌肉来保护它。

踝和脚

你必须依靠双脚站立。你的脚部是身体主要的支撑物和移动者，它几乎完全由骨头、肌肉、肌腱和韧带组成，此外还包括一些输送养分的血管、感觉触碰的神经和控制运动的神经。每个脚部有7块跗骨、5块跖骨、大脚趾上的2块趾骨和另外4只脚趾里的各3块趾骨，构造和排列几乎与手掌完全相同。

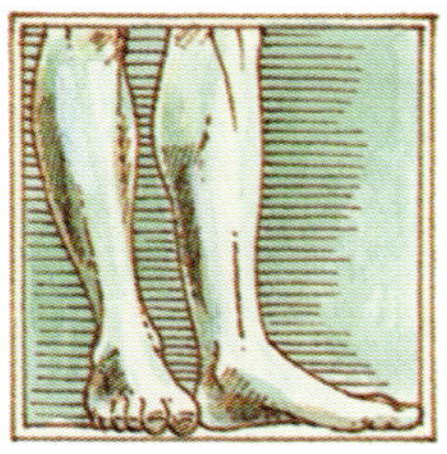

当你挺直站立时，你的体重主要靠两块跗骨支撑，其中一块是距骨，在下腿部与腓骨和胫骨的基部相连；另一块是跟骨，它向后凸出，形成了脚后跟。你的部分体重也由最靠近踝关节的跟骨末端支持着。脚掌的其余部分和脚趾组成一个柔韧的脚弓，它的作用是使你保持身体平衡。当你走路、奔跑和跳跃时，脚弓也能让你的脚部具有弹力。

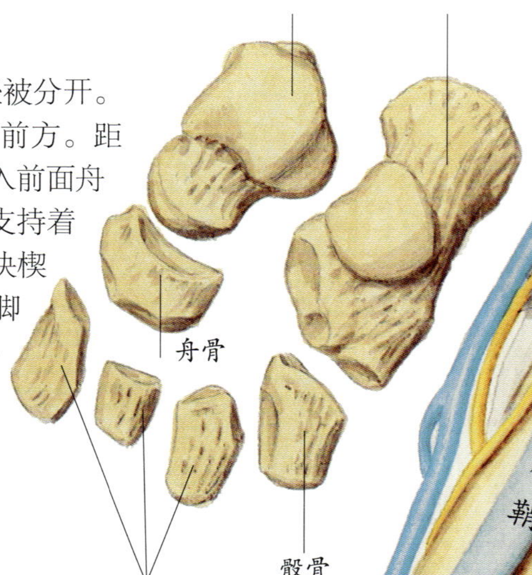

跗骨

右图的7块跗骨已经被分开。距骨位于跟骨的上面和前方。距骨的圆形顶端，正好卡入前面舟骨碟状的凹窝。舟骨又支持着它前面的3块楔骨，这3块楔骨又分别与3块最大的脚跖骨连接。在脚部的外缘，跟骨与骰骨连接在一起，骰骨又支持着两块最小的脚跖骨。

把脚趾蜷曲

如果你把鞋子和袜子脱掉，然后扭动脚趾，并且把它们蜷曲起来，你可以看到，下腿部前端的伸肌正在牵拉它们的长肌腱，这些长肌腱经过踝部延伸到趾骨，在长而湿润的“管道”——滑膜鞘里滑动屈伸。

把脚绷紧

脚部主体的中央埋藏着两组肌肉，它们是4块骨间背侧肌（上部）和3块骨间跖侧肌（下部）。这些肌肉固定在踝关节附近的足骨上，并且与趾骨连接起来。当这些肌肉收缩的时候，它们会使脚部的中央变硬。当你用脚趾钩住一样东西，然后弯曲膝关节来试着把这个东西挑起来的时候，你就会感觉到它们了。

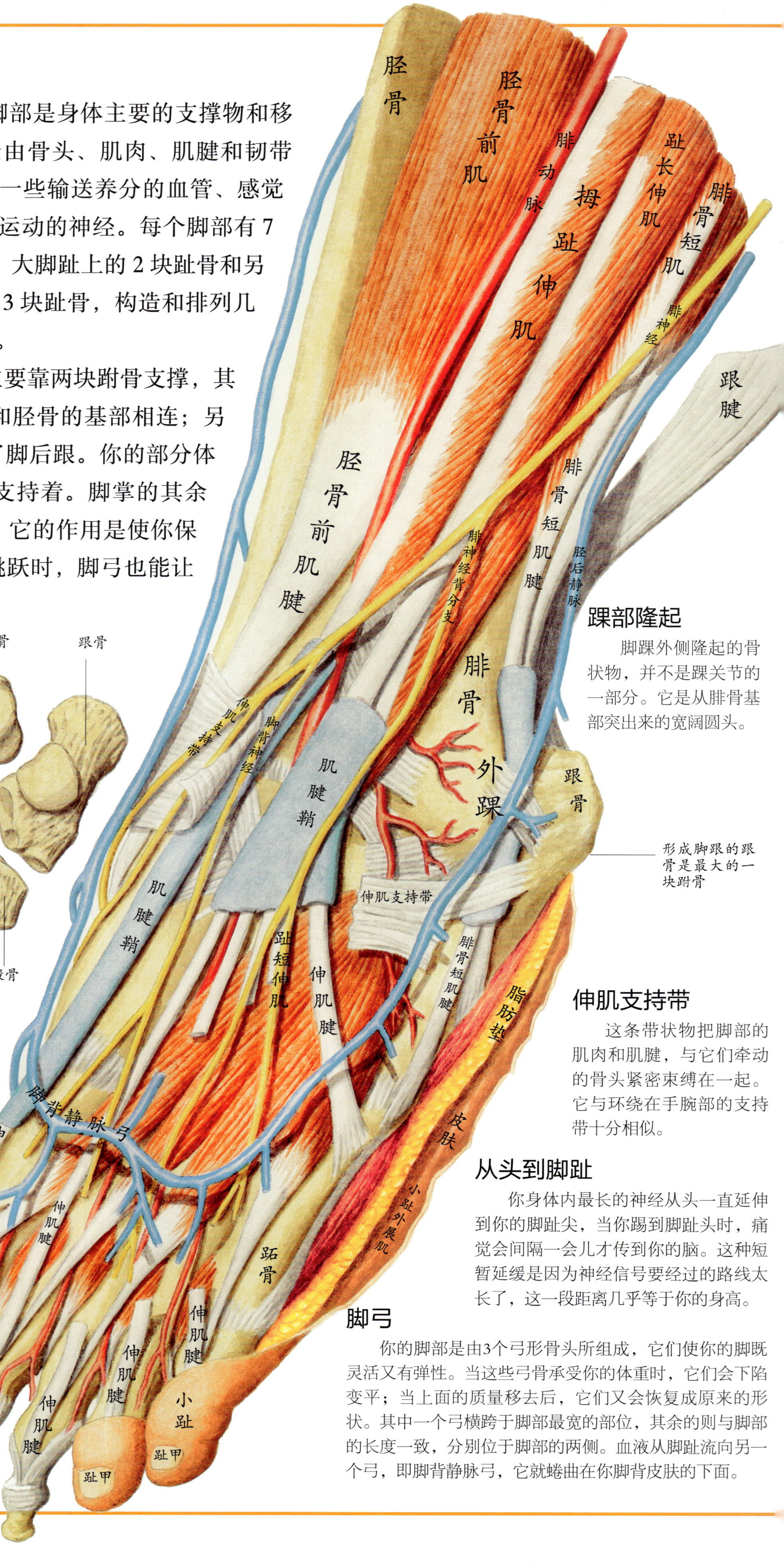

踝部隆起

脚踝外侧隆起的骨状物，并不是踝关节的一部分。它是从腓骨基部突出来的宽阔圆头。

伸肌支持带

这条带状物把脚部的肌肉和肌腱，与它们牵动的骨头紧密束缚在一起。它与环绕在手腕部的支持带十分相似。

从头到脚趾

你身体内最长的神经从头一直延伸到你的脚趾尖，当你踢到脚趾头时，痛觉会间隔一会儿才传到你的脑。这种短暂延缓是因为神经信号要经过的路线太长了，这一段距离几乎等于你的身高。

脚弓

你的脚部是由3个弓形骨头所组成，它们使你的脚既灵活又有弹性。当这些弓骨承受你的体重时，它们会下陷变平；当上面的质量移去后，它们又会恢复成原来的形状。其中一个弓横跨于脚部最宽的部位，其余的则与脚部的长度一致，分别位于脚部的两侧。血液从脚趾流向另一个弓，即脚背静脉弓，它就蜷曲在你脚背皮肤的下面。

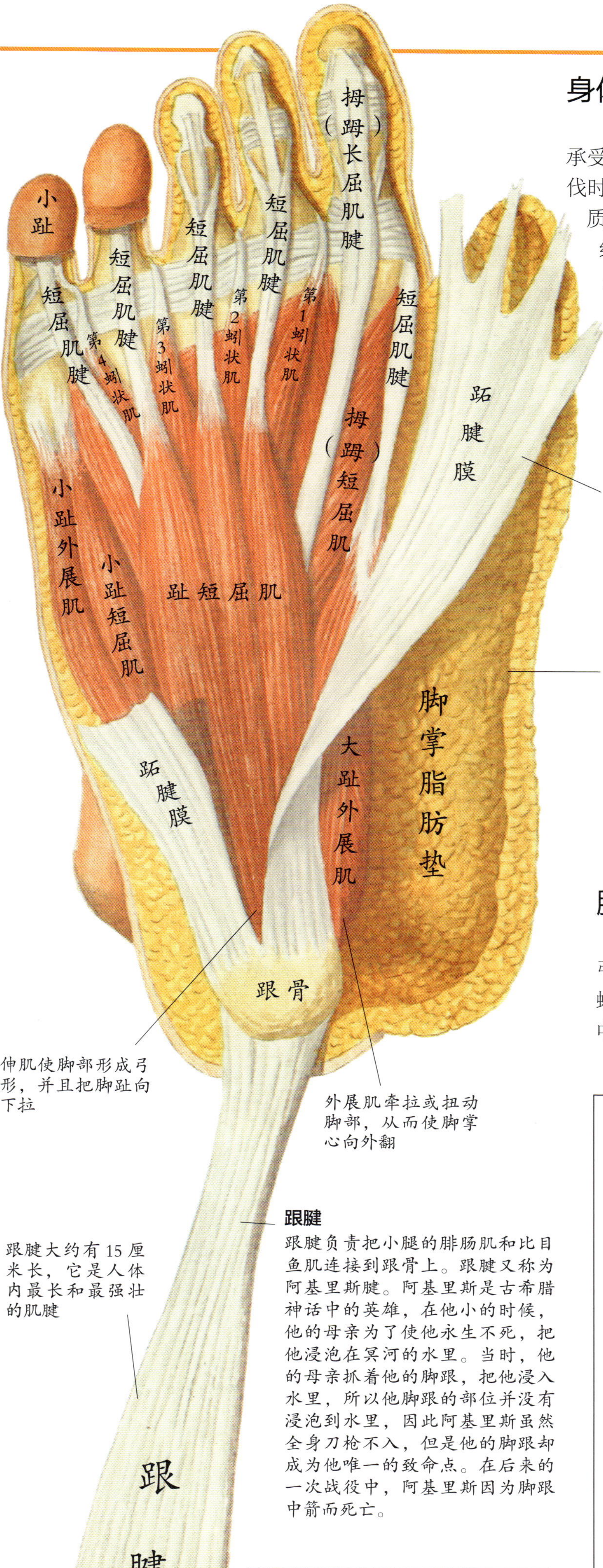

伸肌使脚部形成弓形，并且把脚趾向下拉

外展肌牵拉或扭动脚部，从而使脚掌心向外翻

跟腱大约有15厘米长，它是人体内最长和最强壮的肌腱

跟腱

跟腱负责把小腿的腓肠肌和比目鱼肌连接到跟骨上。跟腱又称为阿基里斯腱。阿基里斯是古希腊神话中的英雄，在他小的时候，他的母亲为了使他永生不死，把他浸泡在冥河的水里。当时，他的母亲抓着他的脚跟，把他浸入水里，所以他脚跟的部位并没有浸泡到水里，因此阿基里斯虽然全身刀枪不入，但是他的脚跟却成为他唯一的致命点。在后来的一次战役中，阿基里斯因为脚跟中箭而死亡。

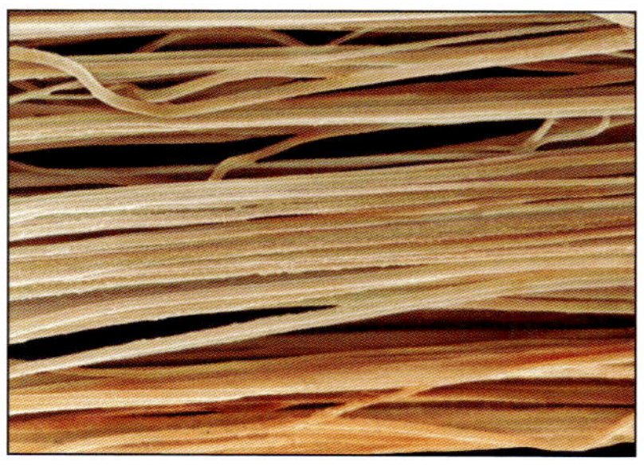

这是一张显微图片。图上显示出一条肌腱中的纤维，它们就附着在骨头的表面。

身体的基部

当你站着不动的时候，你的脚掌承受了全身的质量。但是当你迈开步伐时，它却承受着相当你体重5倍的质量。坚韧的带状物和致密的纤维组织带，例如跖腱膜等，保护着这些牵动骨头的肌肉和肌腱的安全。脚掌的皮肤可达到0.5厘米厚，是你身体里最厚的皮肤。脚趾像手指一样，有着凹凸不平的纹路。

脚掌

跖腱膜正好位于脚底皮肤和脂肪层的下面，是一个由交错的胶原纤维组成的稠密网络，这个网络形成了一个保护脚部的底部，就像鞋子的内垫一样。

纤维和脂肪

脚掌里的厚脂肪垫有许多多筋的纤维穿过，这就好比棉被上的缝线，它们在棉花之中和表面上纵横交错，能防止棉被里的棉花从边缘上凸出来。脚掌脂肪垫里的纤维网也担任同样的工作，它们可以防止那些用来缓冲震动的脂肪，从脚部的边缘被挤压出来。

手和脚

如果你把这两幅手和脚的骨架插图比对一下，你会发现不但它们的骨头名称相同，骨头的构造也一样。手骨比较薄、比较轻，它们的关节也比较柔软；脚部则是为了承受重量而设计，但在经过训练之后，有些无法使用双手的人，却学会了用脚趾写字、打字和绘画。

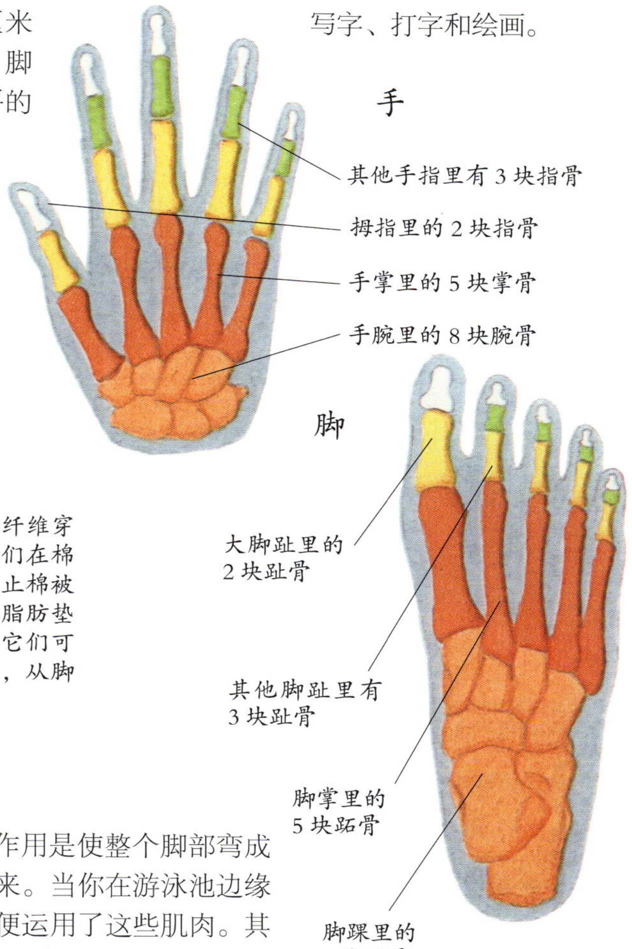

脚掌肌肉

脚掌肌肉（跖肌）的主要作用是使整个脚部弯成弓形，并且使脚趾向下蜷蜿起来。当你在游泳池边缘蜷蜿起脚趾、准备跳水时，你便运用了这些肌肉。其中最强壮有力的肌肉负责牵拉你的大脚趾的趾骨。

举步有致

没有其他哺乳动物能够像我们人类一样能用双腿平稳地走路，只有极少数动物能办到。我们的腿很像一个杠杆系统。你脚跟里的跟骨在胫骨和距骨、腓骨之间的关节后面向后凸出。当你向前迈步的时候，它会首先着地，然后小腿的肌肉收缩，把脚跟向上提起。这时，脚掌会产生一个向前的推力。当你全身的重量转移到脚前部的骨头上，脚弓就会变平，以使重量均匀分布。紧接着，大脚趾的伸肌收缩，为你提供最后的推动力。然后，前胫部的肌肉把脚的前部提起，这时你就可以向前迈出第二步了。

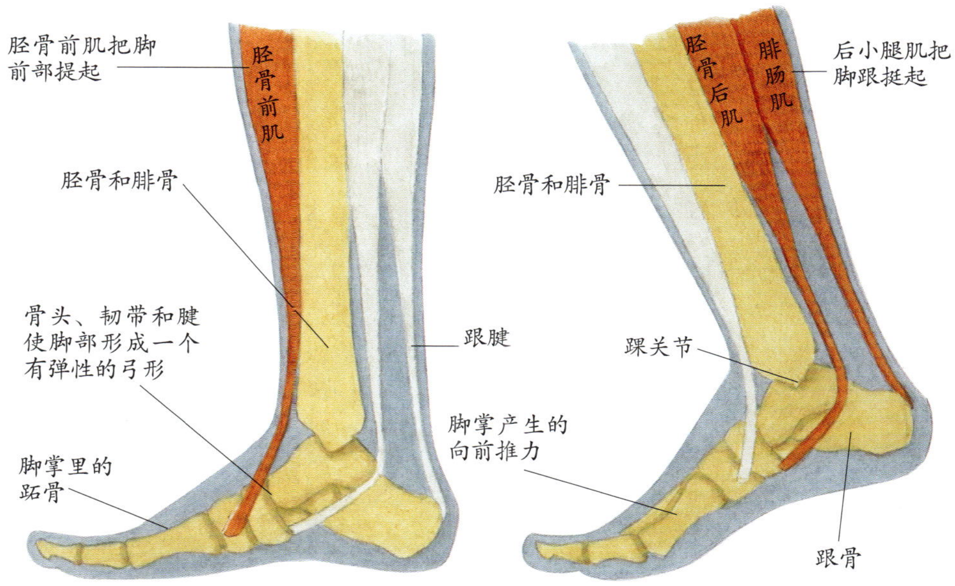

索引

致谢

Dorling Kindersley would like to thank the following:
Shelagh Gibson for production; Anna Kunst for translation; Catherine O'Rourke for picture research;Ann Kramer and Miranda Smith for editorial assistance; Lynn Bresler for the index; and Jessica Cawthra for proofreading.

Additional illustrations
Susanna Addario, Jon Rogers, and John Hutchinson

The publisher would like to thank the following for their kind permission to reproduce their photographs:
(Key: a-above, b-below/bottom, c-centre, f-far, l-left, r-right, t-top)

2 Getty Images: Allsport UK / Allsport / Getty Images / Staff (bl). **3 Science Photo Library:** CNRI (ftl, ftr); Simon Fraser (tl); Professors P.M. Motta & J.Van Blerkom (tr). **4 Alamy Stock Photo:** Science Photo Library (bl). **Science Photo Library:** CNRI (bc). **7 Alamy Stock Photo:** Science Photo Library (tr). **10 Science Photo Library:** CNRI (bl, fbl). **14 Alamy Stock Photo:** Science Photo Library (bl). **16 Dreamstime.com:** Heiti Paves (bl). **Science Photo Library:** Medical Imagery Studios / Design Pics (cla). **17 Alamy Stock Photo:** Science Photo Library (cr). **18 Getty Images:** SSPL (cl). **19 Science Photo Library:** Clouds Hill Imaging Ltd (cr). **20 Alamy Stock Photo:** Sebastian Kaulitzki (cra). **22 Science Photo Library:** Simon Fraser. **24 Dreamstime.com:** Iofoto (tr). **Science Photo Library:** Tissuepix (cl). **27 Science Photo Library:** CNRI (tr). **30 Science Photo Library:** CNRI (cl). **31 Science Photo Library:** CNRI (br). **32 Getty Images:** NurPhoto / Contributor (cla). **34 Alamy Stock Photo:** Chronicle (tc). **36 Dreamstime.com:** Flair Images (cl). **38 Alamy Stock Photo:** Science History Images (tc). **Dorling Kindersley:** Department of Cybernetics, University of Reading (c). **39 Dreamstime.com:** Gualtiero Boffi (cr). **41 Science Photo Library:** Kage Mikrofoto-grafie Gbr (tr). **43 Science Photo Library:** Gastrolab (cra); David M. Martin, MD (fcra). **45 Science Photo Library:** CNRI (tr). **46 Science Photo Library:** Steve Gschmeissner. **47 Alamy Stock Photo:** Chronicle (br). **48 Science Photo Library:** Eye Of Science (tr). **51 Science Photo Library:** CNRI (tc). **52 Science Photo Library:** Professors P.M. Motta & J. Van Blerkom (bl). **54 Science Photo Library:** Motta & Familiari / Anatomy Dept. / University "La Sapienza", Rome (cla). **55 123RF.com:** Jovannig (crb). **58 Alamy Stock Photo:** Chronicle (br); Enigma (cl). **60 Dreamstime.com:** Mitchell Gunn (clb). **63 Science Photo Library:** Steve Gschmeissner (cb)

For further information see: www.dkimages.com